区域医疗卫生服务

集团化供给的
关系结构与治理研究

吴素雄◎著

中国社会科学出版社

图书在版编目（CIP）数据

区域医疗卫生服务：集团化供给的关系结构与治理研究／吴素雄著.
—北京：中国社会科学出版社，2023.10
ISBN 978 – 7 – 5227 – 2335 – 8

Ⅰ. ①区… Ⅱ. ①吴… Ⅲ. ①医疗卫生服务—运营管理—研究—中国
Ⅳ. ①R197.1

中国国家版本馆 CIP 数据核字（2023）第 139824 号

出 版 人	赵剑英
责任编辑	夏　侠
责任校对	李　硕
责任印制	郝美娜

出　　版	中国社会科学出版社
社　　址	北京鼓楼西大街甲 158 号
邮　　编	100720
网　　址	http://www.csspw.cn
发 行 部	010 – 84083685
门 市 部	010 – 84029450
经　　销	新华书店及其他书店

印　　刷	北京君升印刷有限公司
装　　订	廊坊市广阳区广增装订厂
版　　次	2023 年 10 月第 1 版
印　　次	2023 年 10 月第 1 次印刷

开　　本	710 × 1000　1/16
印　　张	21.75
插　　页	2
字　　数	310 千字
定　　价	128.00 元

凡购买中国社会科学出版社图书，如有质量问题请与本社营销中心联系调换
电话：010 – 84083683

序　一

高小平

近年来，我国医疗卫生服务体系面临着日益复杂的挑战。随着医学科技的日益发达和群众保健要求的日益增强，提升区域医疗服务水平与效益将是当务之急。在这一背景下，区域医疗卫生服务集团化供给被提出并逐渐成为一种重要的改革方向。《区域医疗卫生服务集团化供给的关系结构与治理研究》对这一重大问题展开了研究，对当前中国医疗卫生行业的经营管理问题提出了有益的思考与探索。

为了解决医院与社区医疗卫生机构合作中的难题，一些地区尝试进行医疗卫生服务纵向集团化整合。这种纵向整合，正是对传统医疗卫生服务模式的一种改革信尝试与补充。通过对这些实践进行系统研究和总结，该书为区域医疗卫生服务的有效传递提供了有益的借鉴。首先，该研究提出医疗卫生服务"不完全整合"概念，强调纵向整合可能存在的局限性，不能一刀切地认为纵向整合就是解决医疗卫生服务供给问题的唯一途径，而是要充分考虑地方的实际情况和资源分布，形成合理规模的集团。其次，该书强调了纵向集团化整合需要科学规划和精细管理。不同社区卫生机构之间可能存在着管理体制不匹配、文化差异等问题，这需要在整合过程中妥善处理，确保各个机构能够协调合作、资源共享。再次，资源配置也是区域集团化整合中的一个重要方面，需要根据不同地区的需求和特点，合理配置医疗资源，确保医疗服务的覆盖和可及性。该书也触及了社区卫生机构集团化整合的运行机制，通过借鉴先进的管理经验和运行模式，可以更好地推动集团化供给医疗卫生服务的发展。

在新医改形势下，该书从公共服务供给"二次分工"的角度来诠释了区域医疗卫生服务集团的运作逻辑。在我国区域医疗卫生服务供给中，医院往往承担着重症和复杂疾病的治疗任务，而社区医疗卫生机构则主要负责基本医疗服务和健康管理。如何更好地协调医院和社区医疗卫生机构的关系，实现资源优化配置，提高整体服务水平，一直是一个亟待解决的问题。该书通过提出区域医疗卫生服务集团的概念，强调了社区卫生服务在整个医疗卫生体系中二次分工的重要地位，为相关理论的拓展提供了新思路。

除了在学术上的创新，该书在应用层面也进行了实证研究和科学评价，为政策制定和实践提供了有益的支持。集团化供给医疗卫生服务不仅仅是理论层面的探讨，更需要将其付诸实践，并通过实证研究对其效果进行科学评估。通过对已有实践的案例进行深入研究，该书对区域集团化医疗卫生服务供给的多重法人问题进行了全面剖析，指明了多重法人向单一法人过渡的一体化路径，为决策者提供了有益的参考和依据。

区域医疗卫生服务服务集团化供给有利于通过医保总额预付以及DRGs优化医疗卫生经费的使用，提升资源配置质量，促进了市民健康"守门人"向社区健康"防火墙"的过渡，有效缓解了医院卫生公共服务碎片化现象，另一方面，这一集团化做法有助于健康服务一个新的趋势的产生，即是由过去单纯的医疗的技术联合走向利益共同体，再向健康共同体过渡，构建医、防、康、养、护、健、管为一体的整合型健康服务体系，实现由"医疗为中心"向"以健康为中心"转变，也为医疗卫生服务集团化研究增添了新的内容。

序　二

陈国权

随着人口老龄化的加快、慢性病患病率的提高，以及疾病诊治的复杂性和居民健康意识的增强，世界各国都在积极探索构建区域医疗卫生服务集团化供给体系，以此来推动医疗卫生资源的整合，进而促进医疗服务质量的提升和医疗成本的降低。我国自 2009 年启动新一轮医改以来，中央政府不断创新医疗卫生服务供给模式，以"医联体"为代表的医疗卫生服务集团化治理受到高度重视。国家强力推动，各地积极响应，探索了一大批富有地方特色的集团化模式。《区域医疗卫生服务集团化供给的关系结构与治理研究》针对国内外医疗卫生服务集团化供给改革的理论和实践展开了系统性调查和研究，为我国整合型医疗卫生服务体系的深入推进和长远发展提出了有益的思考。

该书综合运用政治学、管理学、经济学、社会学等学科理论，采用理论演绎、模型构建、实证研究和统计分析相结合的方法，针对社区医疗卫生服务集团化供给的关系结构与治理体系，进行多区域取样，多模式对比，多维度探讨，关联性分析和综合性研究，系统全面的掌握了集团化供给改革的发展现状、障碍、绩效和趋势，进而推论出最佳关系结构和治理机制，并提出优化策略。研究成果既有理论深度，又有实践价值，并有很多创新点。首先，该书创造性的将集团化概念跨界应用于社区医疗卫生服务领域，提出社区医疗卫生服务集团化供给、集团多重法人治理向单一法人治理转型和不完全整合等理念，有助于深化和拓展基层卫生服务管理体系的理论研究，并形成具有中国特色的健康治理道路和理论体系。其次，该书构建了医疗卫生

1

服务集团化综合绩效评价体系，以经典的"结构—过程—结果"模型为基础，融供给侧与需求侧于一体，这在国内相关学术领域尚数首创。第三，该书采用理论预设与归纳论证相结合的形式，将评价效果与实践类型的差异性因素进行关联，在全国范围针对医疗卫生服务集团化改革实证案例进行了大范围、持续性和系统化的研究，研究成果对国内相关研究领域具有较大启发和借鉴意义。与此同时，该书还以结构洞视角为切入点，系统分析区域性医疗集团法人治理的结构悖论，提出医疗集团可以依托信息获取优势，控制收益和互惠，但也导致了利益分化、委托代理失效和集团利益垄断，并提出效率和效能是优化结构洞的两大准则。此外，该书还通过实证研究、科学评价和系统分析，全面掌握了社区医疗卫生服务集团化管理的组织模式、功能优势和运行机理，为提高管理水平、提升服务绩效和推进新模式的可持续发展提供有益的政策推动。

由于国内区域医疗卫生服务集团化供给改革起步相对较晚，改革初期困难重重且经验不足，国内的实证案例主要集中在县域医共体和城市医联体两种集团化类型。因此，该书的研究重点亦主要集中在基于前述两种集团化实证类型的三级纵向整合方面。然而，随着医改的强力推进，诸如"属地限制"和"行业藩篱"等阻碍因素逐步得到缓解，为更大场域和更多层级的集团化整合打下了基础。2020 年我国已经实现了全面小康，扎实推进共同富裕建设是当前以及今后很长一段时间的奋斗目标。在共同富裕的背景下，缩小城乡差距，提高基本医疗卫生服务均等化成为医改的重中之重。近年来，青海西宁、广东深圳和浙江湖州等地已陆续开始对"市—村"四级医疗卫生整合模式进行实践探索，长三角、京津冀等地跨区域医疗卫生服务一体化正在积极布局，习近平总书记提出并反复重申"构建人类卫生健康共同体"的理念。因此，医疗卫生服务集团化供给改革绝不会止步于县域和城市，进一步扩大区域医疗卫生服务集团化整合的范围和层级，迭代探索推进市域、省域和区域医疗卫生服务一体化服务体系，将成为下一阶段医疗卫生服务集团化改革的新方向，值得更多学者参与研究和讨论。

自　　序

习近平总书记在党的十九大报告中明确指出，要全面建立具有中国特色的优质高效医疗卫生服务体系。《全国医疗卫生服务体系规划纲要（2015—2020年）》提出优化医疗卫生资源配置，构建与国民经济和社会发展水平相适应、与居民健康需求相匹配、体系完整、分工明确、功能互补、密切协作的整合型医疗卫生服务体系。本研究与习近平总书记讲话精神及纲要目标相一致，其内容从以下几个方面体现出来：

一　区域医疗卫生服务集团化供给的现实需求与行为逻辑

区域医疗卫生服务供给体制变革的最终目的一是要提高医疗用户就医的可及性、可获得性及可接受收性，二是提高区域医疗卫生服务传递的效率，克服区域医疗卫生服务供给的碎片化。前者涉及就医的空间距离，后者涉及预防、医疗、保健、康复、长期照护、健康教育与促进等问题，这里包含着医疗用户从基层医疗卫生服务机构到不同等级医院以及从不同等级医院回归基层医疗卫生服务的一个反复，牵涉到不同性质的医疗、康复、照护组织间的协同关系，如果这些组织有不同的产权性质，合作就会出现交易成本。为避免过高的交易成本出现，就要对医疗卫生服务纵向整合，即建构区域医疗卫生服务链下游与上游的合作关系，实现服务传递的一体化。目前，提高区域就医可及性的主要的障碍是服务链下游的服务能力与质量较低，这要求医疗卫生服务资源下沉。在医疗市场不够充分的情况下，医疗资源靠市场调节向基层医疗卫生服务机构下沉困难重重，只能由政府政策推动医疗机构间的被动整合，由此形成了政府与医疗卫生服务集团化供给组织的关系，并与其它的关系一起形成了特殊且复杂的治理结构。

二 区域医疗卫生服务集团化供给的相关类型与发展现状

区域医疗卫生服务整合有多种形式，从医疗卫生服务集团化供给的角度看，此类组织主要包含城市医联体与县域医共体为形式的区域性医疗卫生服务联合体（此类组织一般同时挂牌为 XX 医疗集团），是三级医院、二级医院、一级医院（社区卫生服务中心或乡镇卫生院）三者或两者之间的纵向集成以实现平台共享与功能互补，并以之解决医疗用户就近就医、转诊、康复、长期照护以及预防、健康促进诸问题。在我国的实践中，当前医疗卫生服务集团化供给形式既有基于市场逻辑的松散的、半紧密的技术帮护整合、托管整合，也有政策主导下的紧密型、一体化的治理结构。松散型与半紧密型只是两个不同的产权单位通过契约规定双方的权利义务关系，并没有形成共同的治理机构与机制，是集团化进程的过渡形式，不能从根本上解决利益分配，尽管有一定的可操作性，但很难有可持续性。

三 区域医疗卫生服务集团化供给的结构变化与治理效益

要获得区域医疗卫生服务集团化合作的可持续性，实践方案是推动松散型、半紧密型向紧密型转变，同时也实现了集团化组织向正式集团转变。为实现有效整合，当前一个较为普遍的做法是在合作医疗机构的成员组织之上建立一个新的治理结构。这是一个与过去医院单一法人治理截然不同的多法人的集团治理形态。产权分立且集团内部理事会、管理层、监事会三权分置的法人治理导致了政府与医疗集团、医疗集团与各级医疗机构以及集团内部各医疗机构之间更为复杂的关系，它们虽然构成了形式上的利益共同体，但是内部产权不同的成员机构拥有不同的利益诉求。尽管三权分置是法人治理的标准化模式，但区域差异与集团化组织数量也会影响到治理的效果。

实证发现，在当前我国政策主导的不充分医疗市场下，不同医疗卫生集团化服务供给的效果关系为：①紧密型≥半紧密型≥松散型。②直管型≥托管型≥协作型。③完全一体化≥不完全一体化≥非一体化。④管办分离≥管办不分。⑤单一法人≥多重法人≥未涉及法人变更。⑥理事会模式≥管委会模式≥托管模式≥内部治理模式。⑦发达地区≥欠发达地区（非关系结构和治理模式维度）。⑧区域内多家集团≥区域内1家集团。这表明，在我国当前非充分医疗市场条件下，医疗卫生服务供给的集团化模式应该优选紧密型、直管型、一体化、管办分离、单一法人、理事会模式，并且在区域内应设置至少二家及以上服务内容相近的集团化组织。实证表明，发达地区按优选模式取得了更好的效益。这意味着优选模式需要一定的经济基础。实证也发现，经济发达地方更多推动优选模式。优选模式提高了医疗卫生服务的可及性、可负担性、可接受性，但医疗机构的复杂程度提高、专业更加细化、医务人员工作更加繁重，这也意味着成本的增加和政府财政补偿与投入的要求提高。集团的一体化程度与地方经济水平及政府的组织与动员的动力正相关。

四　区域医疗卫生服务集团供给的结构缺陷与体制困境

一体化、紧密型区域医疗卫生服务集团化供给的治理结构重构了医疗卫生服务体系，发挥整合型组织的资源集约优势，有助于实现

"社区首诊、双向转诊、上下流动"的分级诊疗模式，但仍存在结构与体制问题。

（一）结构缺陷

一体化降低交易成本的同时反过来提高了内部的管理成本，但区域医疗卫生服务集团化组织的法人治理存在内在悖论，这源自于委托代理的结构问题，表现为两种形式：一是道德风险，即在政府与医疗卫生服务集团之间，信息不对称使得政府不能完全观察到代理人的越轨行为，而政府作为出资人与委托人，也会因为对集团化组织的信任不足或财政预算不够或集团效益不好而逃避支付责任，这使得集团化组织面临运营预算压力，降低了集团化运营的可持续性。二是监督困境，即现实中对于实行法人治理的集团化，仍以外部监督为主，这会削弱集团的自主性，回归到医疗卫生服务"管办不分"的状态。按照现代医院理事会型法人治理结构，理事会、管理层、监事会三权分置，监督权内化为集团自身的职能。但当前我国医疗卫生服务集团化组织的监事会制度仍不健全，还存在"政事不分、管办不分"、"三权"相互渗透、监事成员参与监督的动力不足等问题。

（二）体制困境

国家政策的意志、行政力量的引导使得集团内的医疗机构从医疗资源无序竞争状态逐渐转向资源共享，但也存在体制上的困境，表现为三个方面：一是利益分化：集团内部上游医院与下游医疗机构间的合作并非处于无碍状态，内部各单元间还存在巨大的利益分化。二是集团垄断：①区域内仅有一个"巨无霸"集团，存在市场扩张倾向；②即便区域内有两家或两家以上集团，各集团主要供给产品不同，且集团规模差距悬殊，市场竞争弱，存在垄断倾向；③集团内多元性不足，民营机构鲜有参与。三是条块矛盾：①医疗集团的成员单位被不同行政级别的县区、地市等"块块"分割占有，权力不对等，服务、责任、利益和管理均不一致；②对医院管理的卫生、人社、财政、物价、教育等众多行政部门"条条"分割管理，医疗、医药、医保"各自为战"；③龙头医院的对集团成员组织的管理责任与地方卫生行政部门的职能难以理顺。

五　区域医疗卫生集团化供给的结构转型与体制优化

当前我国区域医疗卫生集团化供给不仅涉及集团化的治理结构，还与政府管理体制与相关政策相关，其存在的问题要从以下三个层面着手解决：

（一）结构优化

结合当前设立集团化组织资产管理机构（医管中心或管委会）这一现实实践，构建其理性型：政府将所有权委托给医管中心（城市医联体做法）或管委会（县域医共体做法）以解决出资人缺位问题，再由它们将经营管理权委托给医疗集团，通过剩余权下移促进集团的自主性与经营积极性。集团采用法人治理结构，实施决策、执行、监督三权分置，监事会单独设立组建，通过监督内化避免外部监督造成新的"管办不分"，但其成员构成包括政府代表在内的利益相关方。为解决信息不对称、委托代理链条过长导致的逆向选择、道德风险与监督等结构性问题，除了完善决策、监督、选聘和激励等内部治理机制，还要设立独立理事、保证市场竞争、推动信息公开披露，并且完善法律法规和社会监督。

（二）体制优化

集团化组织内部多重产权导致利益分化，而在外部则形成利益集团垄断的倾向，前者可通过促进多重集团法人向单一法人转变来化解；后一问题，建立竞争性的市场体制框架，保证区域内两家以上、服务方向较为重合、规模与能力差距不大的集团化组织。政府对外可

5

以支持和鼓励民营医疗机构参与改革，推动服务的多元集团化，构建良性的市场竞争环境。与此同时，为克服行政管理中的条块分割所造成的纵向整合障碍，政府对内可以通过设置权力清单来解决龙头医院与地方卫生行政部门的职责冲突，并通过"三医联动"与区域一体化来解决集团内部不合作以及总体的投融资问题。

（三）政策选择

医疗卫生集团经过了结构转型与体制改革，但是改革的真正落实还需要合理的政策选择，精准的政策选择在集团化改革中起配套作用。政策配套体现在三个方面：一是要加强政府的财政投入与补偿，包括对公立医疗卫生机构和家庭医生签约制度建立专项补助基金，对药品零差价制度导致的政策性亏损适当补偿，并通过法律硬约束确保财政投入的落实；二是完善医保支付制度，建立医保总额预算集团调控机制和结余奖励、超支分担机制以及医保多元复合支付体系以激发集团的内生动力，并强化医保基金使用过程中的考核与监督机制；三是落实人事管理政策，建立人才培养双向流动的平台，并通过网络办公系统强化医疗集团之间的联动。

本研究的价值体现在三个方面，一是提出"区域医疗卫生服务集团化"、"集团多重法人治理向单一法人治理转型"、"区域医疗卫生服务不完全整合"理念，有助于深化和拓展医疗卫生服务管理体系的理论研究，并形成具有中国特色的健康治理道路和理论体系。二是本研究通过对医疗卫生服务集团化进行实证研究、科学评价和系统分析，全面掌握集团化管理的组织模式、功能优势和运行机理，为提高管理水平和推进新模式的可持续发展提供有益的政策支撑。另一方面，将区域医疗卫生服务集团化供给引入新医改，总结有益的运行经验有利于丰富中国特色基层医疗卫生服务的实践模式。三是本研究通过集团化供给医疗卫生服务，能够形成更高的资源高地、信息优势与组织位阶，从而提高其执行力与资源配置效率，推动居民健康"守门人"向社区健康"防火墙"转变，克服医疗卫生服务碎片化问题。

目　　录

第一章　引言

第一节　研究的缘起与意义

一　研究缘起

新中国成立以来，我国在卫生与健康事业发展的建设中取得了巨大成果。新中国成立初期，我国人民缺医少药，疫情蔓延，人民卫生健康状况遭遇威胁，为应对现状，党中央和各级地方政府把对危害母婴健康的疾病和一些严重的流行病、传染病的预防控制以及建立完善的基层卫生结构作为两大工作重点[①]，随后整治了环境卫生、调整了卫生组织结构，建立起了医疗保障制度，顺利解决了传染病给卫生事业带来的问题。此外，中国在深化医药卫生体制改革的进程中，完善了医疗卫生保障制度，建立起世界上最大的全民基本医疗保险体系，在一定程度上降低了疾病对人民所造成的经济负担。

然而，即便如此，长期以来，我国医疗卫生服务体系需求侧仍然一直面临着"看病难、看病贵"的问题，卫生费用不断攀升、医疗保障制度的建设步履维艰，导致无数居民陷入"因病致贫、因病返贫"的困境之中，疾病谱和死亡谱的改变以及人民对健康需求的提高[②]，同时

[①]　姚力：《从卫生与健康事业发展看新中国 70 年的成就与经验》，《毛泽东邓小平理论研究》2019 年第 11 期。

[②]　《国务院办公厅关于推进医疗联合体建设和发展的指导意见》，http：//www. gov. cn/gongbao/content/2017/content_ 5191699. htm。

人口老龄化也导致连续式诊疗服务的需求增加①。与此同时，供给侧存在优质医疗卫生资源总量不足、结构不合理、分布不均衡、基层医疗人才缺乏等问题，已成为保障人民健康和深化医疗卫生改革的重要制约因素。此外，我国医疗卫生服务供给递送体系呈双重结构化困境，主要表现为：医疗资源配置呈"倒金字塔"形和医疗服务供给"碎片化"②。医疗资源的分割化和碎片化是世界各国医疗服务体系绩效不佳的主要原因，它不仅影响了资源的使用效率和医疗的服务质量，同时也是推动医疗费用高涨的重要原因③。在卫生事业扩大和卫生资源逐渐累积的过程中，医疗卫生服务能力却无法紧跟时代发展的步伐，导致医疗卫生服务水平与人民对医疗卫生健康事业日益增长的需求之间的鸿沟越来越大，供需矛盾日益突出。2009 年时任卫生部部长陈竺也就此现象提出，当前医疗卫生资源配置不合理，优质资源大多集聚在大城市或大中型医院中，难以适应疾病谱的变化，而基层医疗卫生服务体系亟待建设，医疗卫生资源和人才政策也应当适当向基层倾斜④。为缩小城乡医疗卫生水平差距、缓解大中型医院超负荷运转以及基层医疗卫生机构"门庭冷落"发展受限的现象，2009 年《中共中央　国务院关于深化医药卫生体制改革的意见》的发布，标志着我国卫生行政部门开启了新一轮医疗卫生服务供给改革⑤。

20 世纪 50 年代，欧美部分国家在企业分工方面进行了诸多的探索和研究，最终部分企业以产权为纽带，组建形成了具有一定经济规模的企业集团，并快速占据市场份额，后来这一形式被很多行业所借

---

① 诸爱囡、李俊伟、杜亚平：《杭州市社区卫生服务的发展现状及展望》，《中国卫生事业管理》2003 年第 1 期。

② 谭华伟、张培林、刘宪等：《公立医院补偿机制改革：典型模式和路径反思》，《卫生经济研究》2016 年第 5 期。

③ Axelsson R. , Axelsson S. B. , "Integration and collaboration in public health—a conceptual framework", *Health Plann Manage*, Vol. 21, pp. 75 – 88.

④ 中国网：《中国优质医疗资源配置不合理　过多集中在大城市》，https: // news. ifeng. com/c/7fYPEFPPm1x。

⑤ 《中共中央　国务院关于深化医药卫生体制改革的意见》，http: //www. gov. cn/ gongbao/content/2009/content_ 1284372. htm。

鉴，其中也包括医疗行业。20 世纪 80 年代，我国开始探索以市场为导向的医疗集团，这是公立医院集团化发展的萌芽期。当前我国很多地区都已经或正在组建不同形式的医疗集团。2006 年卫生部印发《关于公立医院支援社区卫生服务工作的意见》，自此，我国不仅开始重视分级诊疗的就医次序建设工作，并开始积极探索将集团化模式运用于医疗卫生服务体系，目前无论是实践还是研究正处于起步阶段，存在一定盲区，值得深入探索。

二 研究意义

我国医疗卫生服务事业存在很多局限性，比如城乡和区域医疗卫生事业发展不均衡、医疗卫生资源配置不合理、社区医疗卫生服务水平薄弱以及医疗卫生机构管理体制不完善等，这些问题都制约了医疗卫生事业的发展。因此，总结国内外医疗卫生服务实践经验突出地区的优势做法，对当前我国医疗卫生服务的管理模式进行改革创新，构建合理、有效的适合我国国情的医疗卫生服务管理模式，对全国范围内新医改的推行和探索具有理论和现实意义。

（一）理论意义

建立整合型医疗卫生服务供给体系是党中央、国务院的重要决策，是国家卫生服务和卫生体制改革的重要政策，也是缓解百姓"看病难、看病贵"的有效措施，更是建立社会主义和谐社会的必然选择。如何建立起适应社会主义市场经济发展的整合型医疗卫生服务供给体系，如何通过整合将大医院的医疗卫生资源沉淀在基层并将大多数居民的常见性健康问题解决在基层，以及推进医疗卫生服务机构协同合作的关系，均是当前医疗卫生服务供给体制改革进入攻坚阶段亟须解决的问题。

近些年来，医疗卫生界对医疗集团化的研究日益增多，但是大多数集中在公立医院集团化改革，对整合各级各类医疗卫生服务机构集团化的研究甚少，对于进一步改革缺乏理论支撑。我国对医疗卫生服务集团化管理的研究起步较晚，理论上主要借鉴公立医院集团化理论以及国外初级卫生保健的研究理论，本书研究尝试在理论上深化医疗卫生服务集团化管理的理念和内涵研究，初步形成一套有中国特色的医疗集团模式的理论体系。此外，社区卫生服务是基层医疗卫生服务体系中不可或缺的一部分，承担着重要的基础性卫生服务功能，将社区卫生服务整合进医疗集团的新模式探索研究，有利于医疗卫生服务一体化研究的升华和拓展。

（二）现实意义

当前我国医疗卫生服务体系是由政府建构而成，并非市场机制长时期作用的结果，体现为医疗机构层级断裂、功能分散，[①] 各级、各类医疗提供者之间缺乏沟通、协作不畅、无序竞争，整体性、连续性的整合医疗服务体系难以形成，医疗服务效率和质量难以提升，资源浪费严重，因而，有必要构建整合型的协同合作且连续的医疗卫生服务体系。[②]

本书的研究对医疗卫生服务集团化管理的理论体系进行剖析，对其产生背景、外部性、内涵、类型、现状、悖论、动力、趋势以及影响变量和效果评价等各方面进行阐述和探索，全面掌握了医疗卫生服务集团化模式的组织架构、运行机制、优势及不足，有利于医疗卫生服务集团化管理理论运用到实践中，从而在现实生活中形成成熟的医疗卫生服务集团化管理体制。

医疗卫生服务集团化模式根据实际情况，以全行业管理作为视角，有利于改善当前畸形的医疗就诊环境，从医疗资源配置、医疗技术人员招聘和使用、财务管理和绩效奖惩制度等为切入点对医疗大环境产生影响，目的是通过形成"基层首诊、分级诊疗、双向转诊、上下联动"的医疗服务模式进而实现"小病在社区、大病进医院、康复回社区"的良好的就医格局，这在优化医疗资源配置的同

---

① 许兴龙、周绿林、魏佳佳：《医疗卫生服务体系整合研究的回顾与展望》，《中国卫生经济》2017年第7期。

② 邹晓旭、高昭昇等：《基于社会分工理论的分级医疗服务体系理论研究》，《中国医院管理》2015年第7期。

时，也能有效地提高基层医疗卫生服务能力以及促进分级诊疗和家庭医生制度的发展，有助于形成中国特色的医疗卫生服务供给体系的实践模式。

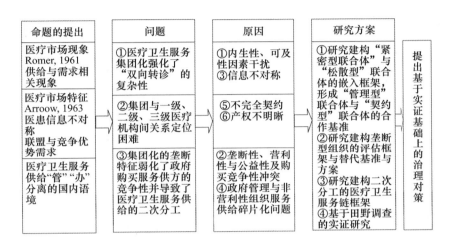

图 1 - 1　选题依据

资料来源：笔者自制。

（三）选题依据

医疗机构集团化形式多样，如医院集团（multi-hospital systems）、医院联盟（hospital alliance）、医院合作（hospital collaboration）、横向合并（horizontal integration）与纵向合并（vertical integration）等。这些集团化模式有的涉及产权变更，有的在产权独立的前提下仅就某些业务形成同盟；横向合并多为同类型机构为提高市场占有率而形成集团，纵向合并多为差异化机构为实现资源耦合而形成的集团。在我国，与医疗卫生服务供给相关的医疗集团多以"医联体"的纵向合作形式表现出来，但这种合作只是基于业务上的指导与帮扶关系，在实践中仍不足以克服我国行政许可制度、社会保险政策、人事管理政策以及大型医疗机构间的激烈竞争所造成的医疗资源不合理配置，仍难以改变患者的质量偏好以及基层医疗服务能力不足所导致的信任危机，也就无法改变"倒金字塔"的就医格局。基于此，一些地区开始尝试在医疗卫生服务机构之间以集团方式进行横向整合。这种模式通过规范化管理的规模经济与范围经济优势提高服务质量，但横向集团的出现使得医疗资源的横向整合与分级医疗"双向转诊"的垂直整合形成了复杂的交叉关系，这导致更多责任主体的性质需要定位，更多关系需要理顺。同时，一些地方政府通过购买向医疗机构传递医疗卫生服务，并通过"管""办"分离方式来推动医疗市场的发展，这已成为医疗卫生服务供给的基本趋势。政府服务购买与医疗服务"管""办"分离的要求进一步增加了责任主体。理顺其间的关系是改善医疗卫生服务供给的必然要求，也为我国医疗卫生服务的集团化实践留下了研究空间，本书的选题依据可从图 1-1 的递进演绎中得到理解。

第二节　研究的现状与趋势

一　国外相关文献综述

（一）国际医疗卫生服务体系发展现状

西方发达国家的医疗卫生服务体系更早地经历竞争与供给压力，不断研究和探索满足新型医疗服务需求的组织与供给模式。由于各个国家在社会、经济、文化和政治等方面存在差异，因此，在医疗卫生管理方面必定也存在着差异，当前我国处于医疗卫生体制改革的新时期，虽然卫生政策的制定需要立足于本国实际国情，但是，他国的改革经验同样具有一定的借鉴意义。在西方国家医疗卫生服务体系的发展过程中比较具有代表性的是美国的市场经营供给模式、英国的政府经营供给模式和德国的政府—市场供给模式。

美国的医疗卫生服务体系是市场经济运作下的产物，约一成的政府举办的医疗机构和九成的民办医疗机构构成了美国医疗卫生服务体系。美国的医疗卫生服务体系可以分为两级：第一级主要承担病人的初级治疗，由家庭医生组成；第二级主要承担病人的基本治疗与高级治疗，由各级各类医院组成。① 在美国，居民患病首先在家庭医生处首诊，再通过家庭医生决定是否转诊至专科医生。美国十分重视社区医疗的发展，其中医院总数的 80% 都是由社区投资兴办的综合性或专科医院。② 乔纳斯认为美国的社区卫生服务中心是一个综合性的社区医疗卫生服务机构，它的医疗资源配置和医护数量等都是比较齐全和完善的，也会根据不同人群的需求提供不同的服务，主要是较为细化的家庭护理服务③，例如对需要照顾的老人或小孩由社区护士提供上门照顾服务，或是对有精神卫生疾病的患者提供专科诊疗服务，又或是对儿童进行健康教育等。④ 王改青等指出，美国的医疗卫生服务体系强调以家庭为中心，以居民的卫生保健需求为导向。⑤ 同样地，杰夫在文中提出，美国的医疗卫生服务以社区的家庭医生为主，有需要才会转诊到公立或私立医院，这是一个比较完善的医疗卫生服务体系。⑥ 此外，成熟的市场运作必然需要经费上的支持和有序的竞争局面。根据经合组织健康数据（OECD Health Data）1998 年的统计结果显示，1997 年美国的人均卫生费用在二十多个工业化国家的卫生服务支出中是最多的，是同期英国的人均卫生费用的两倍多⑦，勒维（2003）⑧ 和凯特林（2007）⑨

---

① 曲玉国：《国外医疗卫生服务提供合作机制的比较研究及借鉴意义》，《中国医疗前沿》2009 年第 7 期。

② 徐芬、李国鸿：《国外医疗服务体系研究（二）》，《国外医学·卫生经济分册》2005 年第 4 期。

③ Jonas S., *An Introduction to the US Health Care System*, Springer Publishing, 2003.

④ 李卉、赵彬、安舜禹等：《美国社区卫生服务体系现状及启示》，《中国公共卫生》2012 年第 2 期。

⑤ 王改青、刘爱敏：《美国社区卫生服务体系的介绍》，《中华医院管理杂志》2001 年第 9 期。

⑥ Jeff Richardson, "Economic evaluation of services for a National Health Scheme: The case for a fairness-based framework", JHE, 2016.

⑦ Folland, Sherman, Allen C. Goodmanand Miron Stano, "The Economics of Health and Health Care", Upper Saddle River, 1997, the 3rd edition.

⑧ Levir K., Smih C. and Cowan C., "Trends in U. S. health care spending", *Health Affairs*, Vol. 22, No. 1, 2003, pp. 154 – 164.

⑨ Catlin A., Cowan C. and Heffler S., "National health spending in 2005: the slowdown continues", *Health Affairs*, Vol. 26, No. 1, 2007, pp. 142 – 153.

等人提出，长期以来，美国无论是卫生总费用还是人均卫生费用往往高于世界上其他的国家，侯建林等认为，美国卫生费用过高的主要原因是美国对重点疾病和人群的费用控制不到位、人力成本和管理成本过高以及医疗服务成本过高等①，泊萨尔（2007）② 等学者指出，如果美国同德国或其他国家一样建立单一的医疗保障制度和卫生体系，那么卫生管理成本将会大幅下降，有利于控制卫生费用的增长③。美国的卫生费用上涨的速度过快，巨额的卫生费用给美国政府带来沉重的负担，对包括政治、经济和社会等方面都产生了极大的影响。石光和贡森曾针对美国医疗卫生服务提出"美国病"的概念，"美国病"的特征有二：一是医疗服务效率低，医疗资源浪费或者医疗资源没有运用于成本效益较高的项目上都会导致这个问题；另一特征是公平性差，这是因为医疗资源的再分配不合理所导致的④。荣因哈特研究认为，由于美国是以自由医保为主，所以很多私人医保会因为逐利拒绝身体状况较差、经济不理想的贫民入保，在医疗费用上涨并且补偿下降的同时，那些专门为无医保居民成立的医疗卫生机构迫不得已选择关闭，他们因此无法得到医疗服务，进一步影响了医疗卫生服务的可及性⑤。美国的医疗卫生服务是典型的市场主导模式，这就迫使提供主体在硬件设施、服务质量等相关方面以利益为目的互相竞争。

英国的国民卫生服务体系（Nation Health Service，NHS）是一项为在英国居住的全体居民提供免费医疗的一项制度，其同时兼顾了公

---

① 侯建林、孟庆跃：《美国卫生费用上涨和控制及对我国的启示》，《中国卫生政策研究》2010 年第 12 期。

② Poisal J. A., Truffer C. and Smith S., "Health Spending Projections throgh 2016： modest changes Obscure Part D's impact", *Health Affairs*, Vol. 26, No. 2, 2007, pp. 242 – 253.

③ World Salaries, "General physician salaries-international comparision", http：//www. wordsalaries. org.

④ 石光、贡森：《改革开放以来中国卫生投入及其绩效分析》，《中国发展评论》2005 年第 1 期。

⑤ Reinhardt U. E., Hussey P. S. and Anderson G. F., "U. S. health care spending in an international context", *Health Affairs*, Vol. 23, No. 3, 2004, pp. 10 – 25.

平性、覆盖性和成本投入等，被英国居民赞誉为"西方最完善的医疗服务体系"①。然而，时代的发展进步以及新公共管理运动的兴起，使得政府失灵现象和国民卫生服务体系的弊端开始被公众诟病。②Ham C. H. P.（2008）③ 和 Allen（2013）④ 等学者指出，NHS 体系是政府主导型的，一方面确保了医疗卫生服务的公平性和公益性，但是另一方面政府的高度控制和计划导致医疗机构和医护人员只能按部就班地提供诊疗服务，无法建立自己的运行模式，缺乏竞争出现效率低下、没有活力的现象，资源不足的情况下又浪费资源，使得医疗服务质量差、等候时间长的事情频频发生，病人的利益得不到重视。并且，"免费医疗"缺乏价值机制的有效调控，容易引起公众的医疗需求膨胀，这将进一步导致医疗费用的增长和医疗服务供给的不足，有悖于减轻民众医疗负担的初衷。这也为 1993 年 Le Grand，J. 提出的政府自始至终都面临着财政压力大、资金紧张的问题的观点提供了依据⑤。由于人口老龄化、新药的研发上市、生活方式等因素，NHS 的成本费用增长速度远远超出了通货膨胀的速度。⑥ 除此之外，雷晓康和王泠认为，付费医疗在英国也越来越普遍，双重医疗制度意味着有钱人可以得到更优质的医疗服务和资源，没钱的人只能在免费医疗漫长的等待中磨耗自己的健康。⑦

德国是全世界首先创建医疗保障制度的国家，也是社会健康保险

---

① Powell，M.，"New Labour and the Third Way in the British NHS"，*International Journal of Health Services*，No. 29，1999，pp. 353 - 370.

② 詹国彬、王雁红：《英国 NHS 改革对我国的启示》，《南京社会科学》2010 年第 9 期。

③ Ham C. H. P.，"Membership governance in NHS foundation trusts：a review for the Department of Health"，*Department of Health*，2008.

④ Allen，Pauline，"An economic anaysis of the limits of market based reforms in the? English NHS"，*BMC Health Services Reserch*，Vol. 13，No. 9，2013，pp. 1 - 10.

⑤ Le Grand，J.，"Evaluating the NHS Reforms，in R. Robinson and J. Le Grand（eds）Evaluating the NHS Reforms"，London：Kings Fund，1993，pp. 243 - 260.

⑥ "The changing health service"，BBC，2013，http：//www. bbc. com/news/health-21849706.

⑦ 雷晓康、王泠：《联合诊所：英国 NHS 服务模式的改革》，《中国卫生经济》2009 年第 7 期。

的发源地，其覆盖面很广，达到95%以上。① 政府—市场经营供给这种非单一供给的主要特征是政府对医疗卫生事业的投入主要表现在为居民购买健康保险。但是德国也同样面临着巨大的财政压力，陈迎春等人认为由于医疗卫生费用由第三方医疗机构支付，所以患者和医生都缺乏费用意识②，供方不会因为医疗机构之间的竞争而去减少医疗费用或是减少患者需求，需方也不会主动去社区医疗服务机构首诊以此来减少卫生费用。但是李勤曾在文中提到，由于德国的医疗卫生体系以社会健康保险制度为中心，因此通过调节供需双方的平衡，建立起了严格的转诊系统，病人拥有自由选择医生的权利，这也有利于促进医疗卫生提供者之间的合理竞争。③ 杨春华和宣瑞祥也在文章中提到过健康保险制度的利弊，并认为它能够监督供需双方的行为。④ 陈迎春和姚建红认为严格的转诊体系使病人需要医疗服务的时候医疗资源都能得到合理的配置。⑤

（二）国际医疗卫生服务集团化研究

世界多数国家政府一致认为维护公立医院公益性不仅可以体现人道主义精神同时也可以作为维护人权思想的一个重要手段，目前世界上大多数国家以公益性为主导，以公立医院提供医疗卫生服务为主要形式，但是现行的公立医院医疗卫生服务体系存在效率低下、缺乏竞争压力等问题。因此，如何提高医疗卫生服务质量和效率、降低医疗卫生成本和政府财政压力成为世界各国学者探讨和研究的一个学术课题。经过数十年的探索改革发现，要想解决公立医院效率低下、缺乏竞争力的问题，就必须整合医疗卫生资源、优化资源配置的同时打破区域限制，而组建医疗集团是较为常见和合适的方法。随着健康观念的转变和卫生需求的增加，医疗卫生组织的模式

---

① 卢祖洵、金生国：《国外社区卫生服务》，人民卫生出版社2001年版。
② 陈迎春、姚建红：《德国的社区卫生服务》，《国际医药卫生导报》2002年第7期。
③ 李勤：《德国、瑞典的社区卫生服务》，《全科医学临床与教育》2005年第4期。
④ 杨春华、宣瑞祥：《德国社区卫生服务的现状及对我们的启示》，《全科医学临床与教育》2006年第2期。
⑤ 陈迎春、姚建红：《德国的社区卫生服务》，《国际医药卫生导报》2002年第7期。

也在不断地变革。各级各类的医疗卫生服务机构之间开始出现联结，这也是西方国家近些年来的主要变革之一。这种联结模式同时也影响到了大医院的发展趋势，因此集团化或连锁经营模式开始涌现。国外对医疗机构集团化的研究起步较早，已经进行了诸多的探索和研究。美国、英国、新加坡等亚洲国家医疗机构都不同程度地卷入联合、兼并以及重组的国际医疗卫生体制改革的浪潮中来。在20世纪80年代的西方发达国家，已经开始出现了以扩充市场份额为目的的横向型医疗集团，到了90年代，又形成了以降低成本、节约资源为目的的纵向医疗集团，纵向医疗集团到目前为止仍是西方国家最主流的一种集团化模式。国际上医疗集团化可以根据政府和个人在医疗卫生服务体系中所扮演的角色分为三类，分别是以美国为代表的市场主导型、以英国为代表的垄断整合型以及以新加坡为代表的公私互补均衡型。[①]

美国是世界上医疗卫生服务市场化程度最高的国家，也是市场主导型医疗集团化的典型代表。19世纪六七十年代，为应对快速上涨的医疗费用和竞争压力，医疗机构集团化应运而生，这种现象在以市场化供给为主要特征的美国表现得更为显著，自1900年英裔移民在城镇内组建了"社区联合诊所"起，各种形式的联合诊所开始在美国各地兴起，并成了美国早期医疗集团模式的中坚力量。Steven J.，Raymond L. 和 Karen G. 等学者提出，通过政府引导，以合作、重组等方法建立医疗集团，也就是大规模、效益较好的医疗机构兼并或者购买等级低、运营差的医院。20世纪初期，医疗集团开始在美国萌芽。它的形式呈现出多样化，主要包括医院联盟、医院集团、医院合作、横向整合和纵向整合等。在这些医疗机构集团化的模式中，有些涉及产权的变更，而有些在产权所属不变的情况下与一些专科部门进行合作互助，其中横向整合式以扩大自身经济规模、占据市场份额为

---

① 张录法、黄丞：《国外医疗卫生体系改革的四种模式》，《国际医药卫生导报》2005年第11期。

主要目的，而纵向整合则依托差异化机构组织，对医疗卫生资源进行重新配置，形成优化的医疗卫生结构。比较典型的医疗集团有田纳西大学医院集团、健康合作医疗集团、梅奥健康系统等。美国学者Douglas A. Singh 和 Lei Yu 在文章中提出，医疗卫生体制的改革和医疗卫生资源的再整合不仅是政府应对激烈市场竞争采取的手段和策略，还能有效地促进医疗服务行业向集团化发展。[①]

战略联盟能有效地促进组织的生存和积极发展，正如斯塔恩斯所说，战略联盟形式多样，可分为横向联盟、纵向联盟、内部联盟和渗透性联盟四种主要的类型，非营利性组织可以通过合理地运用开放系统理论构建起战略联盟来建立起自身的优势，形成一定程度的竞争力[②]。扎克曼与托马斯指出，形成战略联盟或许就是 19 世纪 70 年代美国的医院联盟大幅度增多的原因，因为形成战略联盟不涉及法人变更，同时联盟对成员医疗单位具有一定的选择性，不仅能给成员单位带来一定的利益和优势，而且进入和退出机制都较为便捷[③]。但是战略联盟必须达到一定的条件才能发挥出它的竞争优势，Weinstein 提出战略联盟必须要和供应商建立长期友好的合作伙伴关系，而不是一如既往地打压他们[④]。纽曼认为，并不是所有的医疗机构都适合建立战略联盟，要理智对待合并并谨慎选择合作伙伴[⑤]。同时，战略联盟也面临着一些质疑。例如克列门茨和麦考伊等曾指出，虽然战略联盟能带来很可观的净收益，但是，在控制成本方面似乎并无成效[⑥]，无独

---

① 于广军:《区域性医疗卫生联合体的构建》,《中国医疗保险》2009 年第 4 期。

② Starnes B. J. , "Achieving Competitive Advantage through the Application of Open Systems Theory and the Development of Strategic Alliances: A Guide for Managers of Nonprofit Organizaitons", *Journal of Nonprofit & Public Sector Marketing*, Vol. 8, No. 2, 2001, pp. 15 – 27.

③ Zuckerman H. S. , D'Aunno T. A. , "Hospital alliances: Cooperative Strategy in a Competitive Environment", *Health Care Management Review*, Vol. 15, No. 2, 1990, pp. 21 – 30.

④ Weinstein, A. , "Hospital Alliances Must Stop Strong-arming Their Suppliers", *Modern Healthcare*, Vol. 21, No. 36, 1991, p. 36

⑤ Newman, J. A. , "Key Issues in Mergers and Acquisitions. Health Care Organizations Must Approach Collaboration with Caution", *Health Progress*, Vol. 4, No. 72, 1991, pp. 56 – 59, 65.

⑥ Clement J. P. , McCue M. J. and Luke R. D. , "Strategic Hospital Alliances: Impact on Financial Performance", *Health Affairs*, Vol. 16, No. 6, 1997, pp. 193 – 203.

有偶，德拉诺夫和林德特也提出过相似的论断①。

在倡导政府主导、提供公益性医疗卫生服务的英国，也早在 20 世纪 40 年代末，第二次世界大战结束后开始尝试医疗卫生改革，组建医疗联合体，政府以收购、兼并或托管的形式陆续对全国 90% 以上的医疗卫生机构进行改革，并建立起了 NHS 医疗体系，为全体公民提供免费的医疗服务，此时政府扮演着医疗卫生服务提供者和购买者的双重角色。这种模式虽然为居民提供了免费的医疗服务，看似公平实则居民缺乏自主选择权，医院处于垄断地位，因此医疗机构效率低下、服务质量差等弊端开始出现，以此形成恶性循环，导致政府财政压力过大，因此，20 世纪 90 年代中期又开始进行了改革。英国卫生行政部门为了提高医疗卫生服务效率和经济效益，医疗机构开始下放权力，实现医院自主经营，组建大规模的区域性医院托拉斯联盟组织②，形成了 300 个左右的医院托拉斯③。其中比较典型的是由两所三级医院西姆斯和克洛斯、一所二级医院、一所一级医院以及若干所基层医疗卫生机构所组成的医疗组织，且是截至目前伦敦最大的一个医联体。在这种模式下，政府对公立医院只起导向作用，并向其购买服务，完全不参与医院任何的运作管理与经营，而是将医院的运作全权交由董事会管理。这一举措使得公立医院可以同时兼顾社会责任、管理水平和诊治效率。阿利森和大卫等学者认为，通过整合医疗卫生资源，组建区域性的医疗托拉斯联盟有利于改善当前的医疗卫生局面④。

新加坡的医疗卫生机构不同于国内的三级医疗服务网，而是二级医疗服务网：基层是社区医院或一般诊所，负责居民的基础性保健和公共卫生；顶层是综合医院或专科性医院，负责综合性医疗卫生服务。

---

① Dranove D., Lindrooth R., "Hospital Consolidation and Costs: Another Look at the Evidence", *Journal of Health Economics*, Vol. 22, No. 6, 2003, pp. 983 – 997.

② 陈文贤、高谨、毛萌：《从一个英国医院集团的运营现状看医院集团的发展趋势》，《中华医院管理杂志》2002 年第 9 期。

③ 韩洪迅：《德国、英国、新加坡公立医院改革解读》，《中国医药指南》2007 年第 8 期。

④ Rowland D., Pollock A. M., Vickers N., "The British Labour government's reform of the National Health Service", *Public Health Policy*, Vol. 22, No. 4, 2001, pp. 403 – 414.

新加坡建国初期同英国一样为居民提供免费医疗卫生服务，但是新加坡的医疗卫生体制与英国那样的福利性国家不同，也与美国那样的市场化国家不一样，它大部分的医疗机构是从英国殖民地时期发展而来的，并且公立医院占据了总体的80%左右，因此医疗服务质量差、效率低、医护人员积极性不高等问题开始显现出来，同时医疗卫生费用不断上涨、人口老龄化越来越突出，为改变这类现状，新加坡政府对医疗卫生体制进行了改革，并于20世纪80年代颁布了《国家健康计划蓝皮书》，改革的重点在于医院间的重组以及公司化改造、整合医疗卫生资源，以此来形成医疗机构之间的良性竞争关系①。为了防止出现垄断，新加坡政府在全国医疗卫生服务体系中按照"引入竞争机制并且阻止寡头垄断"的理念组建了两家医疗集团分别是国立保健服务集团和新加坡保健服务集团，并按照集团化的模式建立了公立医疗机构，其运作、管理和分工在不同的医疗机构中也不同②。同时，新加坡政府也鼓励民间资本参与到医疗集团运营中来，其中国立大学保健集团和亚历山大私人有限公司便是较为典型的案例。

二 国内相关文献综述

（一）国内医疗卫生服务体系发展现状

我国医疗卫生服务体系可分为三级，其中一级医院主要包括社区卫生服务中心（站）、卫生室、卫生院等基层医疗卫生机构，这些医疗卫生机构的功能定位是针对常见病、多发病的基本医疗，工作重点是慢病防治和健康教育、健康促进等预防性公共卫生服务，其中部分社区卫生服务中心（站）或社区卫生服务站是由一级医院、部分二级医院和企事业医院以及社会办医院转型而来。二级医院包括城市二级医院与农村二级医院即县级医院，以常见病、多发病为主，同时保留部分特色专科诊治，更重要的是，二级医院是作为衔接社区医院和

---

① 代涛：《公立医院发展改革的国际经验与启示》，《中国医院》2011年第7期。
② 詹国彬：《新加坡公立医院体制改革及其对我国的启示》，《东南亚研究》2013年第1期。

三级医院的一个枢纽，接收社区无法解决且又不是慢病压床病人的同时也接收三级医院往回转的病人。三级医院一般是综合性大型医院，它的定位是接收疑难杂症和危急重症等二级医院无法解决的病人的诊治，以及承接等级更高、风险更大的手术，一旦病人病情稳定，便要转入二级医院或社区接受康复治疗。

1. 一级医院。一级医院被定义为直接为一定人口的社区提供预防、治疗、保健、康复服务的基层医院、卫生院。长期以来，我国医疗卫生服务体系需求侧一直面临着"看病难、看病贵"的困境，卫生费用不断攀升、医疗保障制度的建设步履维艰导致无数居民陷入"因病致贫、因病返贫"的困境之中，疾病谱和死亡谱的改变以及人民对健康需求的提高[1]，同时人口老龄化也导致连续式诊疗服务的需求增加[2]，因此国内开始积极发展社区卫生服务，以此作为城市卫生服务发展的新模式[3]，社区医院是我国三级医疗卫生服务体系的重要组成部分。

1981年，中美两国专家合作，对上海县的医疗卫生服务状况进行了研究，开创了我国对社区卫生服务研究的先河[4]，1988年，世界家庭医学院组织访问我国，前主任Dr. Rajakumar调研总结后向中国提议发展全科医学，自此，社区卫生服务开始得到了重视，有了实质性的进展[5]。1996年，全国卫生工作会议指出各地各类卫生行政部门应当高度重视社区卫生服务框架体系的建设[6]，1997年，下

[1] 王倩：《宝山区社区卫生服务发展现状及对策研究》，上海交通大学，硕士学位论文，2006年。

[2] 诸爱因、李俊伟、杜亚平：《杭州市社区卫生服务的发展现状及展望》，《中国卫生事业管理》2003年第1期。

[3] 曹宇环、时晓辉：《城市社区卫生服务发展形势》，《包头医学》2009年第1期。

[4] 杨铭鼎、J. H. 布赖恩特、P. 亨利：《中美合作在上海县进行卫生服务研究概述》，《上海第一医学院学报》1982年第1期。

[5] 鲍勇、龚幼龙：《构架21世纪全科医学人才培养模式研究》，《中国卫生经济》2000年第11期。

[6] 国家中医药管理局：《李鹏在1996年全国卫生工作会议上的讲话》，https://www.sohu.com/a/111136571_456034。

发的《中共中央、国务院关于卫生改革与发展的决定》标志着社区医疗卫生服务工作被正式列为我国未来 15 年内五项卫生改革工作之一①，全国范围内共有 12 个城市被规划为社区医疗卫生服务试点城市。两年后，基于试点城市的经验教训，卫生部等若干部委在《关于发展城市社区卫生服务的若干意见》发文中第一次公开提出了社区卫生服务（Community Health Services，CHS）"六位一体"的概念②，2002 年，为进一步加快社区卫生服务工作的发展，《关于加快发展城市社区卫生服务的意见》的出台进一步明确了应该在全国设立社区卫生服务中心（站），并将其推广到一些城市的城镇③。2006 年，中央密集出台了若干社区卫生服务相关的文件，如《城市社区卫生服务机构设置和编制标准指导意见》《关于加快发展城市社区卫生服务的意见》和《关于公立医院支援社区卫生服务工作的意见》等，并提出在基本医疗、基本医疗保障制度和基本药物等的概念下把社区卫生服务机构作为基本医疗卫生服务体系和公共卫生服务体系的网底，建立覆盖全人群的立体化服务网络，因此这一年可以看作是我国建设社区卫生服务的元年。目前各地都在推动社区医疗卫生事业的发展。

社区卫生服务的概念最先由卫生部、国家发改委等十部委公开提出。社区卫生服务是 WHO 根据全球医疗卫生情况及经济发展情况等综合分析后提出的一个预示全球卫生未来发展方向的新概念④，它是以生理—心理—社会模式将医疗的内容从简单的诊疗扩展到整个社区

---

① 中华人民共和国国家卫生健康委员会：《中共中央、国务院关于卫生改革与发展的决定》，http：//www.nhc.gov.cn/wjw/zcjd/201304/743ba60a223646cd9eb4441b6d5d29fa.shtml。

② 卫生部、国家发展改革委员会、教育部等：《关于发展城市社区卫生服务的若干意见》，《中国护理管理》2004 年第 5 期。

③ 卫生部、国务院体制改革办公室、国家发展计划委员会等：《关于加快发展城市社区卫生服务的意见》，http：//www.chinatax.gov.cn/chinatax/n810341/n810765/n812203/200206/c1208689/content.html。

④ "Equity and health sector reform in Latin America and the Caribbean from 1995 to 2005：Approaches and limitations"，Report Commissioned by the International Society for Equity in Health Chapter of the Americas，http：//www.iseqh.org/docs/HSR_ equity_ report2006_ en.pdf.

群体的健康状况①。梁万年对此的解读是，社区卫生服务必须在社区开展，并且始终以人民群众的需求为导向，它不单单是疾病的诊治，而是六位一体发展的全方位服务，同时社区卫生服务是居民在可接受的经济范围内最便捷的服务，社区卫生服务是针对患者个性化提供的有人情味的临床医学服务②。王晓燕把社区卫生服务定义为"六位一体"发展的城市基层综合服务③。陈叙等认为，社区卫生服务因不同国家的国情不同而有着不同的定义④。吴春容在综合总结对国外社区卫生服务研究的基础之上得出，社区卫生服务是以家庭医生为骨干的卫生医疗机构所提供的医疗卫生服务⑤。张从新和彭荣春认为城市社区卫生服务体系的两个重要组成部分是医院和社区卫生，发展社区卫生服务必须要坚持特色化的发展模式⑥。社区卫生服务供给是在社区内为适应人人享有健康政策并以人群的健康为目标而提供初级卫生保健（Primary Health Care，PHC）的一个过程，供给体系的参与主体是立足于社区的社区卫生服务机构。在三甲医院诊疗人次攀升、医疗服务压力逐渐增大的同时，基层医疗卫生机构的技术水平和服务质量却逐渐弱化，为此，国家进一步提出建立分级诊疗制度。分级诊疗旨在将优质的医疗资源向基层倾斜并鼓励更多的患者在基层就诊，形成基层首诊、上下转诊、急慢分诊的有序医疗格局。由此可见，分级诊疗的前提是基层首诊⑦，首诊的主要场所在社区。

---

① SHI LEIYU，DOUGLAS，A. S.，"Delivering Health Care in America：A System Approach"，Boston：Jones and Bartlet Publishers，2003，2nd edition，pp. 238－239.

② 梁万年：《社区卫生服务的概念、功能与意义》，《实用全科医学》2003 年第 1 期。

③ 王晓燕：《社区卫生服务是社会主义服务可持续发展的政策研究概述》，《中国医学伦理学》2011 年第 1 期。

④ 陈叙、程晓明：《社区卫生服务与公共卫生服务的关系》（摘编），《卫生经济研究》2005 年第 5 期。

⑤ 吴春容：《再论社区卫生服务的基本概念》，《中华全科医师杂志》2004 年第 1 期。

⑥ 张从新、彭荣春：《社区卫生服务中心管理模式探讨》，《实用全科医学》2008 年第 2 期。

⑦ 王桂霞、吕本艳、王亚辉等：《分级诊疗背景下山东、河南、四川三省农村居民基层首诊意愿调查——基于 6766 位农村居民的调查与研究》，《中国卫生事业管理》2018 年第 11 期。

在社区卫生服务供给的主体方面，国务院发展中心课题小组指出，社区卫生服务主要以商业化和市场化的提供方式为主①，各种资本均可进入医疗卫生体系，且缺乏严格的进入和退出机制，鼓励社会办医和民营机构的建立，因此，各级各类医疗卫生机构开始走向市场竞争关系。马智容运用市场失灵理论、公共产品理论和政府失灵理论等方法提出，由于我国社区医疗卫生服务发展中存在市场失灵的现象，同时社区卫生服务又具有连续性、可及性、公益性、综合性等特点，决定了政府代表社会公共利益的同时也注定是社区卫生服务的主导者②。顾昕针对政府在社区医疗卫生服务供给体系中的作用提出，应该建立一种政府购买的新型机制并以此取代过去的行政化机制，提高社区卫生机构的积极性③。田进认为，政府在社区医疗卫生服务体系发展中责任不到位，比如政府财政支持不足，对全科医生队伍的培养不够重视，对社区医疗卫生服务机构的监管不力等，因此应该强化政府领导、注重政策引导并加大政府的投入，更好地完善社区医疗卫生服务体系④。无独有偶，吕真钰也通过探索政府在社区医疗卫生服务发展中责任缺位的原因，认为政府应该加强作为宏观调控者所发挥的作用⑤。随后万玲提出了当前社区卫生服务供给体系存在着政府界限不清、管办不分的问题，所以应该不断加强政府在卫生体系中制定规章制度与规范医疗行为以及行业监管的作用，通过"有形的手"促进医疗卫生事业的发展⑥。

我国在社区医疗卫生服务供给模式上表现为政府经营多元供给模

---

① 周指明：《社区卫生服务契约研究》，科学出版社 2004 年版。

② 马智容：《城市社区卫生服务发展中的政府职能研究》，云南大学，硕士学位论文，2010 年。

③ 顾昕：《政府购买服务与社区卫生服务机构的发展》，《河北学刊》2012 年第 2 期。

④ 田进：《论强化政府在城市社区卫生服务中的责任》，《边疆经济与文化》2012 年第 10 期。

⑤ 吕真钰：《城市社区卫生服务建设中的政府责任研究》，青岛大学，硕士学位论文，2012 年。

⑥ 万玲：《城市社区卫生服务供给模式比较——基于 G 市 F 街和 L 街社区卫生服务中心的考察分析》，《长白学刊》2013 年第 3 期。

式。仇元峰和张鹭鹭等人认为，由于明显转型时期的社会特征与条块分割明显的体制特征以及在经济、文化、医疗水平上的地域性差异，决定了我国的社区医疗卫生服务供给呈现出多元化模式[1]。鲍勇也同样提出了我国的社区卫生服务主要有六种发展模式，分别是整合网络式（上海市）、医院派出式（河北省保定市）、直通式（江苏省徐州市）、互补式（陕西省西安市）、集团式（南京市雨花台区）和社康中心模式（深圳市罗湖区）[2]，它们都以医院为顶端，家庭为终端，为辖区内居民提供"六位一体"的社区医疗卫生服务。王碧华认为，目前社区卫生服务筹资机制和补偿机制不完善、全科医生队伍建设不够合理以及医疗从业人员流动性大等原因导致社区医疗卫生服务供给能力弱、双向转诊不顺畅[3]。

在基层医疗卫生服务方面，佘维维从内外部分别对影响农村基本医疗卫生服务能力的因素进行考察，发现我国农村基层医疗卫生服务存在供不应求、地区差异显著、人员队伍亟待加强建设以及医疗卫生资源配备不足且配置不均衡等一系列问题，并提出要不断提高我国农村基层医疗卫生服务能力[4]。王琛琛研究发现，目前基层医疗卫生服务能力存在服务内容落实不到位、服务管理体制不顺、经费来源保障不力、政策激励导向不明制约能力提升的问题，并通过对国内外公共卫生服务的研究，认为提高政府的重视程度、细化监督管理体制、健全和完善财政补贴机制等至关重要[5]。周颖发现，基层医疗卫生机构存在联动机制缺乏、人员激励机制不完善、宣传不

---

[1] 仇元峰、张鹭鹭、田伟、李凌、朱燕刚：《国内外社区卫生服务发展模式比较》，《中国全科医学》2006 年第 17 期。

[2] 鲍勇：《中国特色社区卫生服务模式的七大选择》，《上海城市管理职业技术学院学报》2007 年第 5 期。

[3] 王碧华：《广州社区卫生服务供给能力存在的问题及解决途径》，《中国全科医学》2006 年第 7 期。

[4] 佘维维：《农村基层医疗卫生机构服务能力提升研究》，湖南农业大学，硕士学位论文，2016 年。

[5] 王琛琛：《基层医疗卫生机构公共卫生服务能力提升研究》，华东政法大学，硕士学位论文，2017 年。

到位和政府财政投入不均衡等问题，进一步导致出现上下转诊不通畅、人才队伍薄弱、居民就医观念固化等问题[①]。郑艳对基本医疗卫生服务的概念和特点进行阐述，并以此构建了基层医疗卫生服务评价考核体系，对于更多地了解基层医疗卫生工作的实际开展情况具有极大的帮助[②]。谢晓隽和刘新桥认为，当前我国户籍制度管理模式和城乡医保制度的二元化共同导致基层医疗卫生服务整体缺乏效率与公平性，高质量的医疗卫生服务大多往城市地区倾斜，导致农村地区基层医疗卫生服务能力薄弱[③]。黄佳豪通过调查认为，城乡基本医疗支出不均衡也是医疗卫生服务公平性缺失的主要表现之一[④]。荆丽梅认为，农村基层医疗机构的人才相较于城市而言更加匮乏，医护比例也更不合理[⑤]。顾海认为，医疗资源配置的不均衡会进一步导致公平性的缺失、二元化问题突出[⑥]。王超君提出城乡医疗卫生差距明显不仅体现在供给层面，也体现在需求方的差异[⑦]。

在公共卫生服务方面，2009 年，我国开始出现"基本公共卫生服务均等化"的概念，即每位公民在享受基本公共卫生服务时，不受年龄、性别、种族、职业、经济状况等生理、社会因素的影响，都能够公平地获得与其相适应的基本公共卫生服务。徐赵平和潘荣华等学者认为，公共卫生服务属于公共产品，应当由各级政府来提供，公平地在城乡展开，以此保障人民群众能够享受到平等的基本

---

① 周颖：《分级诊疗下镇江市基层医疗卫生机构服务能力提升研究》，江苏大学，硕士学位论文，2020 年。

② 郑艳：《面向卫生综合管理信息平台应用的基层医疗卫生服务评价指标体系研究》，华中科技大学，硕士学位论文，2019 年。

③ 谢晓隽、刘新桥：《基层医疗服务模式的延伸与创新：全科医疗与远程医疗的融合》，《中国妇幼健康研究》2017 年第 S2 期。

④ 黄佳豪：《关于"医养融合"养老模式的几点思考》，《国际社会科学杂志》（中文版）2014 年第 1 期。

⑤ 荆丽梅：《我国乡镇卫生院和城市社区卫生服务机构人力资源管理现状调查》，山东大学，硕士学位论文，2008 年。

⑥ 顾海：《统筹城乡医保制度、与收入相关的医疗服务利用和健康不平等》，《社会科学辑刊》2019 年第 2 期。

⑦ 王超君：《城乡基本医疗卫生服务均等化研究》，《大众科技》2012 年第 3 期。

公共卫生服务①。胡均民认为，公共卫生服务均等化能够显著降低贫困发生率②。林立平认为，人力队伍在公共卫生服务能力与效率的提高方面起到积极的作用，人才队伍建设是提升公共卫生服务水平的关键，并且，绩效工资制度不仅能够吸引优秀的人才，能更充分调动员工工作积极性③。屈勤、郭毅等学者认为，基层卫生服务能力的提高不仅仅要关注基层人员队伍的技术水平，更要重视整体资源的投入，其中包括财政资金的投入量、人员编制的投入量、医保基金的分配比例以及其他倾斜性财政投入等④。杜薇、施若等人认为，当前我国医疗卫生资源配置不均衡，优质医疗资源大多聚集在城市地区，而农村地区地广人多，卫生资源却相对匮乏，因此乡村健康显得尤为重要⑤。申长昊认为，农村地区老年人数量的日益增多，同时伴随着老年人身体机能的日益衰弱、慢病患病率不断升高，以及农村地区老年人普遍存在的"重治疗轻预防"的观念，农村地区公共卫生服务资源的稀缺会进一步导致农村老年人公共卫生服务供给的不足⑥。

2. 二级医院。二级医院是向多个社区提供综合医疗卫生服务和承担一定教学、科研任务的地区性医院，通常来讲，县、区、市级医院都是二级以上医院。可以将二级医院分为城市二级医院（区、市级医院）与农村二级医院（县级医院）。

二级医院在我国分级诊疗体系中，作为三级医院与社区卫生服务机构之间的枢纽，起着承上启下的重要作用，也是我国医疗卫生服务体系中的重要组成部分，但是长久以来，在现有的医疗格局与卫生政

---

① 徐赵平、潘荣华：《马克思主义公平观视阈下我国公共卫生服务均等化历史发展与实施路径》，《锦州医科大学学报》（社会科学版）2019 年第 3 期。

② 胡均民：《基本公共服务均等化与精准脱贫》，《财经界》2018 年第 12 期。

③ 林立平：《公共卫生机构奖励性绩效激励问题的思考》，《中国总会计师·月刊》2019 年第 4 期。

④ 屈勤、郭毅、安钧：《让医疗和公卫齐头并进》，《中国卫生》2019 年第 5 期。

⑤ 杜薇、施若、常悦等：《乡村振兴战略背景下农村"互联网＋医疗健康"模式构建探讨》，《中国市场》2019 年第 14 期。

⑥ 申长昊：《农村社区老年人公共卫生服务供给机制研究——以河南省 R 村老年人健康管理服务项目为例》，华中师范大学，硕士学位论文，2018 年。

策下，二级医院一直面临着诸多困境，问题不断增多，难以实现自我高效发展，医疗资源被闲置，二级医院的功能无法得到有效发挥。1999 年，褚惠民发现并提出在市场经济浪潮的冲击下，年门诊量和床位使用率普遍性下降，二级医院的发展举步维艰①。2000 年，顾妙兴进一步提出当前医疗大环境对二级医院会产生不利的影响，由于固定资产投资规模总量的减少，资金会向科技开发行业转变，各级各类医疗卫生机构膨胀发展导致医疗卫生资源的严重浪费、医疗卫生资源配置不均衡，并且在医疗市场中，各类医疗机构的竞争局面并不是完全公平、公正、公开的，这些因素都会削弱二级医院的竞争力②。2001 年忙大维提出，二级医院普遍存在人才不足、技术落后、缺乏学科特色以及硬件设施陈旧、缺乏市场竞争意识等问题，这些问题通常是由于历史原因和医院所处地位所导致的③。2007 年张淳瑜、薛迪等学者以上海市二级医院为研究对象发现某区二级医院同样存在这人才流失、医疗费用上涨以及财政严重亏损等二级医院普遍性存在的一系列问题，这更能进一步体现出二级医院生存艰难的现状④。2016 年方鹏骞等学者通过分析 2015 年《中国卫生和计划生育统计年鉴》发现，在国家大力推行分级诊疗体系的背景下，二级医院虽作为三级医疗卫生体系中的一部分，但是由于政策对二级医院的关注不够，以及"发展两头，调整中间"的实践做法，因此对二级医院的投入较少，二级医院作为三级医院与社区卫生服务机构之间起着承上启下作用的一部分，却面临着三级医院功能定位模糊不清影响二级医院功能的有效落实、社区医疗机构大力发展与二级医院抢占资源以及三级医院扎

---

① 褚惠民：《一、二级医院在市场经济中生存和发展的思考》，《中华医院管理杂志》1999 年第 1 期。

② 顾妙兴：《一二级医院向"小而专、专而特"和多种所有制结构发展的探索》，《中国卫生事业管理》2000 年第 10 期。

③ 忙大维：《二级医院在医改环境下生存、发展的对策》，《中国卫生资源》2001 年第 5 期。

④ 张淳瑜、薛迪、封岩等：《上海市某区二级医院的发展状况分析》，《中国医院管理》2008 年第 12 期。

堆于城市二级医院周边、二级医院人才储备量不足等问题①。

二级医院在医疗市场中发展受限是长期存在的问题，面对发展中存在的问题，二级医院从未停止过探索发展出路的脚步。上海市作为全国经济最为发达的地区之一，医疗卫生事业同样高于社会平均水平，在面对二级医院发展受限的问题上，先试先行，率先对此做出了一系列研究。1999 年，上海市第八人民医院通过深入社区、深度研究三级医院，积极发展其缺项的专科门诊，围绕常见病、多发病开展特色专科，并尝试参与提供家庭医生服务，以此增强自身的有效竞争力。2003 年，泗水县人民医院城市二级医院开始尝试开展社区卫生服务②，具有同样做法的还有广州市白云区人民医院③。2007 年，北京市对二级医院改革进行研究，提出要构建一个功能清晰、方向明确的卫生服务提供体系，其中包括以提供基本公共卫生服务和基本医疗保健康复服务为主的基层卫生服务提供体系，以及以住院服务和重大疾病诊治等为主的医院服务提供体系。2009 年，医改不断深化，二级医院被三级医院托管后整体业务量与技术实力都得到了明显的提升④。2012 年，徐州市老年斑医院开始由传统的二级医院向具有特色的专科医院转型，与此类似的还有北京东区医院作为民营二级医院同样加入了向特色专科转型的队伍⑤，杭州市第三人民医院也建设成了以皮肤科为特色科室、内外科为主柱的专科特色综合性医院，带动了医院整体发展⑥。

3. 三级医院。三级医院指的是向几个地区提供高水平专科性医

---

① 方鹏骞、韩秋霞、谢俏丽等：《分级诊疗背景下的我国城市二级医院发展策略分析》，《中华医院管理杂志》2016 年第 7 期。

② 杨庆忠、韩曙光、黄金涛：《发挥二级医院资源优势组建流动医院加快发展社区医疗卫生》，《全科医学临床与教育》2003 年第 2 期。

③ 魏莉、梁莲泰、陈利民等：《略论社区卫生服务体系的发展与二级医院改革》，《现代医院》2005 年第 2 期。

④ 景素芬：《二级医院被三级医院托管后的变化和发展分析》，《中国医药指南》2009 年第 9 期。

⑤ 邹红梅：《创办老年特色医院为构建和谐社会效力——记发展中的北京东区医院》，《医药产业资讯》2005 年第 4 期。

⑥ 郝秀兰：《杭州品牌医院的创新发展之路——访杭州市第三人民医院院长、全国优秀院长张延样》，《中国医院》2010 年第 2 期。

疗卫生服务和执行高等教育、科研任务的区域性以上的医院，功能定位在区域医疗中最具代表性，在中国医疗卫生体系中占据着重要地位[①]。苏文认为，三级医院是医疗卫生服务的龙头，也是确保群众能够看好病的基础和关键[②]。王星认为，在居民群众中，三级医院尤其是三级综合性医院一直处于主导地位[③]。

三级医院的医疗质量是医疗卫生领域研究的热点。唐伟革等学者认为，医疗质量管理是三级医院的命脉，也是三级医院的管理主题[④]。骆达等人认为运用 TOPSIS 法、秩和比法和指标指数对医疗质量进行综合评价，对改善医院医疗质量、提升服务效率具有一定的意义[⑤]。谢冬华、叶冬仙等人也赞同运用多种评价体系有利于提高评价结果的可靠性和合理性[⑥]。对于医疗质量评价的对象，郑春玲等指出，应当围绕患者的意愿展开[⑦]。

王珊通过研究发现，我国三级医院的床位在近十年发展进程中以14%的平均速度增长，因此需要政府进行宏观调控以防止盲目扩张出现超级规模的三级医院[⑧]。郭佳凯等认为，三级医院相对于二级医院的核心竞争力主要体现在医疗设备的配置差异上[⑨]。陈宁姗认为，三

---

① 邹晓旭：《基于社会分工论的我国分级医疗服务体系构建及其策略研究》，华中科技大学，博士学位论文，2016 年。

② 苏文：《三级医院在绩效考核管理中存在的问题与对策探讨》，《中国老年保健医学》2012 年第 1 期。

③ 王星：《我国综合性三级医院核心竞争力研究》，对外经济贸易大学，硕士学位论文，2015 年。

④ 唐伟革、张家雄、杨阳等：《医疗质量管理工作实践及发展启示》，《西南国防医药》2017 年第 1 期。

⑤ 骆达、杨文秀、郑秀龙等：《公立综合性医院医疗服务质量评价研究》，《现代医院管理》2015 年第 2 期。

⑥ 谢冬华、叶冬仙、赵利等：《几种常用综合评价方法在长沙市三级医院医疗服务质量评价中的应用》，《中国卫生统计》2010 年第 4 期。

⑦ 郑春玲、李军：《医疗服务质量评价研究综述》，《大众科技》2010 年第 7 期。

⑧ 王珊：《我国大型医院床位发展成因与适宜模式研究》，北京协和医学院，博士学位论文，2015 年。

⑨ 郭佳凯、郑黎强、岳阳阳等：《中国大陆二、三级医院大型医疗设备配置与使用情况分析》，《中国临床医学影像杂志》2016 年第 2 期。

级医院的发展要建立在医疗卫生资源合理配置的基础之上[①]。而丁悦敏认为，人力资源的差异才是形成有效核心竞争力的关键[②]。在卫生人力资源方面，董惠苓认为，优化人力资源的关键在于建立有效的用人机制以及合理的培养、激励机制，确保有能力的人能够得到合理的晋升空间[③]。贺会清运用 SWOT 分析法从战略角度分析了三级医院的发展方向，提出三级医院的优势在于政策的支持以及高端卫生人才的聚集[④]。赵君同样运用了 SWOT 分析法，得到了三级医院的发展战略应当应以政策为导向、经济指标为指挥、品牌为龙头、人才为根本、控制为手段[⑤]。闫生方从医疗集团化的角度分析提出，以三级医院为中心的大型医院联合体是医院发展的必由之路[⑥]。虽然对三级医院的研究大多集中在运营管理与医疗质量管理，但是，仍有少部分研究关注从公众角度出发的医院评价。王亚冰、雷海潮等人从患者感受、质量安全、医疗费用控制以及服务效率这四个方面出发，提出了新的医院评价方法[⑦]。而且，由于医联体建设的不断发展，三级医院医疗质量的管理也不再仅仅局限于医院的医疗水平与医疗事故的控制，而开始更加重视患者角度的评价与满意度。

（二）医疗卫生服务集团化研究

医疗卫生服务集团化在城市可以体现为城市医疗联合体模式，在农村可以体现为县域医疗服务共同体模式。集团化管理是一种高效的管理模式。20 世纪 50 年代，日本部分企业以产权为纽带组建了企业集

① 陈宁姗：《医院服务体系规划研究》，华中科技大学，硕士学位论文，2012 年。

② 丁悦敏：《我国医院人力资源管理发展趋势及对策思考》，《人力资源管理》2015 年第 3 期。

③ 董惠苓：《医院人力资源管理存在问题及对策探析》，《改革与开放》2013 年第 5 期。

④ 贺会清：《SWOT 分析法在三级医院发展战略中的应用》，《公共卫生与预防医学》2015 年第 1 期。

⑤ 赵君：《X 医院战略管理研究》，大连海事大学，硕士学位论文，2016 年。

⑥ 闫生方：《以大型公立医院为中心的医疗联合体建设与创新研究》，《世界最新医学信息文摘》2016 年第 29 期。

⑦ 王亚冰、雷海潮、林金银等：《北京市三级综合医院评价研究：基于公众视角》，《中国医院》2015 年第 5 期。

团，扩大了经济规模以及市场占有率，具有明显的经济优势，为二战后日本的经济复苏甚至快速增长起到了重要的作用。后来这种集团化模式开始逐渐被各个行业领域借鉴，其中也包括医疗卫生行业。80 年代由于政府卫生政策倾向于扩大医院规模，但是由于改革开放初期，体制僵化、配套设施不完善，如编制、病房数等方面的因素约束了床位的扩张，同时政府鼓励多层次多渠道办医，因此大型医疗卫生机构开始联合中小型医院组建松散型联盟，医院集团开始应运而生，这也是"集团化"的萌芽期。到了 90 年代，不断扩张膨胀的大型医院获得了更多市场占有额和医疗卫生服务供给，同时中小型医疗卫生机构在市场上受到了挤压，开始不断萎缩，为了生存它们开始向小型专科医院转型，此时，中国开始打开国门走出世界，国际化趋势越来越明显，因此各种国际和民营医院也开始进入医疗市场，市场内竞争越来越激烈，于是部分大医院开始抱团取暖，开始组建起了半紧密或紧密型联盟，达到了"做大做强"的目的。2000 年，国务院体改办等八部委出台《关于城镇医药卫生体制改革的指导意见》文件，鼓励各类医疗机构合作、合并、共建医疗服务集团。此后，全国各地的公立医疗机构开始掀起了集团化改革的浪潮。改革开放以来，我国经历了两次影响较大的医疗卫生资源重组的潮流。第一次是 1984 年 7 月沈阳市成立全国第一个协作式医疗联合体，是医疗集团化发展的雏形。第二次是1996 年 12 月南京市鼓楼医院集团的成立，被称为是医疗集团化的开端①。当前我国大型医疗卫生机构组建医疗集团是一种不可阻挡的时代趋势，目前国内外学者对集团化的研究大多集中在公立医疗机构，可作为医疗卫生服务体系集团化供给研究的参考借鉴材料。

公立医疗集团的含义。目前学界对于医疗集团尚未有一个明确规范的定义。公立医疗集团又可被称为医院集团、医疗联盟、医疗联合体或医疗网络等。李卫平总结认为，目前医疗集团的定义不明

---

① 倪荣、刘新功、朱晨曦等：《基于集团化的社区卫生服务管理模式研究》，《中华医院管理杂志》2011 年第 8 期。

确的原因主要是因为当前公立医疗机构形成的集团化组织的所有权不明确，例如比较著名的南京鼓楼医院集团和华西医疗网络，皆是通过技术援助等形式进行联结和资源上的整合，其中，若是以资产为纽带进行联结，集团化的紧密程度更高①。对于医院集团的概念，目前此领域学者的主流观点如下：郝模认为医院集团是指三家或三家以上的医院统一管理形成的联合体②；不同于郝模的管理体制角度，陈志兴则从法人治理角度提出医院集团是由三所及以上具有法人资格的医院组成纵向从属或横向同等连锁经营的集团组织③；林枫、王海荣等学者认为医疗集团是一定的辖区范围内，一家三级综合性医院联合若干个社区卫生服务中心（站）、卫生院、专科性医院等，以技术或资产为纽带，通过技术合作、兼并、重组等形式形成的一体化多层次的医疗卫生服务集团④；邹俐爱和丘金彩等提出，医疗集团是以资产为纽带，形成松散型或者紧密型的具有一定规模的医疗机构法人联合体，且行为规范受集团章程共同约束⑤。除此之外，马天恩和丁雁提出，为适应社会需求，医院集团必须以大卫生观为指导，不应局限于医疗卫生诊治，还应当与社区卫生服务相结合，重视预防保健、计划生育、健康教育等预防卫生领域，形成以医疗为主、预防为辅的良好格局⑥。

早期的医疗集团化改革是为了适应生存的需要，后来随着医疗社会环境的急剧变化，各个医院为了生存形成了综合的联合体系⑦。吉济

---

① 孟莛：《公立医院集团化演变　从市场博弈到政策整合》，《中国卫生人才》2011年第 6 期。

② 郝模：《组建医疗集团利弊分析》，《山东卫生》2004 年第 1 期。

③ 陈志兴：《组建非营利性医院集团的原则与规范》，《中国医院管理》2001 年第 5 期。

④ 林枫、王海荣、吴宝林：《"集团化 + 法人治理"：公立医院管理体制改革的新模式》，《中国卫生事业管理》2010 年第 9 期。

⑤ 邹俐爱、丘金彩、冯丽仪等：《公立医院集团化运营模式剖析》，《现代医院》2010年第 12 期。

⑥ 马天恩、丁雁：《对城市医院集团化体制的讨论》，《中国卫生事业管理》2000 年第 10 期。

⑦ 聂有智：《广泛医疗网的形成与公立中小医院的出路》，《医院管理论坛》1993 年第 1 期。

华认为，打造医疗集团并不是最终目的，这只是增强竞争力和提高医疗服务质量的手段之一①。陈志兴和龚宇也认为这是为了适应生存和发展的一种手段，是医院为了面对复杂多变的环境所作出的举措，并因此提出了医院重组的四大模式和政策导向②。21世纪后，医院集团化快速发展。程勇对集团化管理的意义、基础和主要形式等进行了分析和讨论，并对中医类医院集团和西医类医院集团进行了对比③。彭瑞骢认为，医院通过医疗服务集团化改革或选择连锁经营的模式对于资源共享与后勤服务具有一定的帮助。纵向的医疗集团更是有益于病人的管理和医院服务体系的优化，随着城市建设和交通的便利，城市大医院的辐射作用日益明显④。李成修、尹爱田和钟东波等学者对医院集团的成因和成效进行分析，提出了医院集团的组建具有政府宏观层面、医疗机构微观层面和患者利益层面等几方面特定的原因，不仅实现了医院的规模效益，更是让成员医院和患者均受益，这是医院产权制度的重大变革⑤。季伟苹等学者对医院集团的战略发展进行了研究，并认为现代化、民族化、品牌化和集团化是中医医院获得竞争力、立足国内甚至走向世界的必然要求⑥。邝敏平和陈俊彪等学者同样关注到了医院集团组建中中医医院的发展问题，体现出了学界对传统中医发展的重视⑦。刘西秦和郭晓光等提出医院集团内部存在分配总量差距过小、分配形式单一、分配实践不完善等一系列的问题，并提出了相应的改革措施，建议深化激励机制改革，构建良好的内部治理结构⑧。李成修

---

① 吉济华：《医院连锁经营的起源与形式》，《中华医院管理杂志》1998年第8期。
② 陈志兴、龚宇：《医院重组的基本模式和政策导向》，《中国医院管理》2000年第1期。
③ 程勇：《试论医院集团化管理》，《中华医院管理杂志》2000年第6期。
④ 彭瑞骢：《改革的过程回顾与急需解决的问题》，《国外医学》（医院管理分册）2002年第1期。
⑤ 李成修、尹爱田、钟东波等：《医院集团的成因与成效分析》，《中国医院》2004年第9期。
⑥ 季伟苹：《对上海的中医医院发展战略思考》，《上海中医药杂志》2003年第10期。
⑦ 邝敏平、陈俊彪：《中医医院走集团化发展之路的探讨》，《中医药管理杂志》2004年第4期。
⑧ 刘西秦、郭晓光、郑晖：《中国卫生经济学会中标课题医院集团专题（三）分配激励：医院集团发展的助推器》，《医院领导决策参考》2004年第2期。

和钟东波等学者发现在组建医院集团过程中存在不少垄断和发展方向问题、规模不经济问题、"拉郎配"与"跟风"问题，并进一步指出医院集团运行过程中存在管理体制、法律地位和其他配套政策不协调等问题，以及人员、财产和土地等处置问题、内部运行与管理机制问题、医院文化冲突问题等①。与此同时刘翔等学者也认为，在医院集团的治理进程中强有力的监督机制必不可少②。顾虎和郭志坚等学者提出，医疗卫生服务市场"看病难、看病贵"的问题根源在于医疗卫生服务的社会公平性差、医疗卫生资源配置效率低等原因，因此组建医疗集团应当同时兼顾公平与效率两者之间的平衡③。李建华学者认为，医院发展的基本战略环境决定了特色医院集团化发展的战略选择，其中医疗、服务、管理和品牌是实施特色集团化战略最重要的四个因素④。杨怀路强调科学发展战略是医疗集团的必然选择，并从科学发展的战略角度对医疗集团进行分析，提出发展好医院集团需要做好三个方面的工作：一是从发展规模转向发展特色；二是从被动服务转向主动服务、全员服务、全面服务和全员营销；三是坚持以人为本、引入和完善人才竞争与激励机制⑤。尽管医院集团发展成果显著，但是仍存在较大的现实问题。顾昕学者针对医疗集团化和医保体制改革的较早地区——江苏省镇江市进行研究提出，在现有行政审批背景下，法人治理结构能否发挥效用是实践的一大考验之一⑥。孟莛提出，早先组建医院集团是为了适应市场竞争，而如今，医疗市场开始降重心向公共卫生服务转变，这意味着

① 李成修、钟东波、尹爱田等：《医院集团组建与发展中存在的问题与建议》，《中国医院》2004 年第 9 期。

② 刘翔、朱士俊、李信春：《我国远程医疗发展现状、难点和对策分析》，《中国医院》2004 年第 6 期。

③ 顾虎、郭志坚：《兼顾公平和效率——区域性医疗集团在我国医改中的作用》，《中国卫生产业》2005 年第 8 期。

④ 李建华：《医疗行业分析与特色医院集团化发展战略》，《中国医院管理》2005 年第 2 期。

⑤ 杨怀路：《医疗集团的科学发展战略》，《管理现代化》2006 年第 3 期。

⑥ 顾昕：《镇江：艰难的集团化之路》，《中国医院院长》2011 年第 Z1 期。

医院集团将面临政策整合[①]。

随着经济社会的大规模转变、城市化进程的加速、全球人口老龄化程度的加深以及各种慢性病的持续增多，居民对连续性医疗卫生服务的需求也越来越高。发展医疗卫生服务集团化能有效提高我国公共卫生服务的水平。从实际来看，居民对基层医疗卫生机构的需求量最高，有研究表明，基层医疗卫生机构理应承担总量 80% 的日常诊疗服务以及综合性大型医院承担 20% 的高端技术和疑难杂症[②]，然而现实却是，基层医疗卫生机构只拥有了 20% 的医疗卫生资源而综合性大型医院占据着 80% 的医疗资源，资源分布的极不均衡是导致"看病难、看病贵"的关键原因，因此医疗卫生服务集团化改革是解决当前医疗卫生服务体系供需矛盾的有效手段，一方面可以有效削弱大医院的虹吸效应，另一方面有利于优质医疗卫生资源的下沉，提高基层医疗卫生机构的诊治水平，真正实现将病人留在基层。

医疗卫生服务集团化按照联合形式可以分为横向联合和纵向联合。纵向联合是指医疗卫生机构作为成员单位并入医疗集团。在纵向联合中，根据联合形态即联合的紧密程度，又可分为紧密型、半紧密型、松散型。紧密型医疗卫生服务集团主要以产权为纽带，集团核心医院通过直接举办、购买、兼并等多种形式对成员单位的资产和所有权进行重组，建立一个独立的集团法人，重新梳理集团内部治理结构，对所有成员单位的人、财、物等资源进行统一调配，实行集团一体化管理。此时，整个医疗集团形成一个利益共同体，核心医院可以通过下转缓解床位紧张的压力，成员单位也获得大医院在技术、资源和人力上的支持，有利于提高自身的技术水平，同时可通过基层首诊改善医疗卫生服务体系中供需不平衡的局面，医

---

① 孟莶：《公立医院集团化演变从市场博弈到政策整合》，《中国卫生人才》2011 年第 6 期。

② 姜凤鸣：《上海市医疗服务需求有效下沉机制研究》，上海交通大学，硕士学位论文，2008 年。

院先进的管理理念也能持续促进社区卫生服务在各方面的改进①。半紧密型医疗卫生服务集团以经营权为纽带，集团核心医院与技术、硬件薄弱的成员单位签订委托代理合约，由核心医院对成员医院进行完全的运营管理。集团内各成员单位的财产归属权不变，由核心医院依托自身先进的经营理念和医疗技术带动成员单位更好的发展。国内半紧密型医疗卫生服务集团比较典型的模式有两种：一是医院托管模式，即在不改变被托管医疗机构产权归属的前提下，将被托管医院的"所有权"和"经营权"分离，由医疗集团派出特定的管理部门，对被托管医院的日常情况、事务决策等进行管理，制定统一的管理标准和行为规范以及考核制度。托管模式比如青岛大学医学院松山医院联合体、上海仁济医疗集团等。二是连锁经营模式，主要以民营医疗集团为主，比如爱尔眼科集团、三九药业集团等。松散型是指核心医院以技术为纽带，通过合同或协议等文件约束集团内成员单位的行为规范，对其进行相应的管理，各成员单位不涉及资产和人员上的变更。易利华指出，松散型联结只是医疗服务的共建共享②。松散型医疗卫生服务集团的主要内容是技术协作，集团组织较为容易实现，但是由于并未形成利益共同体，集团难以实现长期可持续发展。横向联合的医疗卫生服务集团的实践比较少见，它主要指的是功能相同、提供相似服务的社区卫生机构之间的协作，并将它们组成一个新的集团，进行统一的管理，横向联合的医疗卫生服务集团主要指的是医疗卫生机构之间的联合。

　　成立医疗集团的目的是实现核心医院和成员单位之间的共赢，但是由于松散型医疗卫生服务集团是以技术协作为纽带，下级的社区医疗服务机构需要核心医院的专家和患者资源，然而当核心医院的患者量未达到饱和状态或溢出效应时，上级医院仍需要更多的患

---

① 石红凤：《唐山市加强医院集团内社区卫生服务中心内涵建设的实践与思考》，《中国全科医学》2011 年第 10 期。

② 易利华：《四种模式的探索之路》，《中国卫生》2017 年第 4 期。

者资源，与此同时，当上级医院的病床数足够康复病人接受治疗时，亦不会将患者下转至下级医院。无论是医院还是社区卫生服务机构，都存在逐利性①，在医师多点执业的政策尚未完全落实的前提下，上级医院的专家资源并不会真正地与下级医疗机构共享，即使是在半紧密模式中，上下级医疗机构没有形成利益共同体，被派到托管医院的技术力量也是会大打折扣的，基层医疗卫生水平难以真正提高。因此，上下级医疗机构之间存在利益冲突，松散型协作无法达成真正的合作②。与其相比，以产权为纽带形成的紧密型集团更符合互利共赢的初衷。在紧密型完全一体化的医疗卫生服务集团中，核心医院对下级医疗机构的"人、财、物"进行统一的管理，形成利益共同体。例如，集团内核定编制总量，实行统一招聘、统一培训、统一调配和统一使用，有效解决了基层医疗卫生机构人才招聘的困境，实现人员使用"一盘棋"；集团内部设立财务管理中心，对财政预算、审计监督等统一管理，实现财务管理"一本账"。紧密型医疗集团不会因为争夺病源而产生利益冲突，相反地，医疗卫生服务机构可以通过"基层首诊、分级诊疗"的推行缓解核心医院的诊疗压力，核心医院亦可以通过"上下转诊"缓解病床紧张的压力，使各级医疗卫生机构都明确自身的定位，在正确的轨道上前进，形成良好的就医格局。紧密型医疗集团中，核心医院长期派优质专家到下级医疗机构坐诊，品牌效应有利于增加当地居民对辖区内的社区卫生服务机构水平的信任。此外，集团内所有的检查结果互认共享，居民诊疗过程更便捷。因此，业界和学界普遍赞同，紧密型的联结方式更优于松散型的联结方式③。

王碧艳和徐明江在文中提出法人治理结构和章程是医疗集团存

---

① 张曙霞：《松散"医联体"困境》，http://finance.sina.com.cn/manage/mroll/2016-01-12/docifxnkkuy7969117.shtml。

② 孔辉、罗力、刘芳、陈雯、赵丹丹、王晓栋、高解春：《医院托管个案评价研究：成员医院市场份额的变化》，《中国医院管理》2009年第10期。

③ 王晓栋、陈雯、罗力、刘芳、孔辉、赵丹丹、高解春：《医院托管个案评价研究：成员医院业务发展的变化》，《中国医院管理》2009年第10期。

在的基础，但是目前很多医疗集团并不具备总体法人地位，在组织架构层面由于没有理顺核心医院和成员单位之间的关系会出现权责利分配不明的现象，导致集团内部决策难以统一或是执行决策效率低下，而在治理章程方面，又缺乏统一的激励奖惩和约束制度，成员单位往往从自身利益出发，难以形成协同发展的局面[①]。甚至很多综合性大型医院把医疗集团当作是自身跑马圈地的工具，出现上转容易下转难的现象。2010 年，卫生部、国家发改委等五部委联合发布《关于公立医院改革试点的指导意见》文件，提出要明确政府的办医主体地位，科学界定所有者和管理者责权[②]。这也为医疗集团法人治理提供了政策基础，有利于促进公立医院法人化的落实。因此紧密型医疗集团必须构建法人治理结构，推动组织成为利益责任共同体。

在一个医疗集团中多个法人向法人一体化转变是紧密型医疗集团的一项改革成效。但是，如何防范垄断优势地位下的低效率，也是一个值得关注的议题。社区卫生公共服务的出资人是政府，政府代表人民办医，因而社区卫生公共服务集团具有公法人的属性。由于长期以来受行政化思维的影响和我国公立医院的优势地位等因素，目前我国成立的社区卫生服务集团多是由政府包办的，以公立医疗资源为主而组成的，而成员单位并无自主权。而在人口规模较小、医疗卫生资源较为匮乏的地方，往往因为缺少竞争出现"一家独大"的现象。因此，为防止绝对垄断以及垄断所带来的低效率和低质量，一个辖区内最好成立两家及以上实力可以抗衡的医疗集团，随后，学界发出了引入"市场机制""去行政化"的呼声。与此同时，在积极推进社区医疗集团法人治理结构建设的同时，也应当促进"政事分开、管办分离、所有权与管理权分开"的实现，进

---

① 王碧艳、徐明江：《国内医疗集团建设的实践与思考》，《中国农村卫生事业管理》2018 年第 11 期。

② 卫生部、中央编办、国家发展改革委等：《关于公立医院改革试点的指导意见》，http：//www.gov.cn/ztzl/ygzt/content_ 1661148.htm。

而提高医疗服务质量和效率。

三　前期相关研究述评

国外学者研究了国外医疗机构集团化的历史动因和制度基础，对于理性认识和借鉴集团化及医疗卫生服务集团化供给的发展模式意义重大。但国外医疗卫生主体间合作是在医疗市场产权明晰、制度完善基础之上的自然整合，这意味着国外医疗卫生主体的整合模式在我国的运用要根据相应的制度环境与相关的社会经济条件进行比较与取舍。另外，当前我国医疗卫生服务主体整合的相关研究主要聚焦于医院间的联合及医院与基层医疗卫生服务机构的纵向整合，尽管国内许多学者认为联合体或医院集团有助于我国医疗服务业的发展，并在大医院连锁及医疗卫生服务联合体实践上有许多尝试，但诸多研究仍停留于业务关联，从产权与契约关系以及公共服务链的枢纽建构探索方面深入不够，因而仍然难以找到医疗卫生服务向基层下沉的良方，而本书对医疗卫生服务集团化供给进行的深入探索，所涉及的不仅仅是业务上的横向规范化，也涉及产（股）权、契约关系与龙头医院作为枢纽组织的公共服务的二次分工，从这个视角研究一定程度上既有助于打破实践僵局，也能将相关理论引向纵深。

基层医疗卫生服务是整个医疗卫生服务体系不可或缺的一部分，承担着辖区内所有居民的基本公共卫生服务，根据实际情况，居民对基层医疗卫生服务的需求最高，对大医院的高端服务的需求最少，医疗服务需求呈"正三角"形，然而事实却是医疗卫生资源大多集中在城市大医院，而基层医疗卫生机构医疗资源最少、病患最多，并且仍然在不断地向上流失。医疗资源和需求供给之间的矛盾正是导致"看病难、看病贵"的主要原因，长期以往，将导致城市大型单体医院不合理的持续扩张膨胀，以及基层医疗卫生机构的持续萎缩。

因此，建立集团化模式下的基层医疗卫生服务机构与综合性大医院之间的双向转诊制度，是解决供需矛盾的一种手段。医疗卫生服务集团有利于阻止城市大型医院不合理的规模扩大和医疗资源聚集，同时通过上级医院的帮扶带动，能推动基层医疗卫生机构的快速发展，重新构建医疗卫生服务体系和重新配置医疗卫生资源有利于基层医疗卫生机构在能力、规模、水平上的全面提升，构建新型的医疗秩序。合理的双向转诊和上下分诊制度以及严格有效的执行有利于形成"小病在社区、大病进医院、康复回社区"的合理格局。

在医疗卫生服务集团中又分为横向联结和纵向联合，其中纵向联合是目前实践的主流。根据紧密程度又可分为松散型、半紧密型和紧密型。松散型以技术协作为纽带，虽构建容易，但由于没有完善的约束机制，上级优质的医疗资源难以下沉，同时基层医疗卫生水平也难以真正提高，容易流于形式，相较而言，紧密型医疗集团的模式更有利于缓解供需矛盾，同时统一法人治理可以避免因权责利分配不明带来的问题，此外，为防止垄断和官僚主义，应在医疗卫生服务体系中引入市场竞争机制。

同时，建立医疗卫生服务集团化体系可以有效地提高基本医疗服务的可及性。基本医疗服务的可及性可以从供给侧维度分为场地可及性、人员可及性、设备可及性和药品可及性四个方面，从需求侧维度可体现为支付可及性[1]。场地不仅包括各级各类医院，还包括乡镇卫生院、社区卫生服务中心（站）等基层医疗卫生服务机构。场地可及性不仅指的是场地的数量以及它的完善程度，还有医疗卫生机构在地理位置上的分布。由于医疗集团是一个利益共同体，基层医疗卫生机构可以得到上级医院的指导从而提高自身机构整体的医疗诊治技术水平，居民在家门口的乡镇卫生院或是社区卫生服务中心（站）等基层医疗卫生机构就能得到一些常见病、多发病的诊治，在地理上具有优势。其次，基层医疗卫生机构可与上级医院打造远程协作、远程

---

① 邱越：《基本医疗服务可及性的影响因素与提升路径》，浙江大学，博士学位论文，2017 年。

会诊等合作模式，可以让社区居民在基层医疗卫生机构就有机会得到大医院的诊治方案。因此，医疗集团有利于提高基本医疗服务的场地可及性。在人员可及性中，可以通过卫计人员的数量、卫计人员的专业、卫计人员的学历水平这三个维度来衡量。组建医疗卫生服务集团能有效均衡集团内资源的配置，包括人力资源配置。在集团内通过统一招聘、统一培训、统一使用的模式可以为基层医疗卫生机构储备人才，在"质"和"量"上均能得到提升，早前基层医疗卫生机构常常出现由于专业分布的不均衡，无法展开某一项诊治或是无人使用某一医疗器械的窘境，以及无法招聘到高学历、高职称的人才，这些问题在组建医疗集团后均能在一定程度上得到改善。设备可及性是随着现代医学的发展而变得越来越突出的一项指标，这是因为，现代医学的化验、诊断和治疗都不得不依赖于医疗设备，许多医疗设备耗资巨大、操作复杂，很多医疗单位均达不到配备的标准或是无法发挥其效用，从而也影响了居民就诊的意愿。而在紧密型医疗集团中，打通了辅助科室的障碍，基层医疗卫生机构的检查结果与上级医院互通互享，基层医疗单位的医技人员也能在学习中提高操作水平，同时也能增强居民对基层医疗卫生服务机构的信任，从多方面提高了设备可及性。而在药品可及性方面，影响甚微，这是因为，实施的基本药物制度对部分药物认定不够充分，因此，部分基本药物的使用会受到限制，尤其是基层医疗卫生机构，更是被"一刀切"。但是医疗集团的诞生对提高药品可及性并不是毫无作用，比如针对慢性病患者而言，可以在集团内的基层医疗机构有处方权的医师处拿到药物，对患者而言是一项便利之处。当供给侧四个维度的可及性都得到满足时，可以看作是解决了"看病难"的问题，而"看病贵"的问题则需要从需求侧的支付可及性方面来缓解。组建医疗集团能提高支付可及性这是毫无疑问的。支付可及性可以从两个方面来体现：一是患者通过劳动所得增加收入或是借贷等方式提高了自己的支付水平；二是政府加大了财政补助或是通过医疗保险降低了患者所需要支付的部分。患者个人的收入所得无力左右，但是，组建医疗集团的过程中，政府对各级各类的医疗单位的财政补助有所增加。此外，医保报销比例对基层有所倾斜，即患者在基层医疗卫生机构相较于大医院有更高的报销比例，这在一定程度上提高了支付可及性。

综上所述，总结国内外学者对医疗卫生服务集团化管理的研究，可以发现国外学者对医疗卫生服务体系集团化的研究更早、更深入、涉及的方面更加广泛。我国的医疗卫生服务体系处于不断探索和发展的阶段，虽然目前已取得不少成就，但是，与国外具有优势的医疗卫生服务体系相比仍显不足。因此，在医疗市场和政策法规都不够完善的情况下，我们仍然需要虚心借鉴国外研究中的优势部分，但是借鉴不是搬运，要基于我国的国情，因地制宜，扬长避短，选择与中国国情与社会经济发展水平相适应的医疗模式。医疗集团的形式虽然来源于企业集团，但是医院和企业的性质不同，因此需结合我国国情，通过对国内外的医疗卫生服务以及公立医院集团化的深入研究和总结有利于医疗卫生服务集团化的推进，并且医疗卫生服务集团化管理顺应新医改的形势，与其要求和精神高度一致，因此医疗卫生服务集团化管理的研究具有理论和实际意义。

第三节　研究的途径与方法

一　研究的途径

本书按预期研究计划进行，项目的核心内容是新医改和健康中国战略双重背景下的医疗卫生服务集团化供给改革研究，围绕如何改善医疗卫生服务供给水平这一议题将政府、医疗卫生集团、集团内各级医疗卫生服务机构、民众作为研究客体并将它们之间的相互关系作为研究对象，旨在寻找最佳关系结构和治理模式，提升医疗卫生服务供给效率。

本书的宏观研究思路为：理论预设与演绎论证—实证分析与归纳论证—问题梳理与逻辑建构—经验借鉴与对策研究。首先，通过相关文献和政策文件研究确立问题，并根据文献归纳和背景分析进行目标预设，从理论高度对区域医疗卫生服务集团化供给作为一种新型的独立体系存在的客观性和价值进行演绎论证，阐明其相对传统模式的绩效和资源配置的借鉴和推广意义，并建立一套理论框架。其次，在全国范围进行实证案例调研，全面摸清当前我国医疗卫生服务供给的实证类型与发展现状，针对传统模式和集团化模式进行案例比较，论证改革的必要性，概括其发展逻辑。通过剖析不同实践类型的治理结构与体制、关联性环节、嵌入性变量及其发生等差异性因素和绩效评估，归纳论证最佳关系结构和治理模式。系统性梳理医疗集团化供给的问题与困境，全面理清其逻辑机理与实现机制。最后，批判性比较借鉴国内外先进经验与理论，围绕医疗卫生集团化供给的关系结构与治理体系的优化路径进行探讨，提出发展对策。

二 研究的方法

（一）文献研究法

本书通过 CNKI、万方、Pubmed 以及 Web of science 等国内外数据库检索与梳理与"医疗卫生服务供给""集团化""基层医疗卫生"和"医疗集团"等关键词相关的国内外学者过往的期刊、书籍、研究报告、学术论文以及政府网站等信息平台发布的全国性或地方性的关于医疗卫生服务整合以及医疗集团相关的政策法规等文献资料，其中包括《中华医院管理杂志》《中国卫生事业管理》《中国卫生经济》《中华全科医学杂志》等多类医学权威期刊，华中科技大学、浙江大学、上海交通大学等高校多篇优秀博士学位论文以及中共中央国务院、卫生部等多部委出台的政策文件，在整理、归纳、分析的基础上，总结出国内外医疗卫生服务供给的发展现状、医疗集团的起源、发展历程等相关研究以及医疗卫生服务集团化的概念、含义、研究热点、类型并对应用实践以及典型案例等方面进行梳理总结，结合实际情况，总结国外医疗卫生服务集团化的实践经验对中国发展的启示，并以此作为医疗卫生服务集团化管理研究的理论依据。通过文献分析和总结，可以明确所研究课题当前的热门研究方向和发展趋势，既有研究所存在的局限性与不足，同时更能明确自身课题研究将要开展的方向和重点，找到属于自己的突破点和创新点，从而找到富有逻辑的研究思路并建立合理的研究框架。

（二）比较分析法

比较分析法是对物与物或人与人之间的相似性或相异性进行比较分析和判断的一种研究方法。关于医疗卫生服务供给和集团化改革方面，不同国家的治理模式以及改革措施都有着自身的特点，其中包括一些共有的优势和一些独有的特点。西方国家的实践经验相比较于我国更加成熟，因此，通过比较分析，可以总结出医疗卫生服务集团化发展的内在机理和规律性特征，并为我国医疗卫生服务集团化的发展提供参考意见。同时，由于不同国家的政治、文化、经济、社会等方面的水平不同，人民的医疗卫生的需求不同，鉴于国情的差异，我们更需要去积极探索适合我们国家的医疗卫生服务集团化发展模式。因此，本书侧重于探讨全国范围内具有代表性的地区的实践经验和做法，对不同的模式进行比较分析，能够为医疗卫生服务集团化如何建设成适应卫生事业发展的管理组织而提供有价值的参考经验。

（三）案例分析法

充分借鉴官方考核（政府文件）、社会影响（权威媒体）、业内评价和现有学术研究成果，精心挑选在做法、类型和成效等方面具有代表性的改革案例，经过前期大量的摸排和联络，综合考虑区域位置、经济实力、集团化形式、纵向整合深度、区域集团数量、紧密程度、合作模式、管理模式、集团法人变更、法人治理模式、政府职能转变等十多个维度，从 18 个省（直辖市）共推荐了 35 个典型案例。经专家专题研讨，结合前期的联络沟通情况，最终确定了深圳罗湖、福建三明、安徽天长、浙江吴兴、海南三亚、青海西宁、山西盐湖、陕西宁强、浙江德清、广西上林、江西丰城、湖北咸宁、山东文登、内蒙古扎鲁特 14 个地区作为实证研究对象。其中浙江德清、广西上林、江西丰城、湖北咸宁为重点研究对象。14 个地区的集团化形式可以概括为经典和新型两个系列，共 6 个类别，基本囊括目前国内所有实践类型。经典的集团化形式包括：医联体、县域医共体和城市医疗集团，新型的集团化形式包括：城市医共体、市域医联体和跨区域医共体。医联体样本地区有湖北咸宁、山东文登和内蒙古扎鲁特三个，其中湖北咸宁为基于托管模式的半紧密型集团化案例，山东文登和内蒙古扎鲁特为基于技术协作的松散型集团化案例。县域医共体又可以依据"共"的程度和方式分为行政主导型和兼顾市场型两个亚类。行政主导型对应的样本地区为安徽天长、浙江德清、广西丰城和陕西宁强，兼顾市场型对应的样本地区为福建三明、广西上林和山西盐湖。新型集团化供给形式包括：城市医共体、市域医联体和跨区域医共体，对应的样本地区分别为浙江湖州、海南三亚和青海西宁。

（四）问卷与访谈

一是基于国家层面和省级层面的宏观性数据资料获取。本书通过国家卫生健康委（原国家卫生计生委）、国家医疗保障局（2018 年 3 月成立）和国家统计局等官方网站，对近 20 年的相关政策文件进行了系统梳理，并对近 10 年的相关统计数据进行了汇总分析，主要资料和数据来源有《国务院深化医药卫生体制改革领导小组简报》（第 1—132 期）、《我国卫生和计划生育事业发展统计公报》（2010—2017 年）、《我国卫生健康事业发展统计公报》（2018—2019 年）、《中国卫生统计年鉴》（2010—2019 年），2010—2020 年《全国医疗服务情况》、《全国医疗卫生机构数》、《全国二级以上公立医院病人费用情况》，《全国基本医疗保障事业发展统计公报》（2018—2019 年）、《医疗保险和生育保险主要指标》（2018、2020 年各季度）、《基本医疗保险跨省异地就医直接结算公共服务信息发布》（2018、2020 年）等。此外，项目组还对所有省（直辖市、自治区），以及近百个地级市进行了相关数据和资料的搜集，共计整理相关信息和数据材料 50 余万字。

二是基于市县区和医疗集团的案例性数据资料获取。实证案例研究又分为两个阶段。第一阶段针对的是深圳罗湖、福建三明、安徽天长、

40

浙江吴兴、海南三亚、青海西宁、山西盐湖、陕西宁强、山东文登和内蒙古扎鲁特10个地区。根据质性研究需要，采用实地参观考察和关键人物访谈相结合的方式进行调研，重点调研集团化改革过程、改革成效、改革经验、特色做法，并搜集相关文件和制度，共计开展访谈36场次（含集体访谈），整理录音时长27小时，收集相关资料1253页。第二阶段针对的是浙江德清、广西上林、江西丰城、湖北咸宁四个地区，根据量化研究需要，除实地参观考察和关键人物访谈外，还召集政府、集团、医疗机构和病人等利益相关方进行现场座谈，听取卫健委（局）和医疗集团相关负责人专题介绍。一方面，围绕近三年相关县域数据指标和集团数据指标进行广泛搜集；另一方面，采用随机抽样的方式，针对普通居民、牵头医院医护人员、基层医护人员三个群体分别设计问卷进行调查。共计召开座谈会（汇报会）6场，访谈调研26场，整理录音时长23小时，收集相关资料766页，整理四个地方近三年大量的医保、医疗等数据。此外，组织志愿者采用随机抽样的方式，针对普通居民、牵头医院医护人员、基层医护人员三个群体分别开展现场问卷调查，共计收回完整问卷4650份，经审核校对后，有效问卷4601份，有效率为98.95%。其中普通居民问卷共计收回2835份，有效问卷2793份，有效率为98.52%；县级机构医护人员问卷共计收回1143份，有效问卷1139份，有效率为99.65%；基层机构医护人员问卷共计收回672份，有效问卷669份，有效率为99.55%。

第四节　研究的框架与创新

一　研究的框架

（一）总体框架

本书围绕如何改善医疗卫生服务供给水平这一议题将政府、医疗卫生服务集团、基层医疗机构、医院作为研究的客体并将它们之间的相互关系作为研究对象，旨在理顺关系，实现有效治理。形成的总体框架如图1-2所示：

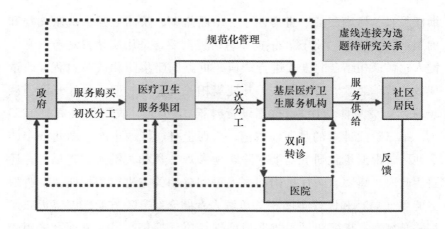

图 1-2　本书研究框架

资料来源：笔者自制。

（二）研究内容

根据上述研究框架本书确立了以下四个方面的研究内容：

1. 医疗卫生服务集团、基层医疗卫生服务机构及医院之间业务与产权的关系。在这个结构中集团对基层医疗卫生服务机构的财务、业务与人事的规范化管理形成了横向整合，这与基层医疗卫生服务机构与医院的双向转诊关联所形成的垂直整合形成交叉关系，这三重关系又同时夹杂着基层医疗卫生服务机构分别与集团及医院的产权或委托管理关系，但这三者间并未形成稳定的成熟结构，需要在实践中进一步研究。

2. 医疗卫生服务集团、基层医疗卫生服务机构及政府之间的责任传递结构。这三者关系主要体现在服务购买的实现过程中。这个过程以集团为枢纽形成了公共服务购买与供给的二次分工，并形成了长线责任与短线责任，但也形成了集团模糊的"半官僚化"特征，使得其在公益性医疗市场定位困难，也使得这三者的关系结构与发展趋势需进一步研究。

3. 医疗卫生服务集团、基层医疗卫生服务机构、政府之间的评价关系结构。评价是政府医疗卫生服务购买实现过程的重要环节，在这个环节中，政府是购买方，区域居民是服务受众，集团与基层医疗卫生服务机构是评价对象。作为枢纽性组织的集团既是评价的主体也是评价的对象，是整个评价结构的主导与核心。服务评价的主体、对象与受众形成了合理的评价结构也是本书的重要内容。

4. 实现政府卫生服务购买及医疗卫生服务集团化传递的改进途径与对策。医疗卫生服务集团化不只是对原基层医疗卫生服务机构按行政管理或市场股份制要求设置一个整合或管理机构，而是要通过集团化推进医疗卫生服务主体的"管""办"分离，形成规模优势，提高服务质量，从而改变医疗资源分布的不均衡状态。而且还要通过进一步改革处理集团化以后医疗与基层医疗卫生服务机构更为复杂的"双向转诊"关系，并克服集团化政府购买医疗卫生服务竞争性的弱化，其应对对策需要进一步研究。

（三）研究重点

1. 理顺医疗卫生服务集团、基层医疗卫生服务机构、医院之间的业务产权或委托管理关系；2. 塑造医疗卫生服务集团、基层医疗卫生服务机构、政府间的责任传递结构；3. 研究建构龙头医院为枢纽的二次分工的公共卫生服务链框架。

（四）研究难点

一是技术评价基准的构建。公共卫生服务质量评价要通过居民需求调查、满意度调查、公共服务规划、政府、集团、服务站（中心）内部管理优化、沟通与透明、绩效问责制等方式体现出来，这是评测的难点。

二是比较研究中的田野调查。本书要对集团与非集团化医疗卫生公共服务质量比较进行田野调查，这将对本书的研究质量产生决定性影响，因田野比较参与人员多、历时长、场景复杂，其质量控制难度较大。

（五）主要目标

一是研究建构"紧密型联合体"与"松散型"联合体的嵌入框架，形成"管理型"联合体与"契约型"联合体的合作基准；

二是研究建构垄断型组织的评估框架及替代基准与方案；

三是研究建构二次分工的公共卫生服务链框架。

（六）研究思路

本书通过文献理解医疗卫生服务整合与传递的国内外做法、基本经验以及相关的研究，在这些研究与实践之上再梳理国内的典型案例，形成理论预设，再通过实证调研，对预设进行验证。

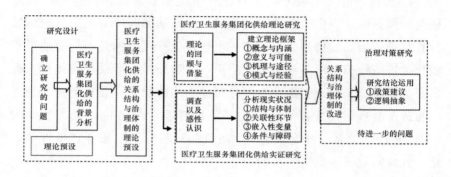

图1-3 选题研究思路

资料来源：笔者自制。

根据图1-3，研究可分为以下几个步骤：

第一，通过相关文献和政策文件研究确立问题，并根据文献归纳和背景分析进行目标预设；

第二，从理论高度论证医疗卫生服务集团化供给作为一种新型的独立体系存在的客观性和价值，阐明其相对其他医疗卫生服务供给类型的绩效和资源配置的借鉴和推广意义；

第三，通过案例比较医疗卫生服务传统供给与集团化供给的治理结构与体制，论证集团化供给替代传统供给的必要性与意义；

第四，通过案例分析当前医疗卫生服务集团化治理的结构与体制、关联性环节、嵌入性变量及其发生、发展的条件与障碍；

第五，批判性比较借鉴国内外先进经验与理论探索当前医疗卫生服务集团化供给的有效途径与对策以期形成更加合理、科学的治理结构与体制，并抽象出其发生、发展的内在逻辑。

二 研究的创新

（一）研究视角的创新

宏观上，当前我国医疗卫生服务集团化的相关研究总体表现为"三多三少"的特征：（1）区域内个案分析多，跨区域关联性研究少；（2）单一模式或维度的定向分析较多，多模式多维度的综合性、关联性研究少；（3）基于管理学或经济学的医疗卫生事业管理研究视角多，基于政治学的关系结构与治理研究视角少。本书从政治学视角，针对医疗卫生服务集团化供给的关系结构与治理体系，进行多区域取样、多模式对比、多维度探讨、关联性分析和综合性研究，系统全面地掌握集团化供给改革的发展现状、障碍、绩效和趋势，进而推论出最佳关系结构和治理机制，并提出优化策略。微观上，在阶段性研究成果中以结构洞视角为切入点，系统分析区域性医疗集团法人治理的结构悖论，提出医疗集团可以依托信息获取优势，控制收益和互惠，但也导致了利益分化、委托代理失效和集团利益垄断，并提出效率和效能是优化结构洞的两大准则，这不失为一种微观视角创新。

（二）研究内容的创新

医疗卫生服务集团化供给的治理结构主要按其联络的程度来划分并且呈现出不同的治理效果。当前我国医疗卫生整合按联结方向、联结程度、联结内容和区域跨度分为四个大类，近二十个小类。整合的牵涉面广泛，涉及不同利益、不同资源、不同文化、不同主体和不同部门，阻碍因素众多。要完成集团化供给的治理结构优化，不仅需要从内部理顺管理体制、运作机制和治理体系，还需要从外部理清行政、市场和社群三大机制的作用关系，更需要对集团化供给形式进行分类归纳，并针对不同的实践类型进行绩效评价。本书构建了实证类型分类标准、理论预设与归纳论证体系和绩效评价模型等先进研究工具对最佳关系结构和治理模式进行了分析论证。上述理念和方法兼具规范研究与实证研究之所长，可以大大提升现有研究的综合性、体系性、科学性和应用性。

（三）研究方法的创新

本书综合运用政治学、管理学、经济学、社会学等学科理论，采用理论演绎、模型构建、实证研究和统计分析相结合的方法。通过理论演绎寻找政府、集团、医疗机构、民众的关系嵌入模式，再根据本书所构建的理论框架和范式，选取案例对各种实践类型的关系结构与治理模式进行综合分析和归纳论证。

实证类型分类标准根据不同实践类型在集团化形式、纵向整合深度、区域集团数量、紧密程度、合作模式、管理模式和法人治理模式等方面的区别进行多层分类。按集团化类型可以分为城市医疗集团、县域医共体、跨区域专科联盟和远程医疗协作网。按纵向整合深度可以分为四级纵向整合（市—村），三级纵向整合（县—村）和非实质性整合。按区域内医疗集团数量可以分为区域内一家独大的绝对垄断型和区域内两家以上的兼顾市场型。按紧密程度可以分为紧密型、半紧密型和松散型。按合作模式可以分为直管型、托管型和协作型。按管理模式可以分为完全一体化、不完全一体化和非一体化。按法人治理模式可以分为管委会模式、理事会模式、托管制模式和内部治理模式。

理论预设体系以需求侧的问题为导向，基于供给侧的结构和过程两大维度，从 33 个关系结构视角，提出 32 个理论假设。进而将 32 条理论假设的频次和方向进行统计和比对，最终归纳为 10 条假设。绩效评价模型以医疗卫生服务质量评价领域最为经典的"结构—过程—结果"模型为基础，融供给侧与需求侧于一体，评价指标包括三大维度（结构维度、过程维度和结果维度），6 个一级指标（治理结构、资源结构、就医结构、协作过程、服务过程、就医过程），19 个二级指标和若干个三级指标。个案研究关注 14 个样本地区结构、过程、结果维度的治理审查，比较分析挑选 4 个典型地区进行综合对比，采用理论预设与归纳论证相结合的形式，将评价效果与实践类型的差异性因素进行相关性研究，最终推论得出集团化供给的最佳关系结构与治理模式。

第二章 区域医疗卫生服务集团化变革的背景与动力

第一节 区域医疗卫生集团化变革背景

一 区域医疗卫生服务供给的现状

(一) 国际供给现状

整体而言，国外发达国家的医疗卫生服务供给体制相差不大，但其发展程度各不相同，一直处于不断的变革之中。由于各国国情、政策以及医疗水平发展状况的不同，不同国家形成了独特的医疗卫生服务供给方式，在管理模式、组织形式、服务提供者和融资方式等方面具有自己的特点。

在经营运作方式上，英国属于计划性的卫生服务体制，由政府主导经营。而美国由私人经营管理，以市场机制为主。英国和美国的卫生服务机制存在一定的极端性，也因此存在一定的弊端。以确保公平性为主的计划体制易导致医疗卫生资源过度浪费、供给效率低下；而以引入竞争性为主的市场体制易导致市场的无序发展。而德国、澳大利亚等国家，在运行机制上采用了政府计划经营、市场参与管理的调节机制，在一定程度上降低了弊端。以患者需求为导向，自主选择就医，以提高全科医生的服务质量。医疗卫生服务在发达国家发展较好，多元有效的竞争机制既满足了公众的需求，又相对降低了医疗成本，提高了效率。

筹资机制上，发达国家的筹资渠道主要是政府拨款和社会医疗保险。国家主导经营的英国，实行全民免费医疗制度，政府财政拨款和税收是最基础、最主要的资金来源，社会保险和个人支付占一小部分费用。[①] 但美国的卫生经费实行多元化的筹资，其三大筹资机制主要为国家预算拨款、健康保险（包括社会保险和商业保险）和自费。[②] 美国卫生经费主要来自联邦政府和州政府的专项基金，通过管理项目分配的形式下拨，其余部分来自各种健康保险。可见，完善并健全社会医疗保险体系是各个国家医疗卫生服务筹资的重要渠道。

表 2 - 1　　　　　发达国家医疗卫生服务供给模式比较

项目	英国模式	美国模式	澳大利亚模式	德国模式
管理模式	政府主导型	市场主导型	政府计划经营市场参与管理	政府主导市场参与
组织形式	国家计划管理	市场机制调控为主	国家计划市场化运作	国家计划市场化运作
供给主体	全科医生	家庭医生专科医生	私人开业医生	全科医生专业医生
供给内容	医疗、预防、保健、康复、计划生育指导	家庭保健、治疗简单疾病、转诊复杂疾病	门诊医疗、传染病预防、妇幼保健	预防保健、康复护理、健康教育
服务调控者	国家	保险机构	国家保险机构	国家保险机构
筹资方式	政府财政预算	政府财政预算商业保险	政府财政预算社会健康保险	政府财政预算社会健康保险

资料来源：根据网络资源及其文献整理。

　　国外区域医疗卫生服务供给体制中，社区首诊制、分级诊疗制及

---

① 金生国、卢祖洵：《国外社区卫生服务》，人民卫生出版社 2001 年版。
② 侯进：《芬兰社区卫生服务模式的特点与思考》，《中国初级卫生保健》2014 年第 4 期。

双向转诊制模式及应用成熟，这极大提高了医疗卫生资源利用率。全科医生首诊制度应用最好、管理最严格的国家是英国。在美国和英国的医疗卫生服务供给体制中，居民就医时，首先去找开业医生（全科医生或家庭医生），如需上转或住院则由开业医生确定后转诊。德国建立起严格的转诊体系，全科医生帮助患者联系专科医生进行会诊和转诊，作为病人的代理人协助制定诊疗方案。同时，德国将社区医疗卫生服务的项目归入报销范围，使社区医疗卫生服务成为居民的首要就医选择。

（二）国内医疗卫生服务供给现状

1. 国内医疗卫生服务发展现状。医疗卫生服务直接关系人民健康。基于我国社会现状，我国探索并建立了具有中国特色的医药卫生体制，逐步完善现代医院管理、分级诊疗、全民医保、综合监管、药品供应保障五项基本医疗卫生制度，初步构建以人为本、以健康为中心的整合型医疗卫生服务体系，医疗卫生服务的可及性、质量、效率和满意度持续提高。[①]

医疗卫生服务事业取得长足发展。一是资源总量不断增加。截至 2018 年底，我国卫生人员总数已达 1230 万余人，医疗机构数量近 100 万所，卫生总费用 57998.3 亿元。二是资源结构日渐优化。资源逐步下沉，基层卫生稳步发展，我国已基本形成 15 分钟健康服务圈，90% 居民 15 分钟内可以到达最近的医疗点；多元社会资本涌入市场，2018 年，全国民营机构数共计 20977 个，其中综合医院 12144 个，专科医院 6155 个。三是服务质效协同提升。2018 年全国医院平均住院日为 9.3 天，三级医院平均住院日已实现 5 年连续下降，医疗服务效率逐年提高；同时，医疗质量水平明显上升，2018 年我国住院患者总死亡率为 0.44%，自 2013 年以来，已下降并稳定在较低水平。[②] 四是重点人群健康优化，完善

---

① 马晓伟：《不断提升人民群众健康获得感》，《中国保健营养》2019 年第 6 期。

② 国家卫生健康委员会：《2018 年国家医疗服务与质量安全报告》，北京科学技术文献出版社 2019 年版。

政策制度和服务链条，致力于建设覆盖全人群、全生命周期的卫生服务。五是健康保障体系完善。基本医疗保险全覆盖基本实现，2018年，我国基本医疗保险参保人数已经超过13亿，参保覆盖率稳定在95%以上①。深化医保管理体系改革，开展试点积极探索多种付费方式结合的支付方式；利用医保基金杠杆作用完善药品保障体系，2017年，我国通过医保目录药品谈判，准入36种药品，平均降价44%。

2. 国内医疗卫生服务供给情况。本节根据2013—2019年《中国卫生健康统计年鉴》中2012—2018年卫生资源有关数据，围绕卫生系统评价4E（经济、效率、效果、公平）主题，遵循SMART原则筛选具体指标，从投入、产出、全国总体效率等十个维度（详见表2-2）宏观总结我国医疗卫生服务供给情况。

（1）经济。医疗卫生投入水平较为合理，与经济发展水平相适应，为医疗卫生服务供给侧改革的推进提供资源存量与增量。国际上通常用广义的政府卫生支出占卫生总费用的比重来衡量一国政府对医疗卫生事业的投入力度和重视程度。2018年，我国政府卫生支出达到16399.13亿元，在2013年的基础上增加了72.23%。政府卫生支出占财政比重由6.83%上升为7.56%。此外，在政府支持、鼓励与引导下，社会资本活力提高，2018年社会卫生支出较2013年绝对增长量达14416.99亿元。2013—2018年，卫生费用增长率始终保持在12%以上，卫生资源增量供给趋于稳定。

在经济产出中，虽然筹资结构趋于优化、卫生费用占GDP比重持续增加，但仍高于居民可负担水平，个人患者直接支付部分所占的比例高于20%，居民疾病财务风险的分担水平较低。国内医疗卫生服务供给的经济效益并不显著，但作为一项发展型社会政策，该政策作用应更多体现在其社会效益上。

---

① 王晓迪、LouisYen、郭清等：《不同国家与地区老年健康服务模式的研究及对中国内地的启示》，《中国全科医学》2018年第10期。

表 2 - 2 我国医疗卫生服务供给情况描述框架

评价主题		经济		效率		效果		公平	
评价维度	投入	政府投入	全国总体效率	技术效率	健康水平	新生儿死亡率、孕产妇死亡率	健康公平	城镇重点人群健康水平
		非政府投入		配置效率		人均预期寿命		农村重点人群健康水平
	产出	卫生总费用构成	各级机构效率	医院效率	经济负担	医院病人医药费用	筹资公平	卫生资源分配
		卫生总费用GDP占比		基层机构效率		基层医疗卫生机构病人医药费用		
		人均卫生费用与居民可负担水平	医疗资源贯通	分级诊疗	能力提升	县域就诊率		居民医疗保健支出

资料来源：笔者自制。

（2）效率。我国卫生系统具有资源总量大、人力资源培育周期长、卫生技术水平提升时间长等特点，政策导向作用在早期尚不明显。全国总体效率与各级机构效率未见明显变化，符合历年来变化趋势。我国整体医疗资源供给不足、分层不合理、分布纵向和横向与人口分布不相符，基层医疗卫生服务机构优质资源匮乏、服务能力薄弱，基层医疗服务能力尚不能满足群众日益激增的预防、治疗和康复、护理等服务需求。[①] 国内前期的医疗卫生服务供给改革在引导患者合理有序就医，构建符合现阶段卫生系统现状的就医秩序上发挥了巨大作用。基层医疗机构总诊疗人次占比 2018 年出现首次提升，较2017 年同比增长 2.40%，患者分流初见成效。

---

① 郝庆美：《新医改形势下的医联体建设探讨》，《中国卫生产业》2019 年第 1 期。

表 2 - 3 　　　　　　　　我国医疗卫生服务供给经济维度描述

年份	投入									产出		
	政府卫生支出（亿元）	政府卫生支出占财政比重（%）	社会卫生支出（亿元）	个人卫生支出（亿元）	卫生总费用（亿元）	政府卫生支出占比（%）	社会卫生支出占比（%）	个人卫生支出占比（%）	卫生总费用GDP占比（%）	人均卫生费用（元）	人均卫生费用定基增长率（%）	人均GDP定基增长率（%）
2013	9521.81	6.83	11393.79	10729.34	31668.95	30.10	36.00	33.90	5.32	2327.40	—	—
2014	10590.23	6.97	13437.75	11295.41	35312.40	29.96	38.05	31.99	5.48	10.93	8.52	7.99
2015	12533.28	7.09	16506.71	12164.65	40974.64	30.45	40.29	29.97	5.95	28.07	4.99	15.00
2016	13910.31	7.41	19096.68	13337.90	46344.88	30.00	41.21	28.78	6.23	44.01	5.58	23.93
2017	15205.87	7.48	22258.81	15133.60	52598.28	28.91	42.32	28.77	6.36	62.58	14.48	37.38
2018	16399.13	7.56	25810.78	16911.99	59121.91	27.74	43.66	28.61	6.57	82.05	27.70	51.10

数据来源：《中国卫生和计划生育统计年鉴》《我国卫生健康事业发展统计公报》。

表 2 - 4 　　　　　　　　我国医疗卫生服务供给效率维度描述

年份	全国总体效率				各级机构效率				分级诊疗		
	配置效率			技术效率	医院		基层医疗卫生机构				
	医疗卫生机构病床使用率（%）	医师日均负担诊疗人次（人次）	医师日均负担住院床日（床日）	医疗卫生机构平均住院日（日）	病床使用率（%）	平均住院日（日）	病床使用率（%）	平均住院日（日）	总诊疗人次（亿人次）	基层诊疗人次占比（%）	医院诊疗次数占比（%）
2013	82.40	7.30	2.60	8.85	89.00	9.80	61.90	6.16	73.14	59.12	43.05
2014	81.60	7.50	2.60	8.86	88.00	9.60	59.70	6.50	76.02	57.41	42.03
2015	85.40	7.30	2.60	8.90	85.40	9.60	59.10	6.60	76.99	56.40	41.23
2016	85.30	7.30	2.60	8.75	85.30	9.40	59.70	6.66	79.32	55.06	40.06
2017	85.00	7.10	2.60	8.60	85.00	9.30	60.30	6.53	81.83	53.03	39.09
2018	78.80	7.00	2.60	8.70	78.80	9.30	58.40	6.70	83.08	54.12	37.49

数据来源：《中国卫生和计划生育统计年鉴》《我国卫生健康事业发展统计公报》。

（3）效果。孕产妇死亡率、婴儿死亡率、人均预期寿命三大国际衡量地区健康水平指标不断向好，国民健康水平持续提高，这是包括医疗卫生服务供给综合改革的成果。在居民经济负担维度中，各类机构居民诊疗费用均逐年增加。2018年，社区卫生服务中心（站）的次均门诊费用按可比价格增长率最高，达10.8%。同年，医院与乡镇卫生院门诊费增长率均出现较大增长。国内医疗卫生服务供给仍需进一步健全保障机制，发挥医保核心导向作用，减缓居民经济负担，满足人民群众的健康需求。

表 2 - 5　　　　　　我国医疗卫生服务供给效果维度描述

| 年份 | 健康水平 | | | 经济负担 | | | | | | 能力提升 |
| | 生命统计指标 | | | 医院 | | 社区卫生服务中心（站） | | 乡镇卫生院 | | |
	孕产妇死亡率（1/10万）	婴儿死亡率（‰）	人均预期寿命（岁）	次均门诊费用按可比价格上涨率（%）	人均住院费用按可比价格上涨率（%）	次均门诊费用按可比价格上涨率（%）	人均住院费用按可比价格上涨率（%）	次均门诊费用按可比价格上涨率（%）	人均住院费用按可比价格上涨率（%）	县域就诊率（%）
2013	6.30	9.50	75.80	4.50	3.90	-0.30	0.10	4.40	8.30	<80.00
2014	5.90	8.90	75.30	4.50	3.20	4.60	4.10	5.90	7.00	<80.00
2015	5.40	8.10	76.34	4.90	4.10	4.40	3.30	4.20	6.10	<80.00
2016	4.90	7.50	76.50	2.90	2.00	7.60	2.00	2.80	6.60	80.40
2017	4.48	6.77	76.70	4.50	1.70	7.40	4.80	4.50	4.50	82.50
2018	3.90	6.10	77.00	4.50	2.40	10.80	2.30	5.30	4.60	85.00

数据来源：《中国卫生和计划生育统计年鉴》《我国卫生健康事业发展统计公报》。

（4）公平。城乡居民孕产妇死亡率、婴儿死亡率、5岁以下儿童死亡率，自2013年以来逐年降低，城镇与农村重点人群健康水平仍存在较大差距。随着各城市医疗卫生服务供给改革进入新阶段，老年病专科联盟、妇幼医疗服务共同体、康复医联体等新模式层出不穷，提升政策一般性对象与特殊性对象健康水平。

城乡医疗卫生筹资公平水平尚未最优。一是城乡医疗卫生资源分布不均。2018年末，我国城镇化率达59.28%，但城乡每万人口床位数与每万人口卫生技术人员数比值为87∶45.6与109∶46。城市医疗卫生资源总量大于农村医疗卫生资源总量，与城镇化水平不匹配。国内医疗卫生服务供给在城乡资源公平分配上正逐步转好。二是城乡居民医疗保健支出存在较大差距，我国尚处于社会主义初级阶段，存在不平衡、不充分的发展，城乡医疗保健支出差距是政府宏观再分配的结果。此外，据国家卫生健康委员会发布数据显示，2018年全国县域就诊率达85%，已基本实现"大病不出门，小病不出乡"，科学合理的分级诊疗秩序正在形成。

表2-6　　　　　　　我国医疗卫生服务供给公平维度描述

年份	健康公平						筹资公平					
	城镇重点人群健康水平			农村重点人群健康水平			城乡资源分配				居民医疗保健支出	
							床位		卫生技术人员			
	孕产妇死亡率(1/10万)	婴儿死亡率(‰)	5岁以下儿童死亡率(‰)	孕产妇死亡率(1/10万)	婴儿死亡率(‰)	5岁以下儿童死亡率(‰)	城市每万人医疗机构床位数(张)	农村每万人医疗机构床位数(张)	每万人拥有城市卫生技术人员数(人)	每万人拥有农村卫生技术人员数(人)	城镇居民医疗保健支出(元/人)	农村居民医疗保健支出(元/人)
2013	22.40	5.20	6.00	23.60	11.30	14.50	73.60	33.50	92.00	36.00	1136.00	668.00
2014	20.50	4.80	5.90	22.20	10.70	14.20	78.37	35.40	97.00	38.00	1306.00	754.00
2015	1.80	4.70	5.80	20.20	9.60	12.90	82.70	37.10	102.00	39.00	1443.00	846.00
2016	19.50	4.20	5.20	20.00	9.00	12.40	84.13	39.09	108.00	40.00	1631.00	929.00
2017	16.60	4.15	4.84	21.10	7.94	10.94	87.54	41.87	109.00	43.00	1777.00	1059.00
2018	15.50	3.60	4.40	19.90	7.30	10.20	87.00	45.60	109.00	46.00	2046.00	1240.00

数据来源：《中国卫生和计划生育统计年鉴》《我国卫生健康事业发展统计公报》。

（三）国内外供给现状简述

总体而言，我国区域医疗卫生服务在分级诊疗、防止市场失灵和提高人民健康水平等方面有新的成就与进展。但相比国外而言，国内的医疗卫生服务存在公共卫生体系不完善、产权关系不明晰、供需不平衡、居民认可度与满意度低等问题。国外的社区首诊制度和分级诊疗制度已相对完善，并成熟发展，而我国医疗卫生服务未全面健全建立"小病在社区，大病到医院，康复回社区"的卫生服务格局。我国医疗卫生服务供给模式不断发展和演变，鲍勇①（2007）提出七种模式：四级网格模式（整合网络式）、三级网络模式（医院派出式）、资源互补网络模式（互补式）、家庭病床网络模式（直通式）、信息网络模式（信息式）、医疗卫生服务集团模式（集团模式）、乡镇一体化模式（一体式）。倪荣②（2010）提出，基于横向联合的医疗卫生服务集团化管理是医疗卫生服务可持续发展的重要创新机制，有助于实现医疗卫生服务均等化目标，提高供给效率，平衡供需。

目前，国外医疗卫生服务机构集团化形式多样，如医院集团（multi-hospital systems）、医院联盟（hospital alliance）、医院合作（hospital collaboration）、横向合并（horizontal integration）与纵向合并（vertical integration）等。而国内关于医疗卫生服务集团化的探索与实践相对较少，基于"倒金字塔"的医疗格局及"看病难，看病贵"等问题，中国本土化的医疗卫生服务集团化供给成为新的研究与发展方向。我国医疗卫生服务是具有公益性的服务，国内医疗卫生服务主要由公立医疗机构提供，公立医疗机构承担着常见病和多发病的诊疗、基本公共卫生服务、计划生育技术服务、健康管理、危急重症病人的初步现场急救和转诊等功能任务，服务供给需要行政部门、个人、家庭、企业、非营利组织、社会团体等的广泛参与。以往研究发

---

① 鲍勇：《中国特色社区卫生服务模式的七大选择》，《上海城市管理职业技术学院学报》2007 年第 5 期。

② 倪荣：《基于集团化模式的社区卫生服务机构管理机制探索——以杭州市拱墅区为例》，《卫生经济研究》2010 年第 3 期。

现，参与医疗卫生服务提供的主体数量、行政部门、医保部门、疾控中心、社区医疗卫生服务机构、医疗用户对自身利益的关注程度和偏好程度、房屋建筑面积、床位设置、设备配置、公共设施等基础设施、药品、器械等物品的供给、科室设置、筹资方式、医保报销方式、服务费用支付方式、补偿机制、医、技、护、工、管数量及其人才结构（学历）等都将对医疗卫生服务的供给产生影响。《"十三五"卫生与健康规划》①提出，到 2020 年，基本建立覆盖城乡居民的基本医疗卫生制度，实现人人享有基本医疗卫生服务，转变健康服务模式，保持适度生育水平，建立更加成熟和标准化的制度体系，不断完善健康服务体系，显著提高疾病预防和控制的有效性。因此，不断探索与完善医疗卫生服务供给模式是供给体制的必然趋势，具有重要意义。

二　区域医疗卫生服务供给的悖论

（一）利益偏好悖论

在区域医疗卫生服务中，涉及主体众多，既有卫生行政部门、医保部门等以政府为代表的监管部门，又有大型医院、专科医院、基层医疗卫生服务机构、疾控中心等为代表的医疗服务直接供给机构，还有药品、医疗器械供给等相关企业以及医疗用户、社会媒体等利益相关方。经济学家、诺贝尔奖获得者阿罗（Arrow）曾经对医疗服务不同于一般商品市场的特点进行了以下论述②：医疗服务作为一个市场或商品，供需双方存在着严重的信息不对称；医疗服务的技术垄断和不完全竞争特点弱化了市场机制的作用；医疗服务是商品还是人类基本人权，这个问题尚未在理论上得到根本解决。

由于医疗行业信息不对称的特点，使得医疗卫生服务供给中的利

---

①　国务院：《"十三五"卫生与健康规划》，https：//fwsh. jhun. edu. cn/4e/2f/c2134a85551/page. htm。

②　Arrow K. J. , "Uncertainy and the Welfare Economics of Medical Care", *American Economy Review*, 1963, Vol. 53, pp. 941 - 967.

益偏好、利益博弈也愈加明显。在中国,各级政府的卫生行政部门是医疗卫生服务机构的主管部门。卫生行政部门负责医疗卫生服务机构业务的组织、指导、监督和管理。卫生行政部门以《城市社区卫生服务机构设置原则》《全国医院工作条例》《医疗事故处理条例》及《医疗卫生服务机构管理条例》等直接监管或间接监管手段对医疗卫生服务供给机构进行监管。[①] 我们可以很明显地看到政府机构在医疗卫生服务供给中的利益偏好——以最低成本实现最大社会效益。而作为医疗卫生服务机构,其核心利益是指顾客从医疗服务中得到的利益转化成的最大经济利益,以利润最大化为导向谋求自身最大的发展空间。作为顾客——医疗卫生服务的消费者、最终享受者而言,他们的利益需求则为以最低的费用享受最好的服务,对治疗效果、检查结果、诊断结果有最佳的感知。在这个过程中,顾客会根据自身的健康状况及其发展变化来评价政府部门监管的可靠性以及医疗卫生服务机构的好坏并形成愿意为之支付费用的预期。

表 2 - 7 各主体的利益偏好

相关主体	属性	利益偏好
政府机构	监管部门	以最低成本实现最大社会效益
医疗卫生服务机构	服务提供者	实现最大经济效益,谋求最大发展空间
公众	服务消费者	以最低费用享受最优质的服务

资料来源:笔者自制。

显而易见,在整个供给链条中,政府部门、医疗卫生服务机构、居民对利益的关注点是有很大差别的,这些差别将会反映到供给行为中去,就此形成供给的利益偏好悖论。我们将这些利益悖论定义为形式利益悖论、实质利益悖论。形式利益悖论,指的是在形式医疗卫生

[①] 夏冕:《利益集团博弈与我国医疗卫生制度变迁研究》,华中科技大学,博士学位论文,2010 年。

服务医疗供给的过程中，比如对医疗卫生机构的医院环境卫生、医院设施舒适、医疗设备先进、医院药品齐全、医护人员形象、服务态度、技术水平等非核心医疗的利益关注差异，顾客对此类供给有较高期待，政府属于鼓励、引导非核心关注，医疗卫生服务机构也视之非核心支出部分。这就造成了供给质量、投入偏差。

实质利益悖论，指的是服务收费偏差。出于生存权利和健康权利是一种人道主义的基本需求，政府对医疗物价必然有所管控，不能任由市场调节，甚至对基本医疗会采取强制手段干预市场物价，以此保障公民的基本医疗需求。当然，在这个过程中，政府部门也对医疗卫生服务机构进行了一定的财政补偿或政策福利。补偿或福利能否完全弥补医疗卫生服务机构的损失则是有待商榷的。也就是说，在医疗卫生服务供给收费上，医疗卫生服务机构并不是完全自主的。对于医疗用户作为服务的主要付费者而言，对医疗的期待和付费额度的支付由于医疗信息的不对称、理性经济人的自身利益追求，总是很难取得平衡。医疗卫生服务机构的公益性和为了自身生存和发展的商业性以及社区居民的利益诉求，如何从理念上认识、从治理上协调三者之间的矛盾，俨然值得探究。

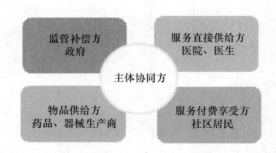

图 2 - 1　供给利益偏好悖论

资料来源：笔者自制。

（二）主体协同悖论

医疗卫生服务供给的主体协同主要是指四方的协同：监管补偿

方——政府，服务直接供给方——医院、医生，物品供给方——药品、器械生产商，服务付费享受方——社区居民。服务直接供给方、物品供给方都要受监管补偿方——政府的管制，物品供给方的产品还要触及医生、医院等服务直接供给方。

成功的主体协同要满足链条上所有主体的诉求，同时要求为供给方创造价值，同时也要能为付费方提供物美价廉的服务。但医疗卫生服务健康行业本身是专业度非常高，管理相对复杂的行业，如何进行协同合作，如何避免管理边界模糊，如何进行利益分配均将影响主体协同的效果，这之中最为明显的就是主体协同的管理悖论。

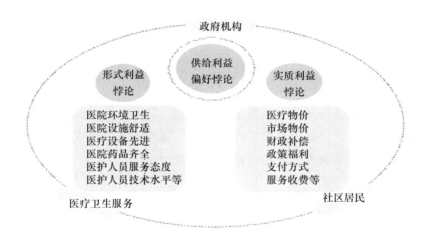

图 2 - 2　医疗卫生服务的各主体协同方

资料来源：笔者自制。

目前，我国医疗卫生服务关系是一种服务合同关系，其服务过程中形成的社会关系受民法的约束。这也就意味着医疗卫生服务的主体协同供给并无规范性文件。在我国，医疗卫生服务一般是以基层卫生行政部门监管，医疗卫生服务机构自我管理，第三方监督相结合的方式进行管理的。由于医疗卫生服务供给是一个由多主体、多环节共同构成的复杂系统，各主体间的地位应该是平等的，而在现实中医疗卫生服务的供给主体之间的地位是不平等的。大型医疗卫生服务机构、政府部门的话语权是高于其他利益主体的。而医疗卫生服务行业既是服务业，又是政府提供的准公共物品。

由于政府部门、居民和医疗卫生服务提供者之间存在较大的信息不对称，这导致政府行政部门难以很好地管理医疗卫生服务机构，甚至其制定的行业标准是具有很大滞后性的。这也就形成了医疗卫生服务主体协同的供给悖论：一方面，市场要求多主体协同参与供给行为；另一方面，医疗卫生服务行业不能完全市场化。医疗卫生服务市场的特殊性，决定了不可能以市场机制解决全部问题。医疗卫生服务的改革就是要探索如何将市场机制与非市场机制社会公共事务结合起来，既包括医疗卫生服务的支付方式、补偿方式，也包括如何实现多元主体的供给悖论。

主体协同中另一点悖论就是医护人员身份双重性：医护人员既是医疗卫生服务行业的专家顾问，又是医疗卫生服务的直接提供者，双重角色决定了身份转化利益诉求上的矛盾，带来监管方和被监管方的利益交叉。因此，处理好医生在医疗卫生服务链条中形成的种种关系是解决医疗卫生服务主体协同悖论的重要关注点。

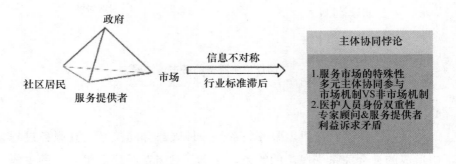

图 2-3　主体协同悖论成因与内容

资料来源：笔者自制。

（三）流程衔接悖论

医疗卫生服务供给过程包括服务投入、服务生产、服务供给三环节，在这三个环节中，涉及众多环节的流程衔接，比如核心医疗卫生服务的衔接：临床就诊、检查结果、诊断结果的衔接，非核心环节的衔接：医疗付费、医疗诊断。

医疗卫生服务流程衔接指医疗卫生服务供给在运行流程、事务管理上的衔接。供给业务流程衔接是指医疗卫生服务集团供给中的业务、职能、组织、制度四者之间的关系。业务流程的设计事关治理结构的顶层设计，也包括各主体运行责任的界定。在业务、职能、组织、制度之间实现多主体、多环节的紧密衔接。目前，医疗卫生服务业务流程和医疗卫生服务的治理制度设计上存在断层。一方面，目前我国医疗卫生服务多主体共同参与模式缺乏制度设计；另一方面，各主体的行为准则、规章制度也尚未规范、细化，各主体激励、相互监督制度设计也不够完善。现行的医疗卫生服务供给流程存在诸多问题和弊端，比如多主体分工不够明确又或者分工太过详细造成流程复杂、主体间职能交叉、医疗资源浪费，或者岗位设置不合理造成操作复杂、供给低效。

最为明显的是，随着计算机技术、互联网技术的发展，OA系统、CIS系统、HMIS系统的出现，使得医疗流程再造，而支付宝付款、微信付款、预存款、刷卡机付款等支付方式的出现也大大变革了医疗卫生服务的收费方式。这些也会给医疗卫生服务的供给带来极大的挑战，比如与传统的现金收费相比，新的支付手段使得款项非实时到账，需要依托银行系统进行结算，款项滞后一两天才能入医疗卫生服务机构的账户，在对账流程上的衔接作用将凸显，若对账不及时，发现收入与入账资金时间不符时，可能会因时间长远而难以查找原因和挽回损失。

医疗卫生服务供给中主要包括两方面的流程衔接需求：一方面是核心医疗卫生服务的流程衔接需求，另一方面是期望医疗卫生服务的流程衔接需求。具体表现为医疗卫生服务的时间流程衔接和生理感知衔接。

时间流程衔接指的是医疗用户为了获取医疗卫生服务而必须处于等待状态所耗费的时间，包括挂号、交费、取药的窗口等待时间，门诊等待时间，检查化验等待时间，治疗等待时间，住院天数等。生理感知衔接是指医用户在获取医疗卫生服务过程中生理上的主观感知，包括对服务人员态度、服务项目、医疗卫生服务环境、服务质量方面的主观感知。

由于参与主体数量众多，加之医疗资源紧张，医疗卫生服务业务流程衔接存在时间成本和效益成本的悖论，资源成本和生理耗损的悖论。但值得一提的是，医疗卫生服务的流程悖论之间是可以据顾客的需求实现转化的。比如货币成本与时间成本可以相互转换，顾客可以选择付出更多的货币来缩短医疗卫生服务的等待时间或减少医疗卫生服务可能造成的生理损耗。同时不同的医疗用户对各种成本的感知是不相同的。

（四）风险管控悖论

在风险管控上，医疗卫生服务的供给也存在悖论，目前医疗卫生服务管控风险主要有财务管控悖论、信息管控悖论、责任管控悖论。

财务管控悖论：财务管控主要包括对挂号费用、门诊费用、检查化验费用、治疗费用、药物费用、住院费用等货币的管控上。医疗卫生服务的财务管控悖论主要体现在会计委派制上。目前，公立医院的财务主管一般采取独立委派制。委派的财务主管究竟是监管督察者还是决策管理者？

财务管理的重要性在很大程度上首先是通过财务主管的产生机制和承担职能来体现的。财务主管委派制是近年来为强化监督、防止腐败滋生而产生的。但是，在不同的机构，财务主管扮演的角色有所差异，承担的职责也不尽相同。他们大体上可分为监管督察型和决策管理型。前者由行政部门统一调度、任命、管理和考核，其工资奖金全部由总部统一发放，后者则接受国家行政部门以及医疗卫生服务机构的双重管理与考核奖罚。这两种制度各具特色，前者监督职责单一，身份独立，监督到位，独立性强，弊端是由于委派的财务主管主要肩负监督职能，容易产生监管和被监管的天然对抗，现实中此类被委派的财务主管流动性强，对医疗卫生服务机构归属程度低，所了解的信息可能是片面的，且很可能逐渐被孤立，这都不利于监督职能的最终实现。后者集监督、决策与管理于一身，寓监督于管理之中，制度效率高，但同样也存在弊端，双重领导可能会出现领导交叉，且在利益驱使下，极易滋生腐败。医疗卫生服务的财务管控风险悖论由此产生。

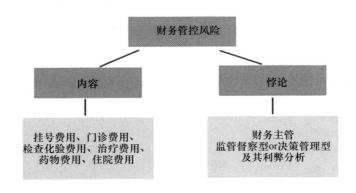

图2-4　财务管控风险内容及悖论

资料来源：笔者自制。

　　信息管控悖论：大数据时代到来，医疗卫生服务信息化趋势不可逆转。其信息管控悖论主要体现在以下方面：（1）信息管理部门尚未能及时建立信息安全管理制度来确保信息安全，未建立保密、安全培训、工作日志记录等制度来保证信息数据安全。（2）多数信息管理系统工作人员未签订保密协议，在工作人员流动的情况下，医疗卫生服务机构的信息数据有可能存在外泄的风险。（3）数据膨胀风险：随着人们日益增长的医疗卫生服务需求以及日益发展的信息化技术，医疗卫生服务数据库的信息容量不断膨胀，数据量大，数据种类繁多，使得机构需要巨大的储存空间和强有力的数据安全保障。如果医疗卫生服务机构未对信息系统设备数量以及容量进行长远规划，仅考虑满足当下日常运转的需要，现有设备很快将无法应对日益扩张的数据风险。（4）各供给主体之间信息闭塞，"信息孤岛"现象明显。医疗卫生服务应用软件系统设计存在缺陷。软件系统与卫生口、社保卡没有完全对接。如当地社保部门要求医院上传住院病人的主管医生编码和姓名，方可结算医疗卫生服务费用。机构若没有这些对应项目，将造成后续住院病人结算出现问题。

责任管控悖论：任何机构的运行离不开对医疗卫生服务责任的界定。主要体现在以下方面：（1）在医疗卫生服务建设中缺乏对责任界定的重视，对医疗责任、岗位责任的重要性和紧迫性认识还不够，责任认定理念、方法研究和实践还不深入。（2）岗位设置不合理。一是未按照不相容职务相分离的原则设置岗位，比如管理部门人员配置不齐全，存在一人身兼数职情况。二是岗位应设未设，如直接采购药品医疗器械，可能存在未设置采购监管岗位的情况。任何一个岗位

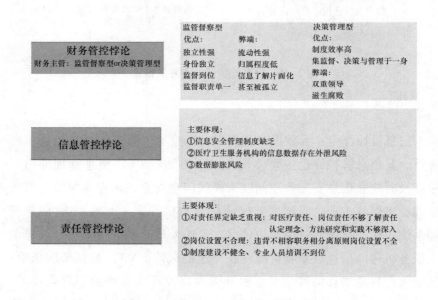

图 2-5 医疗卫生服务风险管控悖论

资料来源：笔者自制。

的缺失，都存在着失控的风险。还存在设置了相应的岗位没有明确的岗位职责，形同虚设的情况。上述任何一种情况的存在，都将对医疗卫生服务产生影响。（3）制度建设不健全、专业人员培训不到位。医疗卫生服务人员可能对机构信息系统结构不了解，在服务过程中误操作造成失真，如没有预估行为可能对组织、顾客造成影响，进而出现责任管控不到位，医疗卫生服务的职能无法很好履行的情况。

三　区域医疗卫生服务变革的趋势

（一）政府主导

多元主体供给。在传统的医疗卫生服务供给中，政府是服务的直接提供者、政策制定者和服务监管者。政府直接提供者和服务监管者的双重身份使服务提供效率低下。医疗服务需以公众需求为导向，采取分权和授权的形式，引入竞争机制，倡导透明公开，实行绩效考核。因此，近年来，政府对医疗卫生服务的购买迅速发展，将服务购买与提供分离，引入竞争机制，促进产权多元化，形成多元竞争格局。

在治理理论中，政府、市场、社会组织和公民已经成为社会管理的不同主体。下放政府权力，分离公共服务的生产和提供，提高医疗卫生服务质量和效率，有利于形成政府、市场和社会多元化的理想模式——多中心治理。赵红[1]等人认为，为有效整合社会资源，调动市场和社会的积极性，提高服务提供的效率和水平，满足公众的多样化服务需求，需要引入市场机制，提供基本的医疗卫生服务，形成政府、市场和社会相结合的多种供给模式。储亚萍（2014）[2]认为，完全依靠政府供给，卫生服务将缺乏效率，而过多依靠市场，会损害公众利益，造成医疗卫生服务公益性质淡化。储亚萍提到合肥市采取

---

　　① 赵红等：《基本公共卫生服务均等化研究综述》，《中国卫生事业管理》2010年第11期。

　　② 储亚萍：《政府购买社区公共卫生服务的模式与成效研究——基于国内五个典型案例的分析》，《东北大学学报》（社会科学版）2014年第2期。

"政府主导、公立为主、社会参与、多元提供"的模式。该模式有效地减轻了政府的财政负担，保障了医疗卫生服务的公共福利，为其他机构组织发展医疗卫生服务提供了条件。

政府主导的多元主体供给适应新时代医疗卫生服务管理与发展的现实需要，有利于弥补多元主体缺位的功能限制、加强智能主体协同治理的理念、协调居民—政府—医疗机构之间的关系、降低社会资本进入卫生领域的门槛、增强卫生资源的流动性、实现卫生资源的"公平"与"效率"。总之，"政府主导，多元主体供给"符合中国医疗卫生服务的现实，顺应供给侧改革的潮流，必是医疗卫生服务变革的趋势。

（二）信息抓手

实现智能供给。随着全球经济化、信息化的发展，当今世界正逐步迈进"大数据"时代，医疗卫生领域也向着技术化与信息化进程推进。我国的医疗卫生信息化建设包含医院信息化和区域卫生信息化。医疗服务信息化分为三个发展阶段：管理信息化（HIS）—临床信息化（CIS）—区域医疗信息化（GMIS），其重点发展对象从医院信息系统到医院临床信息系统再到以大型医疗卫生服务机构为龙头，基层医疗卫生服务机构［如社区卫生服务中心（站）、乡镇卫生院等］以及与其他医疗组织参与的区域医疗联合体。医院信息化对医院的人、财、物进行综合化的数据管理，如利用信息化建设可简化医院各部门协作关系、使诊疗信息电子化、诊疗费用清单化等；此外，通过远程医疗、双向转诊、分级诊疗等，利用网络平台通过大数据信息化服务，实现信息的有效整合和共享，充分发挥现有医疗资源的能力。而区域卫生信息化是指在一定区域范围内，将涉及"政、医、患、药、保"等众多医疗利益群体机构，以数据化的形式实现跨区域、跨部门卫生信息的横纵向整合覆盖，推进资源共享，优化资源配置，加强区域医联体建设。

可见，大数据的出现、信息化的建设为多元化—多需求的供给主体提供了协同治理的平台，能强力打破我国医疗服务主体碎片化、分散化、信息沟通不畅的屏障。大数据可以整合政府、市场、社会的医疗卫生资源数据，对多样化的机构主体而言，可以在横纵向模式上实现卫生资源的整合和卫生资源的共享，减少不同机构的信息流通损失，提高医疗卫生服务效率。

（三）完善体系

做好全民覆盖。我国医疗卫生服务体系包括各类卫生机构及相关机构、卫生人员及相关人员。医疗卫生服务的提供机构、卫生行政机构、医疗保险管理经办机构、药品和卫生材料的生产和经营机构、医学教育和科研机构等，都属于卫生机构及相关机构；而卫生人员包括提供卫生服务的各级各类卫生技术人员、卫生行政人员、医疗保险机构的经办人员、接受卫生服务的各类人员等。经过长期发展，我国已经建立了由医院、基层医疗卫生机构、专业公共卫生机构等组成的覆盖城乡的医疗卫生服务体系。但是，医疗卫生资源总量不足、质量不高、结构与布局不合理、服务体系碎片化等问题依然突出。

因此，为解决以上问题，完善医疗卫生服务体系，政府应发挥主导作用，推出相关配套政策，加强在规划、建设、监督、干预、投入机制等方面的职能作用，强化政府责任。在总体上把控全局，运用大量医疗卫生资源运行和发展卫生服务体系。具体可从卫生人力资源、卫生物力资源、卫生信息资源、药品、医疗卫生服务机构与卫生设施、中医药资源以及与之相关的医学教育与科技等方面进行管控。对于各级各类医疗卫生机构，如社区医疗卫生机构、公立医院、专业公共卫生机构，应明确功能定位，并因地设置规划，调整机构、床位配置等；在卫生人才队伍上，应加大人员配备、增强人才培养、提高人才使用，加强医疗卫生人员的专项能力建设。此外，在信息化建设上，推进预防、治疗、康复和健康管理一体化的电子健康综合服务。升级改革卫生应急平台体系，提高突发公共卫生事件的早期发现水平。提高全民健康，构建和谐社会是医疗卫生服务体系的目标。通过不断整合和完善，逐步健全基本医疗卫生服务均等化机制，加强覆盖全民的医疗卫生服务。以持续的努力，落实人人享有基本卫生保健服务，满足公众多元化卫生需求，建立覆盖城乡居民的医疗卫生保健体系。

（四）整合服务

推进集团建构。在卫生服务系统中，各类卫生组织向居民提供安全、可靠、有效、可及、优质的医疗卫生服务。高质的卫生服务需要结合高水平的服务管理与严格的服务制度。目前，我国的医疗服务与社区医疗卫生服务处于分裂状态：首先，社区服务与医疗服务是一个统一的全周期卫生健康需求，在业务流程衔接、功能作用机理方面不容分割，完整的医疗卫生服务体系能更好发挥作用，服务群众；其次，"重治疗，轻预防"在社区医疗卫生服务中现象严重，导致社区"健康守门人"难以发挥作用，公益服务项目性质淡化。总体来说，医疗卫生服务"碎片化"现象突出。[①] 针对上述问题，如何完成医疗和社区医疗卫生服务的整体统筹？从哪些方面进行探索？怎样更合理地分配医疗资源、提高"健康守门人"的工作效率、控制医疗经费，充分体现医疗卫生服务价值及其效益，将卫生服务统筹整合显得尤其重要。

当前，我国在医疗卫生服务整合方面采取的措施主要是构建区域医疗卫生服务集团，通过纵向整合协调服务，在临床整合、专业整合、系统整合、组织整合、功能整合、信息整合等方面提升卫生服务供给。[②] 但是，从利益相关者的角度分析，不同的整合模式总会引起相关的利益矛盾，比如服务消费者希望通过纵向整合不断获得优质的服务，提高服务的连续性；而对于服务供给者则希望通过横向整合提高市场占有率，降低服务成本。可见，集团构建模式发展不够成熟，仍需不断优化推进构建"集团"模式，化解各个利益相关者的利益

---

① 王欣、孟庆跃：《国内外卫生服务整合案例的整合策略比较》，《中国卫生经济》2016 年第 6 期。

② N. T. Polanco, et al. , "Building integrated care systems: a case study of Bidasoa Integrated Health Organisation", Int J Integr Care, Vol. 15, 2015, pp. 16 – 25.

矛盾，实现共同利益，保证医疗服务连续性与竞争的平衡，这也是本书研究的出发点。

第二节 区域医疗卫生集团化变革动力

随着政治经济体制的变革，改革和创新公共服务供给成为一项重大任务，我国在不断探索医疗卫生服务供给模式，以更好地适应经济的快速发展和时代转型时期的需求。本节主要从市场诉求、主体意愿、结构趋向、内生机制四个方面，对医疗卫生服务变革的动力进行阐述。

一 市场诉求：供给需求增长需要

供给与需求是相对的，医疗卫生服务的供给不足是相对需求而言的。随着生物医学模式和健康观念的转变，公众对于医疗卫生服务的需求日益增多，服务需求增长速度越来越快。公众在医疗卫生服务方面的潜在需求逐渐转为现实需求，在健康水平、疾病防控、妇幼健康、医疗服务、计划生育、医疗卫生服务体系、医疗卫生保障等方面显现出不同的需求。供需不平衡其中一个主要表现就是：医疗卫生资源呈"倒金字塔"分布，即常见病、多发病等多集中在基层，而优质医疗资源却集中在大城市大医院，这导致居民无论大病小病都涌向大医院就诊，社区卫生服务中心（站）、乡镇卫生院、村卫生室等基层医疗卫生服务机构无人问津，而大医院人满为患。据国家卫健委公布的数据显示，截至 2017 年 11 月，全国三级医院为 2311 家，占7.36%，但诊疗人次达 15.24 亿人次，占 49.72%。这表明将近 8%的三级医院承担了高达 50%的诊疗工作，医疗卫生资源供需不平衡尤为严重。过快增长的需求致使供需不平衡现象突出。改革都是由问题倒逼而产生的[①]，国家开展改革的目的就是解决社会矛盾和问题。

---

① 叶小文：《改革是由问题倒逼而产生的》，《人民日报》2013 年 11 月 21 日第 4 版。

唯物辩证法认为，矛盾是事物发展的源泉和动力①。医疗卫生服务领域所存在的这些社会矛盾无疑是推动我国医改工作的动力源泉。集团化供给模式是我国经过长期实践和研究所探索出的一种相对最佳的模式，其出发点正是为了解决上述社会矛盾，探索建立符合我国国情和社会需求的医疗卫生服务体系。

从需求质量上看，医疗卫生服务供给需求对质量提升也存在"供不应求"。医疗质量，从广义上讲，不仅涵盖诊疗质量的内容，还强调病人的满意度、医疗工作效率、医疗技术经济效果（投入产出关系）以及医疗的连续性和系统性，又称医疗服务质量。医疗服务质量（quality of medical service）可分为：医疗服务基础质量，主要是指与医疗服务提供相关的硬件质量，如病房、设备、医护人员等；医疗服务环节质量，指某项医疗服务提供的具体步骤与经过，如问病史、做体检、做检验、做诊断等；医疗服务终末质量，是对医疗服务产出或效果的评价，具体指医疗服务对服务对象健康状况的改善，可用诊断符合率、治愈率、再住院率、死亡率等指标衡量。目前，我国的医疗服务在医疗服务环节质量、医疗服务终末质量上存在不同程度的缺陷，尤其在以大健康观念为导向，以患者为中心的医疗卫生环境下，患者满意成为评价医疗服务管理工作的重要组成部分，以此来衡量医疗服务质量。

患者满意度可分为门诊患者满意度和住院患者满意度。邱晓敏②设计了温州市中西医结合医院医疗服务患者满意度调查表的二级指标：服务质量、服务效率和服务态度，并在每一个二级指标下设立对应的三级指标以观测，通过对温州市中西医结合医院的门诊患者和住院患者进行问卷调查，得到表 2 - 8 所示的满意度结果。

温州市中西医结合医院医疗服务患者满意度研究调查结果显示：住院患者满意度较高，而门诊患者满意度相对较低。数据表明，影响

---

① 李楠明：《学会用辩证方法去观察处理实际问题》，《奋斗》2015 年第 4 期。

② 邱晓敏：《温州市中西医结合医院医疗服务患者满意度研究》，福建农林大学，硕士学位论文，2018 年。

门诊患者满意度的因素包括治疗效果、候诊时长、其他工作人员的服务态度、医患沟通情况、对患者的隐私保护。以候诊时长为例，候诊时间长是门诊服务中"三长一短"问题的主要部分之一，也是造成患者满意度低的重要原因。在以患者为中心的医疗卫生服务下，供给主体要为公众提供优质高效的医疗卫生服务，提高患者就医体验，提升患者满意度。可在就医流程方面进行改造，如浙江大学医学院附属第二医院深入贯彻"最多跑一次"理念，在服务流程、治疗流程、管理流程等方面不断改进。如在浙江大学医学院附属第二医院的门诊自助大厅，有300多台自助服务终端代替人工，实现预约、挂号、结算、专家信息查询、费用查询、报告查询等一体化，有效减少了挂号收费的时长。同时，医院实施分时诊疗，将诊疗时间精确化，极大地缩短了患者的无效候诊时间。

表 2 - 8　　　　　　　　　　　患者满意度评价指标及得分

二级指标	门诊患者满意度评价指标	得分	住院患者满意度评价指标	得分
服务质量	医生诊断准确定性	86.98	入院及出院注意事项说明	91.24
	检查化验项目的合理性	86.43	主治医师诊断准确性	90.45
	治疗效果	82.43	治疗效果	85.62
	导医台/分诊台咨询指导服务	86.35	护士技术水平	89.72
服务效率	挂号便捷性	89.41	入院及出院服务便捷性	90.66
	候诊时长	82.27	上级医师查房及时性	90.34
			护理工作的及时性	81.85
服务态度	医生的服务态度	91.29	医生的服务态度	93.71
	其他工作人员的服务态度	86.59	护理人员的服务态度	91.85
	医患沟通情况	86.98	其他工作人员的服务态度	88.88
	对患者的隐私保护	86.65	医患沟通情况	90.62
			对患者的隐私保护	90.00
合计		86.44		90.41

数据来源：温州市中西医结合医院医疗服务患者满意度研究。

如何满足市场供给需求增长的需要，满足民众"看得上病，看得好病，看得起病"的需求，这是国家、社会、医院和医生等相关方面的共同职责，也是医疗卫生服务供给改革的总目标和根本动力。

二 主体意愿

供给主体自身需要。我国现行制度下的医疗卫生服务一般由政府全额拨款，医院、社区卫生服务中心（站）、乡镇卫生院等机构供给，具体服务由医务工作者提供。因此，医疗卫生服务集团化的供给从宏观、中观、微观三个层面可分为政府、医疗卫生服务机构、医务工作者，各供给主体集团化变革的动力分析如下：

（一）政府

党的十八大以来，党和国家把"健康中国"上升为重大国家战略，习总书记多次强调"人民对美好生活的向往就是我们的奋斗目标"①，而健康正是人民追求美好生活的基础，对此习总书记也提出了"没有全民健康，就没有全面小康"②的重要论断。因此，医疗卫生服务集团化改革是针对当前我国医疗卫生服务领域的问题现状，政府为保障民生福祉、提高治理水平、节约资源和费用而主动开展的一项重要举措和制度创新，被视为我国深化医药卫生体制改革的"利器"，其意义不言而喻，国家和政府作为这项改革的主导者，必将不遗余力地给予全力支持。

国家和政府层面对医疗卫生服务集团化改革的动力传导主要分为三个方面：一是深入开展调查研究，制定新医改方案。21 世纪初，国务院发展研究中心曾与世界卫生组织联合组建"中国医疗卫生体制改革"课题组，围绕医改开展专题研究，并于 2005 年 6 月正式公布调研报告，总结借鉴中外医改经验，明确新医改发展方向，国务院也

---

① 语出 2012 年 11 月，习近平总书记在十八届中央政治局常委同中外记者的见面会上的讲话。

② 国务院办公厅：《关于推进医疗联合体建设和发展的指导意见》，http：//www.gov. cn/gongbao/content/2017/content_ 5191699. htm。

于 2009 年正式公布新医改方案。二是试点先行，分阶段逐步推动。
2016 年由国务院确定了第一批（270 个）分级诊疗试点城市，要求
各试点城市要积极探索组建医疗联合体②；2017 年，又增加了第二批
（51 个）分级诊疗试点城市，使试点范围达到了全国城市总量的近
95%；根据规划，还将于 2020 年全面推进医联体建设①。三是出台政
策，"将健康融入所有政策"②，全方位做好引导、保障、激励、考核
和监督等工作。上到国家医药卫生改革方案，下到具体的分级诊疗指
导；既有医联体建设与发展指导意见，也有具体的医联体试点工作指
导意见；既有工作要求，也有工作考核，短短几年间，国家层面非常
罕见地密集出台了《"十三五"深化医药卫生体制改革规划》《关于
推进医疗联合体建设和发展的指导意见》《关于开展医疗联合体建设
试点工作的指导意见》《关于推进分级诊疗制度建设的指导意见》
《关于印发医疗联合体综合绩效考核工作方案（试行）的通知》等十
多个与医疗集团化改革密切相关的文件，各省市也纷纷响应，配套出
台了一系列政策。经过上述三个方面的措施，将国家推动医疗卫生服
务集团化改革的决心和动力层层传导，为集团化改革的高效推进提供
了强有力的支撑和保障。

（二）医疗卫生服务机构

医疗卫生服务集团化是我国深化医疗卫生体制改革的一项战略选
择③，是医院产权制度改革的重要探索④。这次改革中，医疗卫生服
务机构是主体，涵盖了政府、医生和病人等多方利益群体，相关影响
因素众多，导致其动力因素也较复杂。

一是利益驱动。首先是获取有利资源，医疗卫生服务机构在集团

---

① 国家卫生计生委：《关于加快推进分级诊疗试点工作的通知》，https：//
www.waizi.org.cn/law/12480.html。

② 语出 2016 年 8 月，习近平总书记在全国卫生与健康大会上的讲话。

③ 李玲、徐扬、陈秋霖：《整合医疗：中国医改的战略选择》，《中国卫生政策研究》
2012 年第 9 期。

④ 孙景海：《医院集团化管理是深化卫生体制改革的一个重要选择》，《中国医院》
2003 年第 10 期。

化过程中，上级医疗卫生服务机构将基层医疗卫生服务机构兼并，势力范围得到扩大，病人资源得到进一步巩固，扶持基层医疗卫生服务机构的过程对自身也是一种宣传，并对外树立了良好形象；对于基层医疗卫生服务机构而言，可以获得上级医疗卫生服务机构的专家、技术、设备、管理和品牌等资源[1]。其次是追求规模效益，集团化改革通过扩大医疗卫生服务机构规模和资源整合共享，降低运营成本[2]，提升规模经济和范围经济；通过建立医疗集团和工作联动机制，调整不同医疗卫生服务机构的职能定位，重新构建科学合理的医疗秩序，提升协同效应[3][4][5]。最后是强化市场利益，集团化改革可以提升医疗卫生服务机构的服务水平[6]，提高其市场满意度和市场份额。美国学者 Kim Y. K.[7]（2014）等收集了美国 1971 家医院的数据，并对其进行分析研究，发现无论横向还是纵向整合，医疗卫生机构的利润均得到一定程度提升。

二是危机倒逼。首先是竞争危机：随着越来越多的民营资本和国外资本的加入，我国医疗卫生服务市场的竞争日趋激烈，公立医疗卫生服务机构采用"抱团取暖"的方式来提升竞争力，与对手抗衡。其次是信任危机："医院是赚钱机器""辛辛苦苦几十年，一病回到解放前""每个人都在给医院挣钱"这些话是社会对医疗卫生服务机构的矛盾的深刻反映；大医院只顾赚钱，辛苦挂号排队半天，医生不到两分钟就完事；基层医疗卫生服务机构医疗条件差，看不好病；无

---

① Huckman, Robert S. , "Hospital integration and vertical consolidation: An analysis of acquisitions in New York State", *Journal of Health Economics*, Vol. 25, 2006, pp. 58 – 80.

② Dranove, David, Durkac, Amy; Shanley, Mark, "Are multihospital systems more efficient?", *Health Affairs*, No. 15, Vol. 1, 1996, pp. 100 – 104.

③ 李奠基、林青：《发展集团化医院的实践与体会》，《中国卫生经济》2002 年第 3 期。

④ 李成修、尹爱田、钟东波、汤敏、李建：《医院集团的成因与成效分析》，《中国医院》2004 年第 9 期。

⑤ 黄丞：《医疗联合体建设"要"在强基层》，《中国医院》2018 年第 22 期。

⑥ 代涛、陈瑶、韦潇：《医疗卫生服务体系整合：国际视角与中国实践》，《中国卫生政策研究》2012 年第 9 期。

⑦ 陶然、吴华章：《国外医疗联合体模式研究概述》，《国外医学》（卫生经济分册）2015 年第 3 期。

论大医院还是基层医疗卫生服务机构都处于信任危机之中，迫切需要联合，相互取长补短，共同挽救社会信任危机。最后是发展危机：大医院虽然门庭若市，但国家在严格控制其规模，导致发展受限；而基层医疗卫生服务机构门可罗雀，缺医少药，一度濒临倒闭，急需优质资源给予扶持，"大手拉小手"恰好可以各取所需，对各自的发展危机是一种缓解甚至解除。

三是公益追求。在政策的推动下，医疗卫生集团化也有一些公益动机。如部分大医院不惜牺牲自身利益，忍痛割爱，推动自身医生、设备等资源下沉，采用远程协作、专家下基层、协助人才培养等方式，积极扶持基层医疗卫生服务机构建设。基层医疗卫生服务机构出于全局考虑，不盲目追求向上发展，对自身合理定位，主动承担公共卫生和康复等低利润工作职责，分担上级医院压力，保障基本医疗卫生服务均等化。此外，在总额预付制度下，各级医院积极采取措施，主动控制医疗成本，避免医疗费用不合理增长。集团化改革之后，医疗卫生服务机构围绕"大健康、大卫生"理念，发挥集团化优势，提供集宣传、预防、保健、治疗、康复、养老等于一体的整合医疗服务，对民众提供覆盖生命全周期的连续性医疗保障，有效提高了医疗卫生服务质量。

（三）医务工作者

医务工作者是开展医疗卫生服务工作的主体，所有的医改，都必须要争取医务工作者的支持。医疗卫生服务集团化改革，医务工作者的动力因素主要有四个方面。一是医疗卫生服务机构动力传递，医疗卫生服务机构是医务工作者职业的载体，一定程度上两者的利益相互捆绑，因此只要是医疗卫生服务机构推动的合理改革，医务工作者一般都会选择支持。二是有利于缓和医患关系，尤其是上级医院医生，因"人满为患"，导致工作量巨大，难以保证服务质量，这是医患关系紧张的重要原因。集团化改革可以推进分级诊疗，有利于向下分流病人，可以减轻上级医院医生的工作压力，提高服务质量[1]，有助于

---

[1]　顾昕：《政府购买服务与社区卫生服务机构的发展》，《河北学刊》2012年第3期。

缓和医患关系。三是有利于自身职业发展，尤其是基层医务工作者，长期以来基层医生"下不去、留不住、用不上"问题非常严重，其原因有社会层面的因素，但最主要的因素是基层医疗卫生服务机构的现状不利于医生的职业发展，条件和环境差，技术难以提升，不利于职业发展和晋升；集团化改革将基层和上级医院合为一个整体，打通基层医务工作者的上升通道，对技术提升和职业发展都有很大帮助。四是有利于优化医务工作者的待遇分配，长期以来医生的收入待遇与其教育程度、工作强度、职业风险等因素不匹配[①]。大医院承受了巨大工作压力，但工资待遇并没有得到充分的绩效体现；基层医疗卫生服务机构缺少病人，导致经济效益低下，两者形成一个巨大矛盾和反差。通过集团化改革，可以促进病人合理流动，减轻大医院工作压力，提升基层医疗卫生服务机构工作量，实现"大河有水小河满"，不仅工作量能够得到调整，医务工作者收入也可以得到优化分配。

三 结构趋向：供给结构均衡需要

从整体上看，中国医疗卫生服务供给结构在区域之间、城乡之间、公共卫生服务之间存在失衡。

第一，区域发展不平衡。由于我国国情的影响，东、中、西部地区发展存在显著差异。根据《中国卫生和计划生育统计年鉴（2017）》[②]，东部医疗卫生服务整体水平最好，西部落后，中部中等，这与我国区域经济发展水平密切相关。以社区卫生服务中心（站）的数量为指标看，统计数据显示，2016 年东部、中部、西部地区社区卫生服务中心（站）数量分别为 2.0 万个、0.8 万个、0.7 万个。西部地区仅为东部地区的 35%，差距较大。

第二，城乡间发展失衡。《中国卫生和计划生育统计年鉴（2017）》

---

① 人民日报：《医生薪酬该达到怎样的水平》，http：//news. medlive. cn/all/info-news/show-123481_ 97. html。

② 国家卫生健康委：《2017 年我国卫生健康事业发展统计公报》，http：//www. nhfpc. gov. cn/guihuaxxs/s10743/201806/44e3cdfe11fa4c7f928c879d435b6a18. shtml。

显示，农村基层医疗卫生服务机构数量不断减少，城市基层医疗卫生服务机构持续增加，城乡基层医疗卫生服务机构数量出现分化。从医疗卫生机构千人床位数来看，2016 年底，城乡每千人口基层医疗卫生机构床位分别为 8.41 张、3.91 张，农村每千人口基层医疗卫生机构床位不足城市的一半。又如，2017 年在全国 794 万张床位数中，医院占 77%，共 612 万张，基层医疗卫生机构占 19.3%，共 153 万张，专业公共卫生机构占 3%，共 26 万张。由此可见，病床分布明显不平衡，城乡之间在卫生服务可及性、覆盖范围、质量等方面存在较大差距。

第三，医疗卫生服务失衡。目前，医疗卫生服务在发展过程中存在医疗卫生服务项目发展不平衡问题。疫苗接种、儿童保健和妇女保健项目的健康管理实施情况很好，而严重精神疾病项目开展难度较大，慢性病综合管理能力、居民健康档案归档率和管理率不高。此外，由于慢性病管理、健康教育、居民健康档案管理开展时间不长，其管理工作一般形式大于内容，产生居民—管理者信任危机。同时，信息化应用滞后，导致电子系统化档案管理缺乏，"死档"现象普遍。医疗卫生服务间的失衡，使已有的资源分配不合理，急需的服务未能有效供给或供给不足。

四　内生机制：供给机制完善需要

（一）筹资制度不完善

卫生筹资是指卫生服务经费的筹集、分配和使用。从国际国内范围看，卫生筹资的主要方式有：政府筹资、社会医疗保险、商业医疗保险、自费支付和社区筹资。每一种筹资方式都有其优点和不足，在我国的卫生筹资中，其筹资渠道融合多种形式。卫生筹资要符合可持续性、公平兼顾效率、可接受性原则。同时，世界卫生组织要求卫生费用占 GDP 的比重不低于 5%，以监测和评价全民覆盖政策目标的实现程度；政府卫生支出比重一般为 40%—60%，个人现金卫生支出占卫生总费用的比重不应超过 15%—20%。但是，从我国的卫生筹资水平来看，还没有达到目标。

表 2 - 9　　2012—2016 年政府卫生支出、个人现金卫生支出占 GDP 的比重

	2012	2013	2014	2015	2016
政府卫生支出占 GDP 的比重（%）	2.91	2.97	3.06	3.34	3.36
个人卫生现金支出占 GDP 的比重（%）	34.8	33.9	33.2	29.97	28.8

数据来源：国家卫健委 2012—2016 年的《我国卫生健康事业发展统计公报》《中华人民共和国 2016 年国民经济和社会发展统计公报》。

据统计数据显示，2012—2017 年，我国居民个人现金卫生支出占卫生总费用的比重相对下降，卫生筹资公平性逐渐趋好，但我国与世界卫生组织提出的国际水平相比，我国仍需进一步完善卫生筹资结构，提高政府卫生支出占卫生总费用的比重，降低个人现金卫生支出占卫生总费用的比重，加强卫生筹资的可持续性和公平性。

（二）支付制度不完善

支付制度的合理性直接决定了医疗保险制度的可持续性和执行效果。医疗卫生服务提供者的行为、费用的控制、资源的配置、卫生服务的质量等都与医疗保险支付方式有不同程度的联系，并受其影响。目前，国际上通行的医疗保险支付方式有按服务项目付费、总额预算付费、按人头付费、按服务单元付费和按病种付费等几种。各支付方式都有其自己的优缺点，具体比较见表 2 - 10。

表 2 - 10　　　　　　　　不同支付方式的优缺点

内容	付费方式	优点	缺陷
按服务项目付费	后付制	方便实行；易调动医方工作者的积极性；被保险方可获得及时服务等	易产生过度服务和诱导需求现象；费用控制力较弱等
总额预算付费	预付制	对费用的高度控制权；供方必须参与费用控制；简化保险机构管理；降低管理成本等	难以确定科学合理的预算额度；供方可能阻碍病人住院治疗；影响供方积极发展业务的活力；降低供方服务质量和态度等

内容	付费方式	优点	缺陷
按人头付费	预付制	对医疗卫生服务机构的服务和费用有较高的控制力；促使医疗卫生服务机构开展预防工作；减轻诊疗工作量；降低不合理医疗费用等	诱使医疗卫生服务机构推诿疑难杂症病人；降低医护人员工作积极性；降低医疗质量等
按服务单元付费	预付制	费用支付与治疗的实际花费无关；降低门诊人次成本，提高工作效率等	出现医院通过诱导需求、分解服务人次及延长住院时间来增加收入；医疗卫生服务机构可能拒收危重病人；降低医疗服务水平等
按病种付费	预付制	提高科室管理水平及工作效率；提高社会对医院的诚信认同；有利于实现患者医院服务知情权等	诱导病人动手术和住院；让病人重复入院；减少使用高新技术的机会；高要求医疗卫生信息化系统；诊断界限不明确时，要求更多的补偿

资料来源：笔者整理。

比较不同支付方式可以发现，采用预付制来进行费用支付，可以转变服务供方制定的激励机制，对于控制医疗费用的增长有重要影响。在我国市场经济体制不断完善的情况下，国家不断加大医疗保险支付改革力度，医保支付方式的改革将助推医疗卫生服务的发展。单一的支付方式向着混合型支付方式转变，将是医保支付方式发展的一个趋势，有助于提高医疗费用结算的工作效率、实用性等。例如：在进行身体检查时，可以采用按项目付费的方式；在进行社区卫生、预防保健等时，可以采用总额预付制来支付费用；在专科医疗卫生服务机构进行重病治疗时，可以采用疾病诊断相关分类来支付费用。

（三）监督机制不完善

监督机制的目的是维护正常的医疗卫生和医疗服务秩序，保护人民群众健康及其相关法定权益，同时有效控制供方不合法行为，对其医疗服务供给行为进行规制约束。为了适应时代和经济快速发展的需要，市场竞争机制正在逐步引入医疗卫生服务体系。为了更好地完善监管体系，相关部门在不断实践新监管体系，优化旧监管体系。

从外部环境来看，卫生监督机制主要是社会监督，具体包括新闻媒体监督、大众监督、地方人大代表监督等，具体的监督方式包括举报、投诉等。从内部环境来看，卫生监督机制主要包括监事会监督、管理人员监督和各级医疗卫生服务机构职工人员监督三大内部监督。重视发挥内部监督约束的方式与工具，如建立目标责任制和综合绩效考评制度等，同时还要加强对医疗卫生服务机构公益性质的监督。目前，在医疗服务机构医疗行为的监管中仍存在一些问题需要解决，如职能分工不明确、责任监督缺失和责任交叉重叠等。我国各地不断进行卫生监督制度改革，一些地区走在改革前列，并取得较好成效。以深圳市为例：深圳市打造智能卫生化监管模式，改革模式具有突出优势：第一，精准定位卫生监督系统在综合监管体系中所处的位置；第二，在医疗卫生运行机制和监督机制中做到了创新，具体表现为对医疗卫生服务供给进行全过程记录、监控，同时有效结合"双随机一公开"，做到了执法公正，避免了包庇行为，确保监管的公平性；第三，借助科技力量，做到综合监管，提升监管效能。可见，完善监管制度，创新监管模式，将会极大地推动医疗卫生服务的变革。

第三章 区域医疗卫生服务集团化供给的含义与逻辑

第一节 区域医疗卫生集团化供给含义

医疗卫生服务是一项重要民生工程，也是一项伟大的人类公益事业，关系到一个国家和一个地区人民的生命健康和幸福生活。因其服务对象和服务产品均有特殊性，因此医疗卫生服务有其特殊的含义。

一 区域医疗卫生服务供给的内涵

（一）医疗服务的内容

区域医疗服务是指医疗服务机构或医疗技术人员对民众进行检查、诊断、治疗、康复和提供预防、保健、接生、计划生育等方面的服务，以及与这些服务相关的医用药品、器材、救护车、病房住宿、护理和餐饮等业务，它是一项社会实践活动，包括了健康保健、健康促进、疾病预防、疾病诊治等与临床医疗和公共卫生相关的全部活动。[1][2][3]

---

[1] 张鹏：《医疗卫生产品供给及其制度安排研究》，南开大学，博士学位论文，2009 年。

[2] 财政部、国家税务总局：《关于医疗卫生机构有关税收政策的通知》，http://shanxi.chinatax.gov.cn/zcfg/detail/sx-11400-3815-169617。

[3]《医院管理词典》对医疗的定义为："医疗是一项社会实践活动，有狭义和广义之分。狭义是指医疗技术人员运用医学科学技术与人类疾病作斗争的过程，这个定义只局限于诊疗的范围。广义的医疗是指卫生技术人员运用医学科学技术及社会科学知识为防病治病增进人类健康而斗争的过程，包括预防、康复、保健、健康医疗咨询和狭义的医疗。现代的医疗服务，已从医院内扩大到医院外，形成了综合医疗的概念，医疗内容也日益广泛，包括增进健康、预防疾病和灾害、健康咨询、健康检查、急救处理、消灭和控制疾病、临床诊疗、康复医疗等。"

（二）医疗服务的分类

世界银行（1993）[①] 将医疗卫生服务分成三大类：第一类服务是公共医疗保健服务，第二类服务是基本临床医疗卫生服务，第三类服务是临床医疗卫生服务。菲利浦·穆斯格雷夫（1996）[②] 也将医疗卫生服务分为三大类，一是公共产品或具有较大外部性的私人服务，二是成本较低的私人服务，三是成本极高的私人服务。国内的学者对医疗卫生服务的研究，大多数都是基于传统的"非竞争性"和"非排他性"的公共产品划分标准，与上述两项研究结果基本一致，总的来说，国内学者基本也将医疗卫生服务按属性划分为三个大类，分别是纯公共产品、准公共产品（或混合产品）和私人产品（详细介绍如表 3 – 1 和图 3 – 1 所示）。

表 3 – 1　　　　　**基于公共产品理论的医疗卫生服务属性类别**

类别	观点由来	主要观点	主要服务内容（举例）	产品特点			
				竞争性	排他性	外部性	边际成本
第一类	世界银行	公共医疗保健服务	最基本的保障性公共卫生服务，成本完全由政府或社会承担，个人无须支付（基本健康教育、传染病预防、妇幼保健、计划生育等）	无或微弱	无或微弱	强	0或接近0
	穆斯格雷夫	较大外部性的私人服务					
	国内学者	纯公共产品					
第二类	世界银行	基本临床医疗卫生服务	基本的医疗服务，成本除政府或社会外，个人也需要承担一部分（各类常见病、多发病、康复、护理等）	弱	弱	弱	弱
	穆斯格雷夫	成本较低的私人服务					
	国内学者	准公共产品（或混合产品）					

---

① 世界银行：《世界发展报告》，1993 年。

② Musgrove P. , "Public and private roles in health: theory and financing patterns", Washington, D. C. : The World Bank, 1996.

续表

类别	观点由来	主要观点	主要服务内容（举例）	产品特点			
				竞争性	排他性	外部性	边际成本
第三类	世界银行	临床医疗卫生服务	特需医疗服务，其成本全部由个人承担。（指超出基本医疗和卫生服务范畴的个性化高级医疗服务，是第一类和第二类服务品质和形式的升级）	强	强	较弱	高
	穆斯格雷夫	成本极高的私人服务					
	国内学者	私人产品					

资料来源：笔者自制。

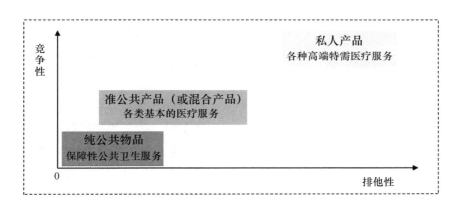

图 3-1　医疗卫生服务类别"竞争性"和"排他性"坐标图

资料来源：笔者自制。

（三）医疗服务的体系

　　习近平总书记在党的十九大报告中明确指出，要全面建立具有中国特色的优质高效医疗卫生服务体系。[①] 经过多年的建设，我国目前已经

　　[①] 《决胜全面建成小康社会　夺取新时代中国特色社会主义伟大胜利——在中国共产党第十九次全国代表大会上的报告》，2017 年 10 月 18 日。

建立了一套覆盖城乡的医疗卫生服务体系，该体系主要由各级各类医院、基层医疗卫生机构、专业公共卫生机构等组成（医疗体系构成详见图3－2，各级各类医疗卫生机构主要功能和职责定位详见表3－2），具体可以分为公共卫生服务体系、医疗服务体系、医疗保障体系和药品供应保障体系等诸多内容[1]。根据《全国医疗卫生服务体系规划纲要（2015—2020年）》，我国医疗卫生服务体系建设目标是：优化医疗卫生资源配置，构建与国民经济和社会发展水平相适应、与居民健康需求相匹配、体系完整、分工明确、功能互补、密切协作的整合型医疗卫生服务体系。其主要原则有健康需求导向、公平与效率统一、政府主导与市场机制相结合、系统整合和优化资源配置、分级分类管理。[2]

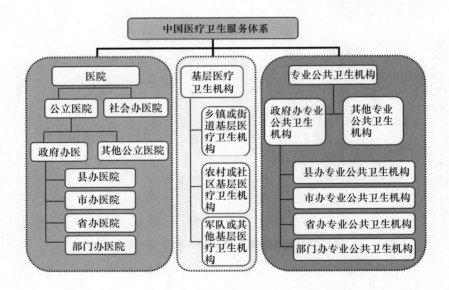

图3－2 中国医疗卫生服务体系框架

资料来源：根据《全国医疗卫生服务体系规划纲要（2015—2020年）》整理。

---

[1] 陈竺、张茅：《为了人人健康——全面实施〈卫生事业发展"十二五"规划〉》，《求是》2013年第4期。

[2] 《国务院办公厅关于印发全国医疗卫生服务体系规划纲要（2015—2020年）的通知》，http://www.gov.cn/zhengce/content/2015-03/30/content_9560.htm。

表 3 - 2　　各级各类医疗卫生机构主要构成和功能职责定位汇总

类别	主要构成	主要功能职责定位
医院	各级各类公立医院既包括综合医院，也包括专科医院等	公立医院是我国医疗服务体系的主体，应当坚持维护公益性，充分发挥其在基本医疗服务提供、急危重症和疑难病症诊疗等方面的骨干作用，承担医疗卫生机构人才培养、医学科研、医疗教学等任务，承担法定和政府指定的公共卫生服务、突发事件紧急医疗救援、援外、国防卫生动员、支农、支边和支援社区等任务
	各级各类社会办医院既包括综合医院，也包括专科医院等	社会办医院是医疗卫生服务体系不可或缺的重要组成部分，是满足人民群众多层次、多元化医疗服务需求的有效途径。社会办医院可以提供基本医疗服务，与公立医院形成有序竞争；可以提供高端服务，满足非基本需求；可以提供康复、老年护理等紧缺服务，对公立医院形成补充
基层医疗卫生单位	主要包括乡镇卫生院、社区卫生服务中心（站）、村卫生室、医务室、门诊部（所）和军队基层卫生机构等	基层医疗卫生机构的主要职责是提供预防、保健、健康教育、计划生育等基本公共卫生服务和常见病、多发病的诊疗服务以及部分疾病的康复、护理服务，向医院转诊超出自身服务能力的常见病、多发病及危急和疑难重症病人
专业公共卫生机构	主要包括疾病预防控制机构、综合监督执法机构、妇幼保健计划生育服务机构、急救中心（站）、血站等，原则上由政府举办	专业公共卫生机构是向辖区内提供专业公共卫生服务（主要包括疾病预防控制、健康教育、妇幼保健、精神卫生、急救、采供血、综合监督执法、食品安全风险监测评估与标准管理、计划生育、出生缺陷防治等），并承担相应管理工作的机构

资料来源：根据《全国医疗卫生服务体系规划纲要（2015—2020 年）》整理。

（四）医疗服务的特殊性

关注卫生行业的经济学家，从 19 世纪 50 年代以来反复强调医疗卫生服务相对于其他经济产品具有其自身的特殊性。[1] 其特殊性总结归纳起来，主要有需求的强制性、信息的不对称性、效果的不确定性

---

[1]　Pauly，M.，"Is Medical Care Different? Old Questions，New Answers"，*Journal of Health Politics*，Vol. 13，1998，pp. 227 – 237.

和本质的公益性。

需求的强制性：根据马斯洛的需求层次理论，生理需求是一切需求之本，而健康恰恰是人类生存的最基本需求，生老病死对于每个人来说不可避免，因此接受医疗服务是一种刚性需求，具有强制性。

信息的不对称性：斯蒂格利茨（Stiglitz，1988）将医疗市场和一般商品市场进行比较后，发现信息不对称是医疗市场的显著特性。[①]医疗服务是一项复杂的专业性服务，医生因掌握了系统的医学知识，使得他们在医疗服务活动中占据了信息的绝对优势地位。相比之下，患者因缺乏医学知识，对病因、病情、治疗方案、治疗价格和治疗结果等几乎不了解，因此处于信息劣势地位。[②]

效果的不确定性：阿罗在《医疗保健的不确定性和福利经济学》一文中特别强调了医患双方均存在不确定性。[③]首先，不同人的健康问题本身就是不确定性的，其患病率、危害程度和治疗效果都存在差异性。其次，医疗服务是一种无形的知识产品[④]，加上疾病和医疗技术的动态性，以及医疗服务效果存在滞后性和不易逆转性，因此很难定量修正弥补，形成统一的形象化标准。

本质的公益性：生命健康权是公民享有的最基本人权，全体公民不论其经济地位和生活状况，每个人都应该平等地享有健康保障的权利。党的十八大报告中明确提出要努力提高人民健康水平，争取到2020年实现人人享有基本医疗卫生服务的目标。世界卫生组织（World Health Organization，WHO）在1996年的倡议书《健康与卫生服务的公平性》中也强调医疗卫生服务应面向全体民众，其供给应尽可能均等化，且不应受到特权等社会因素的制约，为确保公民能够达到基本的生存标准，每个人在其需要的时候都应该有同等的机会获得

---

① Stiglitz J. E. , *Economics of the public sector*, New York：W. W. Norton & Company，1988.

② 韩蕾：《中国医疗服务业政府规制研究》，辽宁大学，博士学位论文，2010 年。

③ Arrow K. J. ，"Uncertainty and the Welfare Economics of Medical Care"，*The American Economic Review*，Vol. 53，No. 5，1963，pp. 941 –973.

④ 王丙毅：《医疗市场失灵与政府医疗规制制度的优化》，《中国医院管理》2006 年第 12 期。

必要的医疗服务。① 乔纳斯等提出政府有责任，也有义务去帮助那些有困难的人获得基本医疗保障。② 从公共经济学角度看，医疗卫生服务（尤其是本章节表3－1中第一类和第二类医疗卫生服务）具有很强的外部效应，极易造成市场失灵，不可能全部交由市场。因此由政府主导，强化医疗卫生服务的公益性，是世界各国的普遍做法。

二　区域医疗卫生集团化供给的含义

集团化管理是一种工商界的思维和方法，所谓的"集团化"，简而言之就是把若干单体组织或个体通过一定的方法和形式有效地"集"合在一起，发挥出"团"的优势。有关集团的定义最早是从管理学中的公司概念延伸而来，其含义是：市场中不同个体为获得共同的经济利益，在运营、生产及流通等市场环节中密切合作，聚集在一起进行经济生产活动而形成的公司或企业集合。③ 企业集团是集团化管理的最为典型的形态。

企业集团是指以母公司为基础，以产权关系为纽带，以优势产品为龙头，以骨干企业为核心，将产品关联度强的若干企业，通过合作、兼并、划转或股权投资等方式，把3个及以上的独立企业联合到一起，集团成员、企业之间在研发、采购、制造、销售、管理等环节紧密联系，采用协同运作的方式④，组成一个新的更大的企业群体，并对资产进行重新配置，实现专业化生产、规模化经营，以期形成集团化经营优势。支持企业集团化经营的理论主要有：企业边界理论、规模效益理论和协同效益理论等。集团化经营在工商界已经经过相当长的一段时间，实践证明通过集团化运营，企业能有效降低经营成本和费用，提升企业的管理和运作效率，提高企业的综合竞争能力，企

---

① 张红凤等：《西方国家政府规制变迁与中国政府规制改革》，经济科学出版社2007年版。

② Kornai J., Eggleston K. Welfare, *Choice and Solidarity in Transition: Reforming the Health Sector in Eastern Europe*, Cambridge University Press, 2009.

③ 国家工商管理局：《企业集团登记管理暂行规定》，1998年。

④ 秦尊文：《企业集团概论》，经济科学出版社1999年版。

业集团化经营的相关模式和经验对医疗民生行业集团化模式改革具有重要借鉴价值。

在世界各地的医疗供给侧，公立医疗机构都扮演着举足轻重的角色，不仅有内部的管理关系，还有这种公立医疗机构与政府的关系，这种公立的集团性质的医疗机构，政府是出资人、所有人，这就会形成与以前国家企业改革相似而又不同的局面，政府作为所有者，如何来管理公立医疗机构，其组织与治理模式的变革自然成为医疗改革的重要内容。不同国家有不同的项目，即使同一项目在不同国家也可以有不同的名称，而同一名称的项目可能有不同的内涵和外延。一些西方国家把医疗卫生服务集团称为"医疗卫生服务联合体""战略联盟"等；我国台湾地区把医疗卫生服务集团称为"战略联盟"或"医疗保健体系"等；而我国把医疗卫生服务集团称为"医疗集团""医院集团""医疗联合体"等。一些西方国家医疗服务水平相比我国发展更早、体制相对更加完善，我们可以根据自身国情，有选择性地借鉴其他发达国家在这方面的成果，获得有价值的启示并提炼出有益参考，达到少走弯路的效果。

"区域医疗卫生服务集团"是由两个或两个以上的公立医疗机构通过横向或纵向的方式整合形成，以基层卫生机构为主体，社区人群为中心，提供"六位一体"功能的综合定向性服务的医疗卫生服务集团。集团可以是"大医院—社区医疗卫生服务中心"之间的纵向整合，也可以是"社区医疗卫生服务中心"之间的横向整合。这种医疗集团都是公立的，所以可以把它统称为公立医疗机构，它们提供的并非是实物性的产品，而是一种医疗服务，带有一定的公益性，所以它们并非都是以资产或资本为主要纽带的。

第二节　区域医疗卫生集团化供给逻辑

在 20 世纪 80 年代以前，包括中国在内的世界多数国家医疗卫生的重点放在初级保健（primary health），所以缺乏整合的需求、要素与动力，当前卫生服务的主体呈现出多元化与多层次性，其服务受众的要求也表现出多样性，这样，在主体与对象之间形成了横向与纵向交错的复杂的空间结构，其中隐含各种社会政治与经济关系，这种关系与结构既形成于历史，又是现实的需要，但在实践中又形成了服务的碎片化。因而，要克服或化解医疗卫生服务结构的分割所造成的功能的非连续性，就要重新认识这种现象形成的历史与原因，理顺其形成的思路与逻辑。上一节已对医疗卫生服务集团化供给的含义、类型等内容进行了详细介绍，本节旨在阐明医疗卫生服务集团化供给的内在逻辑。本节首先对医疗卫生服务集团的历史形成逻辑进行了阐释，后揭示医疗卫生服务供给的整合在不同背景下的外观，以及其如何有助于人们获得所需要的医疗卫生服务，进而观照中国当前医疗卫生服务集团供给的整合逻辑。

一　区域医疗卫生服务的形成逻辑

（一）整合型医疗卫生服务供给体系演变

整合服务体系是美国在 20 世纪 90 年代为了应对变化的医疗服务环境而提出的[1]，为我国的医疗服务体系整合提供了借鉴，但在我国整合不涉及跨体系（如医疗保险部门）的部门整合[2]，整合限于医疗机构之间，为医疗卫生服务供方的集团化整合。集团化整合的方式有两种，即横向整合与纵向整合，区域集团化属于纵向整合[3]，包括区域医联体和医共体。较常见的区域医疗集团一般由一所三级医疗机构联合若干二级医疗机构或社区卫生服务中心组成，便于引导医疗用户分级就医，充分利用基层医疗资源，避免医疗用户群体向大型综合性医疗机构过度分流。区域集团化整合的范围包括社区医疗卫生服务在

---

①　R. S. Huckman，"Hospital integration and vertical consolidation：An analysis of acquisitions in New York State"，*Journal of Health Economics*，No. 1，Vol. 25，2006，pp. 58 – 80.

②　袁浩文、杨莉：《国内外整合医疗理论、实践及效果评价》，《中国循证医学杂志》2020 年第 5 期。

③　张璞：《区域性医疗集团运行模式选择方法》，《江苏卫生事业管理》2019 年第 1 期。

内的所有卫生服务，整合后卫生服务由集团统一供给，医疗卫生服务供给集团又称"区域医疗卫生服务供给集团"。

区域集团化整合的范围包括基本医疗卫生服务在内的所有卫生服务，整合后卫生服务由集团统一供给，医疗卫生服务供给集团又称"区域医疗卫生服务供给集团"。下文从宏观医疗卫生服务供给视角出发，对区域集团化供给医疗卫生服务的历史形成逻辑进行阐释。

（二）区域医疗卫生服务集团化的动因与问题

我国医疗卫生服务供给侧变革走的是"行政化—市场化—社会化—区域集团化"的过程。医疗卫生服务集团化主要就是区域集团化，下面将对我国医疗卫生服务集团化的历史演变进行阐述，以揭示我国医疗卫生服务集团化的历史动因。

表 3 - 3　　　　　　　医疗卫生服务供给变革的历史演变

现实 分析 历史演变	改革效果	问题演绎
行政化	政府集中计划管理，公益性主导，有效抑制过度医疗，以最少投入获得最大健康收益	过度依赖政府行政手段易导致竞争力下降，影响社会福利和公共效率
市场化	政府财政负担下降，医疗机构管理加强，服务效率提升，民营医疗机构参与医疗供给	出现医疗供给倒三角与医疗需求的正三角悖论，医疗机构逐利倾向严重，政府出资人缺位
社会化	政府强化责任，增加公益权重，提高基层医疗卫生服务能力，推进医疗机构法人治理以改善服务效率，实行全民医保，控制药价	单靠国家对基层投入及国家从"补供方"向"补需方"的转变仍不足以改变医疗资源分布不均与资源浪费问题
区域集团化	通过纵向整合实现分级诊疗与双向转诊，提高医疗卫生资源的利用效率	区域集团内部多重法人的利益分割与剩余权分配存在问题。集团一体化受制于属地羁绊以及区域医疗市场的垄断趋势

资料来源：笔者自制。

1. 行政化供给时期。早在 1954 年 4 月，毛泽东就指出："卫生工作是一件关系着全国人民生老病死的大事，是一个大的政治问题。"[①] 1965 年 6 月，毛泽东结合当时特殊的历史背景，又做出了"要把卫生工作的重点放到农村去"[②] 的重要指示。那时候起，我国医疗卫生服务资源的配置主要通过政治来解决，这种政治指令的解决方式既体现了当时的承诺政治，也是对计划体制的灵活运用，这与当时我国医疗服务供给的资源稀缺与能力薄弱有关，当时我国医疗用户的服务购买能力不足，为实现有限医疗资源的公平分配，在农村实行县、乡、村三级医疗服务网。城市按照一级、二级、三级医院分层进行医疗服务的供给。在这三个层次的医疗组织中，低级别医疗机构主要负责医疗卫生服务的供给，确保居民能够享受到就近就医，高级别医疗机构主要解决疑难重症。当时的劳保医疗和公费医疗规定了严格的基层首诊与转诊，保证了医疗卫生服务的有序供给。[③] 计划经济时代特别注重政府的公益主导，但是，高度依赖政府行政手段的方式容易导致竞争力下降，影响社会福利和公共效率。[④] 这种医疗体制与当时集中计划管理体制是一致的，医疗卫生服务机构本身并不是预算单位，医疗行为与绩效无关，医疗用品由政府按计划供给，医疗收入全部上缴国家。在这种治理体制下，医疗卫生服务机构内部的成员对医疗机构只有剩余控制权，但没有剩余索取权。同样，医疗卫生服务机构的管理人员相对于直接管理它的政府来说也只有剩余控制权，而没有剩余索取权。

2. 市场化时期。改革开放以后，集体经济组织瓦解，直到 2000 年以前，农民几乎完全处于医疗保障覆盖的空白状态，没有了医疗保障及其所规划的就诊要求，农民可以自行选择医生与医疗机构获取医

---

① 刘雪松：《毛泽东与新中国医疗卫生工作》，《党史文汇》2020 年第 2 期。

② 李玲：《医疗卫生改革的问题与出路：毛泽东"六二六指示"的崭新探索》，《现代哲学》2015 年第 5 期。

③ 古钺：《职工医保制度的前世、今生和未来——新中国社会保险史话之四》，《中国社会保障》2019 年第 4 期。

④ 徐桂华、杨定华：《外部性理论的演变与发展》，《社会科学》2004 年第 3 期。

疗卫生服务。在城市，随着我国计划经济向市场经济的推进，国家计划经济向市场转型过程中税收政府的财力不足，卫生经费受到严重挤压，① 在这种形势下，政府既无力补需方，又无力补供方，还要基本满足社会的医疗服务需要，所以出现了顾此失彼的现象。这一时期，政府更多专注于搞活市场经济的目标。在政府财力有限、缺乏监管经验的情况下，政府基本放弃了医院的剩余权，但部分医院仍是供给医疗卫生服务的主体。由于医疗行为难以观察的特征及信息不对称，使得政府控制权形同虚设。政府剩余权的丢失虽然强化了医院自主性，但并没有改变医疗卫生服务供给机构的行政治理的性质与地位，国家仍然是按编制对医护人员实现身份管理，实质上仍然是行政化管理，出现的问题只是政府过程管理能力不足的结果，这个结果仍然由政府负责，政府仍然难以超脱于医疗卫生服务机构，也无法以第三方身份来评价与监管公立医院，所以，政府不能实现其导向与激励功能。医疗卫生服务机构的激励全部来自市场，在市场本身不规范的情况下很可能使机构偏离公益性而走向利益性。政府对医疗卫生服务机构的管理似乎处于一个悖论之中，一方面，为了医疗卫生服务机构的行为效率，应该给予医疗卫生服务机构全部的剩余权；另一方面，又有可能导致医疗卫生服务机构的行为失控。

从上述的分析很容易看到政府对医疗卫生服务机构管理进退两难的逻辑根源，即：（1）政府财力不足，既无力补供方，也无力补需方；（2）政府不得不让医疗卫生服务机构自收自支，同时降低医疗机构的准入门槛，政府希望通过医疗卫生服务机构自收自支养活自己，同时通过增加医疗市场主体间的竞争来提高服务效率，降低成本，减轻医疗用户的付费压力；（3）在竞争中，医疗卫生服务机构逐利行为失控，过度医疗出现，公立医院越来越大，社区卫生服务中心（站）的功能发挥不足，就医可及性与可获得性降低。这三点是层层递进的关系，从这个递进关系中，我们很容易看到问题诱发首因

① 王秀峰：《卫生改革 30 年历程回顾》，《卫生经济研究》2009 年第 1 期。

是当时政府财力不足。2005年，国务院发展研究中心和世界卫生组织"中国医疗卫生体制改革"联合课题组公布的调研报告中指出："医疗卫生体制出现过分商业化、市场化的倾向是错误的，违背卫生事业的基本规律。"①

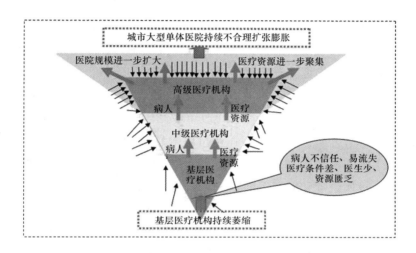

图3-3　医疗服务供给矛盾（"正三角"与"倒三角"）

资料来源：笔者自制。

3. 社会化时期。从2006年开始，政府提出"强基层、保基本"，强调政府在医疗卫生领域的责任。特别是2009年新医改以来，国家确立了"补需方"原则，对医疗卫生事业进行大规模财政投入。国家这时由"补供方"向"补需方"的转变显示出国家以"公益性"为导向的医疗卫生服务"社会化"日益明显的特征，国家主要做法有三个方面：一是要求医院以公益性为中心，2010年2月，《关于公立医院改革试点的指导意见》提出，坚持公立医院的公益性质，推进医药分开，改革以药补医机制；加快推进多元化办医，构建分级诊疗

① 丁刚：《人民时评：医疗改革急需清晰目标》，http://news.sohu.com/20050803/n226553318.shtml。

就医格局等。① 二是进行药物价格管制，我国于 2009 年 8 月正式实施国家基本药物制度，同年 9 月，《国家基本药物目录（基层医疗卫生机构配备使用部分）》付诸施行。2011 年 7 月国家基本药物制度初步建成。三是医疗卫生服务机构的法人化改革。2012 年 3 月，国务院印发《"十二五"期间深化医药卫生体制改革规划暨实施方案》文件，提出探索理事会等多种形式的公立医院法人治理结构，落实用人自主权，建立院长负责制和任期目标责任考核制，建立以公益性和运行效率为核心的内部分配机制等。②

由此，以"公益化"为主线的社会化改革在政府主导下发动起来。这时候的医疗卫生服务社会化改革深刻体现了政府的主导性，主要表现为三个方面：一是再度强调行政等级化的三级医疗卫生体系。基层卫生服务机构主要提供疾病防控、一般常见病、多发病的初级诊疗服务、慢病管理和康复等医疗卫生服务。政府要求城市医院对基层卫生服务机构进行技术支持、人员培训以带动医疗卫生服务持续发展。二是严格核定基层卫生服务人员编制，财务上通过"收支两条线"核定收支，并按"绩效考核"发放补助。政府承担其举办医疗卫生服务机构的基本建设、设备购置、服务业务、人员活动经费。三是通过基本药物制度，实行药品零差率销售。

另外，这时候政府也想通过扩大投入，推动不同层级医疗机构间的合作来解决医疗资源不足以及配置不合理问题，并提出探索法人治理来提高公立医疗机构的自主性与服务效率，但是政府的努力并没有从根本上扭转医疗资源倒挂的现象。国家在这一时期提出了分级诊疗和社区首诊，但大医院的市场份额比例仍然在节节上升，基层卫生服务机构的基本医疗业务面下降，甚至使得严格的"收支两条线"政策难以维持。在当时那种情况下，整个社会已经市场化，国家已经没

---

① 国务院：《关于公立医院改革试点的指导意见》，http：//www. gov. cn/ztzl/ygzt/content_ 1661148. htm.

② 国务院：《关于印发"十二五"期间深化医药卫生体制改革规划暨实施方案的通知》，http：//www. gov. cn/zwgk/2012-03/21/content_ 2096671. htm.

有足够的能力长久维持与 GDP 相比高比例的医疗投入。这意味着单靠国家对基层投入来强基层的方法并不能形成医疗资源的自动均衡配置与医疗卫生服务供给的社会化，而是需要医疗市场中较强的主体来补充弱的主体以改变医疗资源配置的"倒挂"现象，并提高医疗卫生服务供给的连续性、可及性、可负担性，于是政府提出了不同层级医疗机构间垂直整合的要求。

综上所述，集团化供给医疗卫生服务的动因是单靠国家对基层投入及国家从"补供方"向"补需方"的转变仍不足以改变医疗资源分布不均与资源浪费问题。区域医疗集团通过纵向整合实现分级诊疗与双向转诊，提高医疗卫生资源的利益效率，成为我国医疗卫生服务供给侧变革新的实现形式。我国政策推动下医疗卫生服务集团化不仅是医疗卫生服务机构之间的强强联合与规模扩张，而且是大型医疗卫生服务机构与基层医疗机构之间的纵向资源整合或基层医疗卫生服务机构与基层医疗卫生服务机构之间的横向整合。

二　区域医疗卫生服务的整合逻辑

医疗卫生服务集团化整合主要分为实体整合和非实体整合。实体整合的医疗卫生服务集团通常对集团内的机构、人事、财务、检验、诊疗、采购、信息等要素进行一体化建设，对各类资源进行充分整合，成立集团化管理机构，建立集团化管理体制，集团内部在机构设置、财务管理、人员招聘使用、检验结果互认、药品集中采购配送、医疗卫生资源调配、医保支付、信息共享等方面进行统一管理，科学规划集团内不同医院的功能定位，推动双向转诊，提高资源管理和使用效率，最大限度降低成本。非实体整合的医疗卫生服务集团则大多通过核心医院在品牌上、技术上和管理上对成员医院进行资源输出和合作帮扶，上下级医院建立双向转诊关系，进行人才支援，人才联合培养等措施，进行资源共享。[①] 前述内容就医疗卫生服务集团供给主

---

① 张平：《县域医共体建设的浙江承载》，《卫生经济研究》2018 年第 12 期。

体——区域医疗集团的历史形成逻辑进行了说明，随之而来的问题是，集团化整合如何有助于人们获得所需要的医疗卫生服务？当前医疗卫生服务供给的集团化整合逻辑是怎样的？

（一）卫生服务供给的整合在不同背景的外观

面向医疗卫生服务时，"整合（integration）"指一套针对特定人群的预防和治疗性的健康干预措施。通常这个群体按生命周期中的阶段所区分。① 例如儿童疾病综合管理、怀孕与分娩综合管理、青少年和成人疾病综合管理以及（不与特定生命周期有关）心血管风险的综合管理。这种形式整合的目的是目标群体中的个人接受所有适当的干预，如同客户在"一站式商店"的视角来整合。这是非常重要的，例如，结核病服务必须面对这样的事实，他们的许多客户可能是艾滋病毒阳性，营养不良，吸烟或患有糖尿病等其他疾患。这样，就出现究竟应将哪些干预措施组合，并且如何为这些干预措施提供最佳服务的管理支持系统的问题。

由于服务对象的多样性需要，而且这个对象的服务需要在多点完成，"整合性医疗卫生服务"可指多用途的服务提供点，类似一个社区人口分布在一个地点和一个总管理者之下。因为不同的层级有不同的功能与人员配置模式，初级、中级和三级的综合服务的特定的"形状"肯定会有所不同。这样，整合的例子包括多用途诊所、多用途外展的服务获得及一间综合管理其所有服务的医院，所有这些合并于系统内的董事会和一名行政人员的管理之下。从用户的角度来看，这种形式的集成的一个特性是有机会得到协调一致的护理，而不是单独获得干预措施。同样关键的问题是：究竟应该在"多用途"中包含哪些功能？如何最好地管理系统以支持这些服务传递点？这些问题说明，"整合性服务"在某种程度上意味着随着时间的推移实现照护的连续性，这甚至可能是对于慢性疾病的终身护理，或在一个人的生命周期中的较具

---

① R. R. Gillies, et al. , "Conceptualizing and measuring integration: findings from the health systems integration study", *Journal of Healthcare Management*, No. 4, Vol. 38, 1993, p. 467.

体阶段的连续护理，例如产前、产后、新生儿和儿童护理。

对于慢性病的治疗与护理的过程说明整合也指在空间上不同层次服务的纵向行为与过程，例如，区域医院、保健中心和保健站。在这种形式的综合医疗卫生服务中，总管理者负责不同层次的医疗资源配置并形成连续性的医疗照护网络。理想情况下，总管理者能够超越日常的关注，并对服务的提供层级作出战略性回顾。从顾客的视角看，这类整合型医疗卫生服务的一个主要特征是在上下层级或公私医疗机构间转诊的运作良好的程序。所以，整合，在这个意义上说，也可以是指组织带来的整合性决策和管理。在不同的层次上，共同决定医疗卫生服务的不同部分。

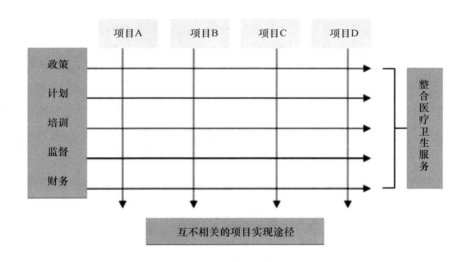

图 3 - 4　整合的内容与层次

资料来源：笔者自制。

按照上述将服务看作决策与管理来理解，这个定义可以呈现为上图所示。例如，三级医院与二级医院以及社区卫生服务中心（站）经过整合成为一个系统，这个系统也是一个地方性医疗卫生的服务团队，它可能对某一特定人口的健康状况负有总体责任，因而，它不仅承担医疗项目，还同时承担康复、卫生、预防等多重项目，这意味着这个系统不仅需要系统内整合，还需要系统外的拓展与整合，即承担公共、志愿和私营部门的合同服务。整合型的服务开展综合监督，例如，对社区卫生服务中心（站）的监督将涵盖中心工作的各个方面，要求使用标准化清单。在这个基础上，国家通常通过共同商定的卫生部门战略和卫生部门业绩回顾及联合审查等方式努力促进国家政策和业务的趋同，这是全行业整合的核心。这些整合很大程度是基于信息技术的发展，更进一步则是超越业务的协同，达到财务管理乃至产权的改变。也就是说，如果更多的整合性政策和管理职能有待实现，就需要对管理支持系统进行结构性改变。

更进一步地，整合的最后实现需要高级卫生管理人员和决策者在更宏观的层面上适当地划分政策、融资、监管或服务传递。这意味着综合不同的技术方案，但也考虑到整个网络的公共、私人和志愿保健服务，而不是孤立地看待公共部门。这也意味着把不同的发展伙伴集中起来。部门间政策一体化的例子并不少见。组织整合发生在不同的机构之间的兼并、契约或战略联盟之中。其中，服务整合的核心是用户，即服务的受众与服务提供者之间的整合，这两者的目的有很大差异，需要第三方治理，医疗保障机构的介入在医疗市场成熟的国家刺激医疗机构竞争，提高医疗服务质量，保护服务受众的利益，但这一机构介入扩大医疗服务整合的范畴与含义。

卫生服务的组织和管理，使人们在需要时得到他们所需要的照顾。它以用户友好的方式达到了预期的效果，并提供了性价比。这加强了这样一个事实，即一体化是达到目的的手段，而不是目的本身。显然有很多问题仍然在这个普遍性定义的背后继续。在实践中，可以从不同的角度或层面来看待"整合"，特别是从家庭或个人用户以及保健提供者来评价整合会得出不同的结论。从家庭或用户来考察整合，主要关注医疗照护服务的可及性、服务质量、转诊的简捷性及价格因素，主要体现为社区医疗服务中心与医院之间的垂直整合；从提供者来考察整合，主要关注社会效益或利润以及市场占领，因而，提供者整合主要体现为同类性质的医疗机构之间的水平整合。

（二）整合如何有助人们获得所需的医疗卫生服务

首先，对医疗用户来说，医疗卫生服务集团化整合意味着无缝、顺畅和易于引导的医疗照护。医疗用户希望得到协调一致的服务，尽量减少医疗用户预约次数和卫生设施利用次数。医疗用户希望卫生工作者了解他们的整体健康并且能与系统其他不同层面的工作者有效的沟通。社区卫生服务中心（站）的服务与二级或三级医院相比有很大不同。在我国中西部村级医疗机构，可能只有一名卫生工作者提供医疗服务。在基层，社区医疗卫生服务供给的能力与条件很弱，但有较高的空间可及性，所以提高基层的专业化程度是结构良好的服务传递系统的必要部分。这意味着村级医疗机构与三级医院的整合需要增加一个条件，以便让医疗用户更好地利用设备、用品、空间和工作人员。这个条件就是垂直整合。同此可以理解，要实现纵向整合，核心的改革内容包括加强基层能力建设、医院的改革和不同层级医疗服务提供者之间的协同合作。[1] 基层的医疗卫生服务的整合程度是衡量整个医疗卫生服务体系的整合程度的主要标准。[2]

医疗卫生服务组织垂直整合一个明显的目的是要通过医疗保险与提供者的一体化来提供医疗保健的无缝供给。[3] 重构医疗保健传递系统的动力来自医疗保健提供者压力。一个主要的变革冲动关联着成本抑制的需要。与这一关切相关的是，从服务费用偿还转向更多地使用人头合同和固定预算合同，在这些合同中，供应商成为成本中心而不是收入中心。新的现实要求更加重视疾病预防和健康促进，而不是提供医疗服务。垂直集成的设想是，当其他系统组件出现故障时，将三级医院的角色从系统的枢纽转变为外围的备份角色。显然，这样的一

---

① 杨洪伟、苗艳青：《论构建整合型服务与实现战略性购买》，《中国农村卫生事业管理》2019 年第 2 期。

② 胡志、陈少贤、李伟等：《卫生事业管理学》，人民卫生出版社 2013 年版。

③ S. M. Shortell, *Remaking health care in America: the evolution of organized delivery systems*, Jossey-Bass, 2000.

个主要转换需要重构治理与管理结构，需要组织价值与文化的重大转换，需要重新确定公司战略，以及重新定位资本筹集。

对于提供者来说，整合意味着单独的技术服务及其管理支持系统是同时或是以密切协调方式得到提供、管理、资助和评估。提供者在利润（或社会效益）驱动下更倾向于横向合并，这被看作医院及其他保健传递组织保持竞争力的必要的重叠的制度安排。横向整合经历了跨医院的成长与家庭照护链的扩散。从全国范围的投资人所有的更大的医院链到包含医疗贸易区的服务于地方市场的非营利体制，医院系统有很大差异。医院能得到存续依赖于这些机构确立与类似机构建立横向关系的能力。①

要改变医疗卫生服务领域由于部门或组织间的分割造成服务的非连续性，就要整合，垂直整合试图将管理原则从系统的一个部分应用到另一个部分，水平整合体现为单元间基于契约的交互关系，而不是单元内部的操作。在用户层面，人们希望通过垂直整合无限制提高服务的连续性，而在服务提供者层面，供应商则希望通过紧密的横向整合来降低成本，然而，无论是用户整合还是提供者整合都会造成区域性全病种或单一性病种的垄断，从而导致与整合目的相悖的结果，因而，医疗服务整合要有边界才能保证医疗服务连续性与竞争的平衡，医疗服务应避免高度的用户整合与提供者整合同时出现。

其次，集团购买的好处是分享了物理设备与资本并分担了庞大的运营基地的日益扩大的固定成本，这将会导致成本的降低以及低廉的服务价格。②

再次，这会导致规模经济，由于这些系统有相当多的可比较的类型的设施，一个更大的医院网络表明，用这样的一个系统可以让病人获得更多类型的服务。

---

① J. Goldsmith, "Can hospitals survive? The new competitive health care market", *Health Care Management Review*, Vol. 7, No. 2, 1982, p. 85.

② J. A. Alexander, et al., "An exploratory analysis of market-based, physician-organization arrangements", *Journal of Healthcare Management*, Vol. 41, No. 3, 1996, p. 311.

最后，服务传递网络的扩展，特别是区域性的非营利系统的扩展。区域性系统被看作是一种组织，这种组织带有一个大的中心轴心设备以及在偏远的地点的较小型设备。[①] 病人在偏远地点获得的服务可以在这种系统性的安排下得到改善。偏远的机构通过系统得到更好的管理、更多的资本并可以进入大额的购买协议。病人可从更好运营的机构获益并容易从核心医院得到更复杂的服务。[②]

（三） 当前医疗卫生服务集团供给的整合逻辑

一般而言，医疗机构作为具有相对自主性的法人组织，其整合的动机应该是来自自身，也只有来自自身，它才会是主动积极的。与内生动机相对的是外来动机，而外来动机主要来自它的利益相关方。就外来动机来说，最大的利益相关方是医疗用户，如果这些用户在就医的过程感受到了非整合医疗机构的不便，或者意识到整合的医疗机构比非整合的医疗机构能提供更好的就医感受与更低的就医支付，这时候，他们更愿意医疗机构整合。当前的事实是，患者很难在明显断裂和有缺陷的医疗卫生服务体系中获得高效和整合的医疗服务。[③] 医疗用户的意愿主要通过市场与政府来实现。另一个利益相关方则是政府，政府是公立医疗机构的举办者，也是可能的资助方，如果政府认为整合医疗机构能降低成本，提高效率，也会愿意促成医疗机构的整合。事实上，医疗用户是间接的相关方，但同时也是最根本的相关方，而政府是直接相关方。理论上政府是医疗用户办医的委托人，他们存在利益的一致性，因而两者间的动机应该是一致的。然而，由于知识、技能、信息、专业化及利益的影响，两者间的动机始终存在差距。这种差距的大小取决于政府与医疗用

---

① R. M. Mullner and R. M. Anderson, "A descriptive and financial ratio analysis of merged and consolidated hospitals: United States, 1980 – 1985", *Advances in Health Economics and Health Services Research*, Vol. 7, 1987.

② R. R. Gillies, et al. , "Conceptualizing and measuring integration: findings from the health systems integration study", *Hospital & Health Services Administration*, No. 4, Vol. 38, 2003, p. 38.

③ 余祖新：《陕西42 所农村医院医疗质量报告》，《中国医院管理》2006 年第 5 期。

户（公民）之间权利责任机制的相关度。如果是高相关度，意味着政府的表达接近于代表医疗用户的意见，这样一来，医疗机构整合的动机就可以简化为政府与医疗机构之间的二元关系。如果是低相关度，就意味着政府的表达不足以代表医疗用户的意见，此时就需要在前面的"二元关系"中增加医疗用户这一群体。由于医疗用户是一个非常复杂多元的群体，因此该群体内部的整合动机与愿望也自然而然复杂多元。与此同时，在医疗用户群体外部，还要综合考虑政府和医疗机构的利益诉求，此时三者之间形成一种交叉性的"三元关系"。相对于"二元关系"，"三元关系"势必会带来更为复杂、更不稳定的支持与反对。如此一来，整个医疗机构的改革与整合就会呈现出更加游离不定的局面。

医疗用户个体的力量微不足道，对医疗机构改革的影响几乎可以忽略不计，最大的影响来自代表医疗用户整体的政府，因此政府是改革的主要动力源之一。然而，从本质上看，政府的动力也是对医疗用户意愿的回应，尽管有偏差，但这种回应是长期的，即如果医疗用户对于医疗服务供给的碎片化或支付压力过大而不满，这种不满反馈到政府层面，政府就要考虑如何提高医疗服务传递的可及性与可获得性，这就增强了政府整合的动机，政府希望通过整合提高医疗服务供给的连续性并降低医疗服务的社会总成本。政府的整合要求来自社会的压力，体现了公众的愿望，表现出公益性。与此对应的另一方则是公立医疗机构，如果没有来自政府的压力，公立医疗机构的整合则需要机构利益互补的时机出现，这是经济性的要求。首先，从上级医院的立场来看，很多医院需要数量稳定的医疗用户才能维持其经营规模，因此需要社区将患者上转来扩充病源，与此同时，当床位或其他医疗资源不够时，也可将部分康复用户下转，这样便于医院有更多的资源用于疑难重症的诊疗。其次，从社区卫生服务机构的立场来看，社区卫生服务机构希望利用上级医院的资源来弥补基层的薄弱，提高基层的能力和口碑。这种彼此之间的相互需求，形成了上下级医疗机构（医院与社区卫生机构）合作的自发动力。由此可见，公立医疗机构的整合动力来自政府公益性与医疗机构的经济性需要，需要双方利益达成一致。① 然而，每一个医疗机构都是独立的法人单位，虽然属于政府，但政府已经将其在营收上推向市场，医院都是在按市场规则营运，因而，都有各自的利益诉求，它们希望剩余索取权与剩余控制权形成对应。然而，现在政府要将这些不同的利益单元捆绑在一起，这时候政府与医疗单元间有各自的动机，前者目标是社会性的，后者是经济性的。而且，医疗单元内部也存在经济利益的不一致性，这个时候，剩余权的分配就更加复杂化，经过整合，其中的医疗机构要交出剩余控制权，这就出现了两种权利的分离，这种分离不仅存在于政府与医疗机构之间，还存在于医疗机构内部之间，分配不好就会影响整合的社会效应与整合的可持续性。

因此，整合的一个原则是两种权利的对应性。但是，在我国医疗服务的整合过程中，刚开始出现的是基于技术的整合，这并不改变双方的产权关系与法人地位，也即没有改变整合双方的剩余权利。这种整合更多的情况下是根据双方富有弹性的协议形成的权利与义务关系，由于对未来整个合作过程无法预料，所以，这种协议只是一种软约束。在医疗服务的纵向整合中，医院对社区服务中心有专业技术与人力资源质量优势，后者需要前者来提升服务水平与能力，如果对两者进行非产权整合，需要前者进行事前投资，这就是关系专用性投资，这种投资能带来互惠，并且能够让付出按比例得到精确回报，比如说，双方为整合体采取的行动决定了医疗服务的数量、质量和效果，产生扣除双方初始投资成本后的净收益，但这是合作前的一种理想化的目标。患者的健康管理情况、前期治疗的情况以及转诊的情况影响着到医院就诊患者的数量和医疗服务的质量，如果能够准确预测患者的患病情况，并且明确社区对患者服务的内容和转诊的规范，则医院可以明确其医疗服务的内容和数量。如果双方提供合作服务的内

---

① 李玲、徐扬、陈秋霖：《整合医疗：中国医改的战略选择》，《中国卫生政策研究》2012 年第 9 期。

容与数量不存在不确定性，则两个管理者之间的绩效分配与货币转移支付是可行的，这样，一项最优的事前合同必定会使两个管理者的事前总净收益或总剩余最大化，① 双方通过事前计算使得双方的合作都能精确地得到相应回报，但由于不确定性的存在，这种事前假设几乎是不可能的。再比如说，在医保管理方面，不同法人单位间的医保资金的动态流转以及按功能差异的分类管理非常困难，这也使得整合管理变成了讨价还价的交易，导致管理成本大幅增加，并最终转换为交易成本。因此，事前投资者如果没有剩余索取权，其投资动力必然降低，最终形成无效的结果。

由于医院在前期的医疗市场竞争中获得了对社区的代替功能，一些声誉卓著的大型医院并没有事前投资的动力，也就没有通过契约与社区建立技术援助的愿望。但与此同时，一些地域性较弱的医院，由于自身技术水平和服务质量等问题，辖区内大量医疗用户会选择到辖区外的医院就医，造成了区域内医保基金的流失，在这种情况下，医院与地方政府都有进行医疗资源整合的动力以提高服务连续性与医疗质量，并且降低患者的就医成本。在我们的调研中，浙江德清县政府推动县域医共体建设正是出于类似的目的。从这方面看，即使有时候医院与社区卫生服务中心（站）的合作并不能增加双方的收益，但医疗服务连续性的提高可以减少无序就医，其价值从社会医疗费用的节约体现出来，正因为如此，为解决医疗机构间可能的协作问题，很多地方政府积极提出整合的要求，并且要求医院支援社区，然而，政府始终无法从技术上解决两者间的利益分配问题，并且松散型医疗集团缺乏利益共享机制和组织凝聚力，管理松散且低效，② 于是，基于契约的技术援助型医疗联合体开始由松散向紧密型转变，③ 这种转变

---

① 韩优莉、常文虎：《区域医疗服务体系纵向整合效应研究——不完全契约理论模型及应用》，《中国行政管理》2017 年第 11 期。

② 张翔、齐静、高梦阳等：《医疗联合体国内外研究现状及发展动态》，《中国医院管理》2017 年第 12 期。

③ 朱江汉：《我国医联体发展现状研究——基于文献计量学分析》，《智库时代》2020 年第 8 期。

不是市场主体的自发合作，而是政府推动的结果。

（四）医疗卫生服务集团化整合的边界

无论是公共事务还是私人事务，使之协调有序的治理机制可简化为三种模式：一是行政治理，即社会单元通过等级化组织中的上下关系，通过命令与控制的方式组织活动；二是市场治理，即市场主体间通过契约进行自愿交易，其协调机制的基本特征是选择与竞争；三是社群机制，即个体之间通过某种共同价值与规范的认同与遵守以协调活动，即信任与监督。① 在医疗卫生服务中，完全的整合实际上是对市场的背离，是行政治理的回归，所以，在公共服务市场化的基本趋势中，必须首先避免同时高横向与高纵向的"双高"整合或同时低横向与低纵向的"双低"整合，就后者来说，在区域范围内，基本不整合不是当前的选项，因为不整合背离了医疗服务连续性需求。然而，在区域范围内高度的横向整合，意味着同级医疗机构或单一病种医疗机构的一体化，意味着三级、二级医院及社区卫生服务中心（站）在同一层次的一体化，也意味着每一层次只有一家医疗机构，如果再在三个层次之间不整合，那就仍然不能解决医疗服务的碎片化问题，如果整合，就会造成在一个区域内只有一家医疗机构的垄断局面。即使三个层次的医疗机构不纵向整合，仅仅通过契约来解决合作问题，这种合作缺乏选择，就不能形成竞争关系，这违背了利用市场来提高医疗卫生供给服务的初衷。

这就是说，"双高"整合意味着要么区域范围内医疗卫生机构既无纵向分层，亦无横向分列，是区域内医疗机构的完全组合与统一，这是以单一医疗机构的内部分工来消灭医疗市场的做法，这与市场在资源配置中的基础性作用的定位是背离的。医疗市场提高医疗服务供给效率的根本原因在于医疗用户的就医及医疗机构间的合作具有选择性从而形成医疗主体间的竞争关系，因此，从这个意义上说，整合的

---

① 顾昕：《公立医院的治理模式：一个分析性的概念框架》，《中国医院院长》2018年第3期。

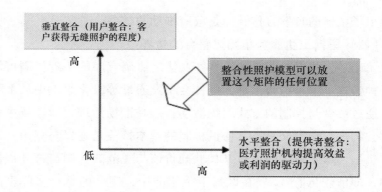

图 3 - 5　提供者整合与用户整合矩阵

资料来源：笔者自制。

边界就是保留医疗主体间以及客体与主体之间的选择性。然而，纵向整合取消了不同层次医疗机构间的合作选择，在这种情况下，医疗用户还有对纵向整合体的选择空间，而区域内同一层次的横向整合又取消了医疗用户的就医选择。杭州拱墅区的医疗卫生服务集团是取消区域内医疗用户就医选择的较为典型的失败案例。除此之外，合作选择空间也很重要，国际上，类似的实践如英国 NHS 模式，除了急诊，患者必须让家庭医生先进行诊治，当家庭医生无法解决时，由家庭医生介绍将患者转诊至专科医院，[①] 家庭医生与专科医院之间的合作具有充足的选择权利。相反，美国的凯撒模式中居民通过总额预付的方式注册成为会员，凯撒医疗会通过会员选择的服务项为其选择合适的医护人员、诊所和药房等，[②] 凯撒医疗服务体系虽然有效地整合了患者、医疗机构、医保机构实现利益共享，但是却剥夺了医疗用户就医的选择性。此时，区域内的垄断就形成了，为避免这种情况发生，区域内医疗市场的最基本要求就是要避免"双高"整合，即避免高横向整合与高纵向整合同时发生，在

---

① 于靖一：《英国 NHS 对我国社区卫生服务建设的启示及意义》，《劳动保障世界》2019 年第 23 期。
② 钱晨、王珩、李念念：《凯撒医疗及其对我国紧密型县域医疗卫生共同体建设的启示》，《中国卫生资源》2020 年第 2 期。

这个最低要求下进行医疗市场的调节与整合。事实上，只要有医疗用户就医或机构间合作一个层面的选择，就可以形成对整个体系内部单元的压力并将压力传导到机构的工作成员从而提高服务效率。

如此，可选择性对体系整合提出了基本要求与条件，这就是"一高"整合或整合的中间状态，即要求在医疗市场中，要么是高度横向整合，要么是高纵向整合，要么是两种整合模式不高不低的折中做法，这事实上是刻意保留竞争主体，所以，在区域性医疗卫生服务整合的实际操作过程中，大部分地区都会选择成立至少两家以上的医疗集团，目的是避免"一家独大"的垄断局面出现，让整合后的多家医疗集团之间形成一定竞争性。其次，由于公立医院国有产权属性，行政干预强，市场作用往往不显著，因此，即使在公立医疗机构占主体地位的国家，往往也会有意识地去扶持私营医疗机构，形成多元化的医疗卫生服务市场竞争格局。这里，我们可以将医疗市场非"双高"整合定义为医疗卫生服务的"不完全整合"现象，作为一个概念化工具来解释当前医疗卫生服务供给的基本情形。

出于竞争的需要，医疗市场的"不完全整合"要求意味医疗市场依然保留医疗行为与医疗能力的非连续性与重复性，会形成整合后残余的碎片，我们将这种现象称之为医疗卫生服务供给领域的"碎片化残余"，这种残余是为克服医疗市场主体的垄断而存在的，是一种缺陷，但这种缺陷并不是不可弥补的，可以通过基于"互联网＋"的信息技术手段来解决。比如，机构与医生的非一体化状态，有助于医疗提供机构、医生与医保的平衡与竞争，由此可以克服垄断造成的服务效益降低，这是一种基本趋势，特别是在中国这样医疗竞争市场缺失的国家，医生与医疗机构关系紧密，医保提供机构的监督功能缺失，医疗市场的垄断趋势很难逆转，构建以互联网为媒介的平台，可以实现居民的医保信息化建设和管理，[①] 在这种情况下，基于前述的

---

① C. A. Lin, et al., "Ethnicity, digital divides and uses of the Internet for health information", *Computers in Human Behavior*, Vol. 51, 2015, pp. 216 – 223.

"双高"整合是整合的天花板，也是整合的边界，这就是说，"不完全整合"，既可以作为一个实践边界，但只要有整合边界存在就有整合的不连续性，比如当民营医疗机构的特色治疗在特别情况下需要转诊，会由于体制差异形成医疗卫生服务的连续性不完全，此时求助于信息链就成了一个次优的弥补性选择。这就是说，在可整合机构间的整合可以深入到单一法人、单一产权的高度一体化状态以克服整合中各种体制障碍，而整合边界之外的机构间可以以信息技术为手段、以技术援助为目标、以契约为媒介形成合作关系以解决"不完全整合"下的医疗服务"碎片化残余"。另外，管理医院和医生之间的技术整合必不可少，这样医院与医护人员经常分享成本和利用数据，整合临床和财务信息，制定和传播实践指南，确立临床部门主管对其临床单位的损益和相关机制的问责，是系统取得成功的关键。这意味着要发展信息基础设施，搭建整合型的"互联网＋"医疗卫生服务信息化平台，利用信息平台在传递系统各要素之间建立联系，将不完全整合中的"孤岛""盲点"和"断端"相互联通，使得医疗服务系统各个部分或环节得以有序衔接和高效运转。这样就可以很好地理解医疗卫生服务供给的"不完全整合"在学理上与"碎片化残余""互联网＋"所形成的共生关系，从而形成了解释当前医疗卫生服务传递实践的一个新的理论基础，并形成一个概念化的解释框架。

第四章 区域医疗卫生服务集团化供给的关系结构

公共部门提供的卫生服务体系面临技术低效、[1] 资源配置效率问题突出（卫生资源不合理地向城市、大型医院流动）、[2] 公共部门对服务成本的追踪和控制较为松懈、资源很少能恰如其分地分配给最需要的患者、大城市三级公立医院常年处于超负荷状态[3]、公益性淡化[4]等一系列问题。2017 年 4 月 23 日，《国务院办公厅关于推进医疗联合体建设和发展的指导意见》（以下简称《意见》）发布，这份意见成为医联体全面建设的纲领性文件，不但规划了医联体发展地图，更明晰了医疗卫生服务集团化供给的建设要求。《意见》指出："到 2017 年末，所有三级公立医院都要启动医联体工作；到 2020 年，所有二级公立医院和政府办基层医疗机构全部参与医联体。"《意见》还首次明确了我国将推进建设的医联体四种模式：城市医疗集团模式、县域医疗共同体模式、专科

---

① M. A. Lewis, G. M. La Forgia and M. B. Sulvetta, "Measuring public hospital costs: Empirical evidence from the Dominican Republic", *Social Science & Medicine*, Vol. 43, No. 2, 1996, pp. 221–234.

② S. Bennett, "Promoting the private sector: a review of developing country trends", *Health Policy and Planning*, Vol. 7, No. 2, 1992, pp. 97–110.

③ 张菁、熊季霞：《基于委托代理理论的公立医院公益性淡化问题分析》，《医学争鸣》2017 年第 3 期。

④ 薛林南、线春艳、谈娜等：《公立医院治理改革的外部环境分析》，《医学与社会》2014 年第 11 期。

医联体和远程医疗协作网。① 本章主要分析医疗卫生服务集团的关系结构，从集团组织类型、组织关系两个内容展开。医疗卫生服务集团的主体不止包含三级甲等综合医院，作为一个集团，它还包含集团内其他各级医疗机构，如社区卫生服务中心（站）、乡镇卫生院等。

第一节　区域医疗卫生集团化组织类型

自 20 世纪 80 年代以来，因国家政策的调整，一些医疗机构迫于自身发展需要，开始学习借鉴西方国家的医疗卫生资源整合思想，探索国内医疗卫生集团化发展之路。经过三十多年的发展，我国医疗卫生集团化经历了萌芽发展期、初期发展期、快速发展期和深入发展期等多个时期，各个时期都有不同的整合要素和集团特点，其类型也各不相同，学者们对此做了大量研究。综观国内外众多学者的研究，可以将分类依据概括为：联结方向、联结程度、联结内容和区域跨度四个方面。

一　以联结方向为依据的组织类型

（一）横向型医疗卫生集团（模型图见图 4 - 1）

横向整合又称水平整合，是指在提供医疗卫生服务的过程中提

---

①　关于医联体建设的四种模式可以参见蛋壳研究院 2018 年发布的《医联体商业价值报告》。城市医疗集团模式：分为紧密型和松散型两种。以三级医院为牵头单位，联合若干城市二级医院、康复医院、护理院以及社区卫生服务中心（站），构建"1 + X"医联体，纵向整合医疗资源，形成资源共享、分工协作的管理模式。县域医疗共同体模式：县域医疗共同体是以县级医院为龙头、乡镇卫生院为枢纽、村卫生室为基础的县乡一体化管理模式，与乡村一体化有效衔接，形成县乡村三级医疗卫生机构的分工协作机制。专科医联体：医疗机构之间以专科协作为纽带形成的医联体，以一所医疗机构特色专科为主，联合其他医疗机构相同专科技术力量，形成区域内若干特色专科中心，提升解决专科重大疾病的救治能力，形成补位发展模式。远程医疗协作网：由公立医院面向基层、边远和欠发达地区提供远程医疗、远程教学、远程培训等服务，利用信息化手段促进资源纵向流动，提高优质医疗资源可及性和医疗服务整体效率。

供相似服务、具有相同功能的医疗卫生机构之间进行的协作①。它将若干提供相似服务内容和水平的医疗机构整合成一个新的集团，进行统一的管理。其目标主要是整合组织资源，扩大规模，形成规模优势，提高资源利用的效率。② 国内典型的横向型医疗卫生集团代表有：上海的申康模式，横向整合上海市的 38 家医院，由上海申康医院发展中心进行统一管理。杭州拱墅模式，横向整合拱墅区 8 家社区卫生服务中心（站），成立区医疗卫生服务管理中心进行统一管理。

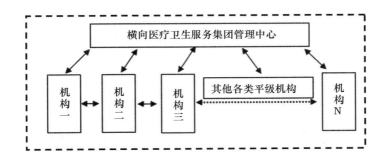

图 4 - 1　横向型医疗卫生服务集团模型

资料来源：笔者自制。

（二）纵向型医疗卫生服务集团

纵向整合（模型图见图 4 - 2）在当前分级诊疗、双向转诊的理念下显得尤为重要，它将若干不同水平、不同级别，且能提供差异化服务的医疗机构整合成一个新的集团，进行统一的管理③，其目标主要是增加服务的可及性和连续性，从而促进质量的改进及效率的提高，是当前非常热门的整合方式。一家或多家实力（规模、技术、人才、资产、资本、管理等方面）较为雄厚的公立医院牵头，以所有

---

① 赵丹丹：《上海医疗资源纵向整合研究》，复旦大学，博士学位论文，2008 年。
② 高解春：《医联体如何破题》，《中国医院院长》2013 年第 11 期。
③ P. R. Kongstvedt, *Essentials of managed health care*, Jones & Bartlett Publishers, 2013.

权、技术、管理等为纽带，通过纵向整合（垂直收购、托管、合作协议等）的方式，整合若干社区服务中心形成的医疗卫生服务集团。纵向型集团出现相对较晚，大约在 20 世纪 90 年代以后，组成纵向型医疗卫生服务集团的医疗机构规模不太相似、功能相差各异，以相对实力强的医疗机构为核心，带领多个卫星医疗机构形成"中心轮辐模式"，促进分级医疗体系的建立、双向转诊机制的实现，有助于扩大机构的服务范围和领域，保证患者治疗的持续性，建立分级、有序的就医秩序。相对实力强的医疗机构（省级、市级医院等）扶持（远程会诊、专家定期下沉讲解等）相对实力弱的医疗机构（县级、基层医院等），提高县级医院和基层卫生服务机构的服务能力，解决基层卫生服务机构面临的信任困境。

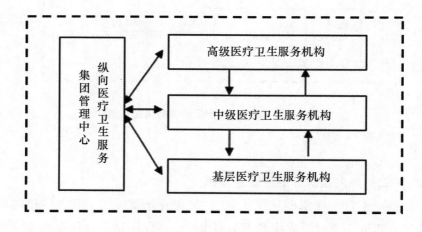

图 4 - 2　纵向型医疗卫生服务集团模型

资料来源：笔者自制。

（三）横纵交叉型医疗卫生服务集团（模型图见图 4 - 3）

经过深入的分析和对比发现，纯粹的纵向整合不多见，目前大部分医疗卫生服务集团化采用的是横向与纵向交叉整合。横向整合指将若干提供相似服务内容和水平的医疗机构整合成一个新的集团，进行统一的管理。其目标主要是整合组织资源，扩大规模，形成规模优势，提高资源利用的效率。[①] 而横纵交叉型医疗集团在纵向上，按照医院级别、水平和规模等进行多级的纵向整合；在横向上，主要是按照区域范围、功能定位等，对基层的医疗卫生机构进行平级的横向整合。

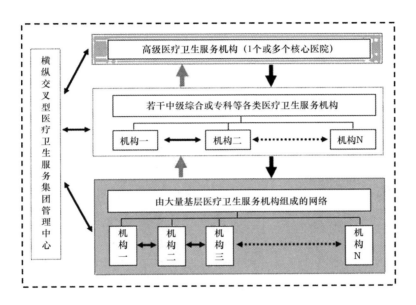

图 4-3　横纵交叉型医疗卫生服务集团模型

资料来源：笔者自制。

二　以联结程度为依据的组织类型

这种集团化组织方式可分为紧密型、半紧密型与松散型三种类型。[②]

---

①　高解春：《医联体如何破题》，《中国医院院长》2013 年第 11 期。

②　熊肇明、滕宏飞、于宏等：《公立医院医疗集团运行模式的探索与思考——以上海某医疗集团为例》，《中国医院管理》2017 年第 11 期；林振威：《基于医联体模式的分级诊疗服务体系评价》，华中科技大学，硕士学位论文，2016 年；陈瑶、代涛、马晓静：《医疗集团改革实施效果研究——以江苏省某市为例》，《中国卫生政策研究》2013 年第 8 期；代涛、陈瑶、韦潇：《医疗卫生服务体系整合：国际视角与中国实践》，《中国卫生政策研究》2012 年第 9 期。

（一）紧密型医疗卫生服务集团

紧密型医疗卫生服务集团是我国效果最佳的医疗卫生服务集团化形式。集团采用的是实体性整合模式，其成员单位之间主要以产权为纽带，集团核心医院通过直接举办、购买、兼并等多种形式对成员单位的资产和所有权进行重组，建立一个独立的集团法人，重新梳理集团内部治理结构，对所有成员单位的人、财、物等资源进行统一调配，实行集团一体化管理。以下是典型案例。

典型案例——深圳市罗湖医疗集团

2015年8月，深圳市罗湖区对5家区属公立医院和35家社康中心进行集团化改革，将其整合成一个法人单位，成立罗湖医院集团，组建唯一法人代表的医院集团。改革后，集团对辖区医疗卫生资源进行全面整合优化，构建贯通"罗湖中医院—社康—家庭"为一体的诊疗制度，整合了5家区属医院和24家社康中心，成立了6个资源共享中心、6个行政管理中心，建立了6个管理中心和9个资源中心。实行人财物"一体化"统一管理，实现了集团内人才相互共享、技术相互支持、检查相互认同、处方相互流动、服务无缝衔接，有效推动了分级诊疗，不仅有效提高了诊疗效率，还极大地降低了运营成本。此外，罗湖医院实行管办分离的办医体制，将医院的行政级别取消，建立公立医院法人治理结构，落实公立医院人事管理、内部分配、运营管理的自主权。探索建立现代医院管理体制机制，实施医院集团的"出资人"制度，制定集团及下属单位的管理团队聘任和考核制度。集团内成立理事会，实行理事会领导下的院长负责制。

（二）半紧密型医疗卫生服务集团

半紧密型医疗卫生服务集团采用的是半实体性整合模式，其成员单位之间主要以经营权为纽带，集团核心医院凭借雄厚的实力，与实力较薄弱的成员单位签订长期委托管理协议，全面负责被托管成员单位的运营管理，组建集团。集团内各成员单位间的财产归属不变，核心医院依托自身先进的管理理念和医疗技术，带动和支持被托管医疗机构更好更快地发展。值得一提的是近年来医疗卫生机构（尤其是民营医疗领域）的连锁经营模式得到快速发展，该模式也属于半紧密型医疗集团类型范畴。

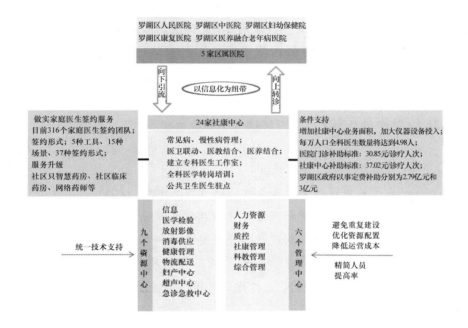

图4-4　罗湖紧密型医疗卫生服务集团的组织机构和运行管理架构
资料来源：笔者自制。

国内半紧密型医疗卫生服务集团典型代表：一是医院托管模式，如青岛大学医学院松山医院联合体、上海仁济医疗集团、宜宾市第一人民医院医联体等。以"仁济模式"[①] 为例，上海仁济医疗集团为被

---

① 陈向国：《上海仁济医疗集团："15＋1"的新战略》，《中国卫生产业》2006年第11期。

托管医疗机构建立管理委员会，在不改变被托管医疗机构产权归属的前提下，将被托管医疗机构的"所有权"和"经营权"分离，由仁济医疗集团派出管理团队，参与被托管机构的日常管理和决策，统一管理标准、规范服务标准和流程、制定员工行为规范、考核制度等。二是连锁经营模式，主要以民营医疗集团为主，如北京中美集团、凤凰医院集团、三九药业集团、通策医疗集团和爱尔眼科医院集团等。其中通策医疗在全国各地开设了近 30 家口腔医院，是中国大型口腔医疗连锁机构。① 爱尔眼科医院集团是知名全球连锁眼科医疗机构，截至 2018 年，已在中国大陆 30 个省市区建立 270 余家专业眼科医院，在美国、欧洲和香港开设有 80 余家眼科医院。预计到 2020 年，兴建 1000 家具有竞争力的专业连锁眼科医院。②

调查案例——湖北咸宁

咸宁的医疗卫生服务集团以托管模式著称。2011 年，咸宁市将本市唯一的三甲医院咸宁市中心医院，交由华中科技大学同济医院托管，这在我国医疗机构托管史上是一件经典案例。其托管的基本内容包括：一是为保证托管工作的顺利进行，托管期内，将原"咸宁市中心医院"名称调整为"咸宁市中心医院/华中科技大学同济咸宁医院"，但咸宁市中心医院的医疗机构执业许可证、组织机构代码证、药品调剂许可证等署名均保持不变。二是作为受托方，同济医院拥有咸宁市中心医院的行政管理权、人事调配权和经营决策权三大权力，依托自身先进的医院运营管理经验和丰富的医疗资源，对咸宁市中心医院人、财、物进行全面管理和运营。同济医院每年按咸宁市中心医院实际收入的 2% 收取托管费，作为托管报酬。三是开通同济医院与咸宁中心医院之间的双向转诊"绿色通道"。通过系统性的"输血"，将同济医院

---

① 根据通策医疗集团官网资料整理：http：//www.tcmedical.com.cn/about.html。
② 根据爱尔眼科医院集团官网资料整理：http：//www.aierchina.com/jjae/jianjie.html。

先进的医院管理经验和医疗技术"输入"咸宁市中心医院,全面提升咸宁中心医院的管理和技术水平以及医疗服务能力。四是同济医院还定期在咸宁市中心医院举办相关学术讲座,并无偿接收咸宁市中心医院的员工来同济医院进修和学习。在医院科室建设方面,将同济医院与咸宁市中心医院的职能部门进行全面对接。把同济医院业已成熟的管理经验和管理模式移植到咸宁市中心医院中,强调对临床一线的服务,不断提高职能部门的工作能力。

(三) 松散型医疗卫生服务集团

松散型医疗卫生服务集团采用的是非实体性整合模式,其成员单位之间主要以技术为纽带,集团内实力雄厚的核心医院与实力较薄弱的成员单位签订技术合作协议,集团内部各成员单位之间不涉及任何资产和人员的变更,也不涉及经营管理上的交叉干预,核心的合作内容是人员、技术、培训等层面的指导和协作。该类型不具备实体集团的组织要素,属于虚体性集团,比较容易实现,可以把它看成是具有合作和帮扶目的属性的一般性联盟组织。但如果没有科学合理且符合各成员单位利益需求和可持续发展的联盟运作机制,很容易出现"'集'而不'团',有名无实"的现象。

国内松散型卫生服务集团典型代表:山东省千佛山医院,在2011年到2016年期间,与省内17个地市中的13个地市(日照、青岛、滨州、东营四地市尚未建立)60多家县市级医院先后建立了全面合作关系,组建了"千医集团"。千佛山医院凭借自身强大的地域优势或学科优势,与各成员单位签订合作协议或契约,从而建立起协作经营关系。集团内部各成员单位之间没有隶属关系,各医院在经营上独立自主,即产权、财务、资产、人员管理等均保持不变,各成员单位需独立承担对应的民事责任。[①]

---

① 张寅景、孙逊、李婷:《我国医院集团发展现状与对策分析》,《解放军医院管理杂志》2007年第6期。

表4－1　　紧密型、半紧密型和松散型卫生服务集团化供给的
各类型特征对比

类型	集团性质	联结纽带①	联结内容	联结方式	管理形式	集团效益②
紧密型	实体性	产权	对集团内的人、财、物等资产进行全面整合	兼并式：资产重组或收购兼并	全部一体化集中管理	最好
半紧密型	半实体性	经营权和医疗服务产品的战略整合③	对被托管成员单位进行全面管理和经营	托管式：委托管理或连锁经营	除产权外的集中管理	次之
松散型	虚体性	技术	人员、技术、培训等方面的相互交流和支援	契约式：不做资源属性变更的松散协作	非实体联盟的独立管理	最次

资料来源：笔者自制。

三　以联结内容为依据的组织类型

从医疗卫生服务集团的联结内容来看，可以分为综合性医疗卫生服务集团和专科性医疗卫生服务集团。④ 所谓综合性医疗卫生服务集团顾名思义是由各级各类综合性医疗卫生机构为主体组成的医疗集团，是目前我国医疗集团的最主要形式。所谓专科性医疗卫生服务集团是指在一定的区域范围内，由一家专科技术能力非常强的医疗机构牵头，集合相关医疗机构，与成员单位签订对口帮扶协议，充分发挥其学科优势，形成"以强扶弱"的专科对口帮扶形式，促使优质医疗资源向下流动⑤，其目的是在某一专科领域结对

---

① 毛瑞锋：《医院集团化建设的实践与理论探索》，《企业改革与管理》2016年第10期。
② 方鹏骞、林振威、陈诗亮等：《医联体联动模式及其核心医院改革前后综合效益分析——以武汉市为例》，《中国医院》2014年第7期。
③ 方鹏骞：《"医院集团化"的规模该如何把握？》，《中国卫生人才》2012年第12期。
④ 黄柳：《学科医联体诞生》，《中国医院院长》2014年第14期。
⑤ 王茜：《天津医联体建设的研究与探索》，《继续医学教育》2015年第12期。

抱团，促进专科疾病分级诊疗，提升基层机构专科疾病诊治水平。[1]目前全国各地正积极开展形式多样的专科医疗集团建设探索，如北京儿童医院集团、北京积水潭医院骨科医联体、北京中日友好医院呼吸专科医联体、爱尔眼科医疗集团、天津专科医联体、复旦大学儿科医联体、杭州口腔医院集团等。很多专科疾病患者不需要到综合医院治疗，一定程度上缓解了综合性医院的看病压力和区域内专科医疗卫生资源紧张的问题。[2] 上海申康医院发展中心副主任高解春曾评论：相比较纵向"医联体"，以学科为依托的专科性医联体内涵更加丰富，在整合优势资源、惠及患者、促进学科发展方面无疑进步更大。[3]

四 以区域跨度为依据的组织类型

《国务院办公厅关于推进医疗联合体建设和发展的指导意见》中重点推荐了城市医疗集团、县域医疗共同体、跨区域专科联盟和边远贫困地区远程医疗协作网 4 种医联体组织模式。[4] 以区域跨度划分，前两种属于区域性医疗卫生服务集团，是我国目前最主流的卫生服务集团化供给形式。[5][6]

（一）区域性医疗卫生服务集团

区域性医疗卫生服务集团是指综合参考医疗卫生机构的位置分布情况和民众就医的实际需求情况，以优化或建立科学合理的就医格局和就医秩序为目标，最大限度地方便群众看病就医，其主要做法是在

---

① 刘文生：《创建专科医联体：中日医院敢为天下先》，《中国医院院长》2017 年第 1 期。

② 张怡、杨洋、李笠等：《专科型医联体管理模式的构建》，《中国卫生质量管理》2016 年第 5 期。

③ 黄柳：《学科医联体诞生》，《中国医院院长》2014 年第 14 期。

④ 国务院办公厅：《关于推进医疗联合体建设和发展的指导意见》，http://www.gov.cn/zhengce/content/2017-04-26/content_5189071.htm。

⑤ 陆志成、张晓丹、金珠等：《上海某医联体医患双方对双向转诊的认知调查与分析》，《中国卫生质量管理》2018 年第 2 期。

⑥ 万祥波、朱夫、杨扬：《镇江市建立紧密型医疗联合体的探索和实践》，《中华医院管理杂志》2013 年第 4 期。

一定的规划区域内，跨行政隶属关系，跨资产所属关系，充分整合各级各类医疗卫生机构的资源，建立一个相互较为密切协作的新型医疗卫生服务集团。具体形式主要有城市医疗集团和县域医共体，其整合范围主要以县和区（含市本级）为单位，此外也有少量目前正在探索的更大规模的区域性纵向一体化医疗集团形式，如浙江省湖州市正在探索的涵盖市、区、乡镇和村四级网络的"城市医共体"模式。

1. 城市医疗集团：是指针对城市地区（不含县级城市）的一种医疗资源整合和集团化供给形式。《国务院办公厅关于推进医疗联合体建设和发展的指导意见》中对其描述的要点是：（1）适用区域：市级以上城市；（2）牵头医院：当地三级公立医院或其他业务能力较强的医院；（3）整合范围：所在城市的社区卫生服务机构、护理院和康复机构等；（4）管理模式：资源共享和分工协作；（5）联结纽带：人才共享、技术支持、检查互认、处方流动和服务衔接等；（6）如：江苏镇江康复医疗集团、南京市鼓楼医疗集团、上海申康医疗集团、深圳罗湖医疗集团等。

2. 县域医共体：是县域医疗卫生服务共同体的简称，它是一类在县域范围内开展紧密型医疗资源整合和集团化供给的形式，主要以县级医院为龙头、乡镇卫生院为枢纽、村卫生室为基础，与乡村一体化管理有效衔接，实行县乡一体化管理。充分发挥县级医院的城乡纽带作用和县域龙头作用，形成县、乡、村三级医疗卫生机构分工协作机制、管理机制规范、专家团队资源、双向转诊服务、信息资源共享、医保管理模式等全方位一体化[1]，覆盖预防—治疗—康复等全服务过程，服务更加连续，目标、责任、利益、服务、管理和发展高度统一[2]，相对于医联体，医共体的理想状态是"连体又连心"的一家

---

[1] 王文婷、陈任、马颖等：《分级医疗背景下的安徽县域医疗服务共同体实施路径》，《中国卫生资源》2016 年第 6 期。

[2] 尹红燕、谢瑞瑾、马玉龙等：《安徽省医共体模式的探索和实践》，《中国卫生政策研究》2017 年第 7 期。

人①。如：北京市西城区医共体、安徽天长市域医共体、浙江德清县域医共体、福建省三明市医共体等。

（二）跨区域医疗卫生服务集团

跨区域医疗卫生服务集团的主要形式是跨区域专科联盟（含民营大型医疗集团，如：跨区域连锁医疗机构等）和远程医疗协作网，也包括少量的国家级和省级公立医院跨区域参与的医疗卫生服务集团。

1. 跨区域专科联盟：根据不同区域医疗机构优势专科资源，以若干所医疗机构特色专科技术力量为支撑，充分发挥协同网络的作用，以专科协作为纽带，组建区域间若干特色专科联盟，形成补位发展模式，重点提升重大疾病救治能力。目前国内最成功的典型案例是北京儿童医院集团，成员单位覆盖了华北、华南、西南和中部地区，总数达 700 多家，是国内规模最大的跨省医疗联动体，集团成员之间通过学术交流、科室共建、远程会诊、专家团队赴各地巡诊手术等方式，实现了专家、临床、科研、教学、管理、预防 6 个共享，不仅提升了集团医院的综合水平，甚至还带动了全国儿科整体水平的提升。

2. 远程医疗协作网：按照国务院的部署，远程医疗协作网重点面向基层、边远和欠发达地区建立。鼓励公立医院向基层医疗卫生机构提供远程医疗、远程教学、远程培训等服务，利用信息化手段促进资源纵向流动，提高优质医疗资源可及性和医疗服务整体效率。目前国内最成功的典型案例是中日医院远程医疗网络，中日医院是我国较早开展远程医疗探索的医疗机构，目前已经与全国超过 2000 家医疗机构建立了合作关系，以"互联网 +"技术和平台为依托，每年不仅是提供大量优质的远程医疗会诊业务，还开展远程医疗培训和教育等工作。

除上述相关类型划分外，医疗卫生服务集团的其他分类标准还有以连接纽带为分类依据的产权纽带型、管理纽带型、品牌技术纽带型

---

① 胡善联：《保供稳价重在破解供需不平衡》，《中国卫生》2019 年第 12 期。

和联盟协议纽带型①；以医疗机构重组的动因和操作特点为分类依据的市场型和非市场型②；以整合方式的具体差异为分类依据的协作经营型、连锁经营型、兼并经营型和资产重组型②③④；以组成形式为分类依据的大中型医院集团、阶梯型区域医疗集团和跨领域医疗集团⑤；以核心医院与基层医疗卫生机构的合作模式为分类依据的直管模式、托管模式、院办院管模式、兼并重组模式、合作援助模式和联合模式⑥。这些类型划分要么近似于或包含于前述四类分类；要么属于前述四类分类方法的子领域；要么属于狭义范畴的分类方法，不具有广义代表性，因此本书在此不做详细展开。

表4-2　以区域跨度为依据的类型划分医疗卫生集团的四种主要形式

集团化形式		区域范围	主要做法	整合纽带	建设目标
区域医疗集团	城市医疗集团	设区的市级以上城市	由三级公立医院或者业务能力较强的医院牵头，联合社区卫生服务机构、护理院、专业康复机构等	以人才共享、技术支持、检查互认、处方流动、服务衔接等为纽带	形成资源共享、分工协作的管理模式
	县域医共体	县域	以县级医院为龙头、乡镇卫生院为枢纽、村卫生室为基础的县乡一体化管理，与乡村一体化管理有效衔接	发挥县级医院的城乡纽带作用和县域龙头作用	形成县乡村三级医疗卫生机构分工协作机制，构建三级联动的县域医疗服务体系

---

① 李洪兵：《我国医院集团形成机制研究》，《中国医院管理》2007年第2期。

② 宫芳芳、孙喜琢、胡国萍等：《我国公立医院集团发展现状及展望》，《现代医院管理》2013年第3期。

③ 陶琳：《医院集团产权制度与治理结构研究》，《中国卫生事业管理》2007年第11期。

④ 潘常青：《上海市某医院集团管理模式与运行现状》，复旦大学，硕士学位论文，2010年。

⑤ 范靖：《阶梯型区域医院集团模式研究》，南方医科大学，硕士学位论文，2012年。

⑥ 陈航、王钰、王文娟：《三级医院和社区卫生服务中心合作现状研究综述》，《医院院长论坛》2012年第6期。

续表

集团化形式		区域范围	主要做法	整合纽带	建设目标
跨区域医疗集团	跨区域专科联盟专科联盟	跨区域	根据不同区域医疗机构优势专科资源，以若干所医疗机构特色专科技术力量为支撑，充分发挥国家医学中心、国家临床医学研究中心及其协同网络的作用	以专科协作为纽带	组建区域间若干特色专科联盟，形成补位发展模式，重点提升重大疾病救治能力
	远程医疗协作网	边远贫困地区	面向基层、边远和欠发达地区建立远程医疗协作网，鼓励公立医院向基层医疗卫生机构提供远程医疗、远程教学、远程培训等服务	以信息化手段为纽带促进资源纵向流动	提高优质医疗资源可及性和医疗服务整体效率

资料来源：笔者自制。

第二节　区域医疗卫生集团化的组织关系

由于医疗卫生服务集团化组织是极其复杂的一类组织形态，涉及"政、医、患、药、保"等不同利益群体，[①] 其改革一直是一项世界性难题。根据利益相关者理论，我们可以将医疗卫生医疗集团的利益相关者分为政府部门、医疗集团化组织、各级医疗机构及管理者、医院职工、患者、社区、社会公众和新闻媒体。从这些利益相关者出发，可以理出三个主要的内外关系结构：医疗集团化组织内部各医疗机构的关系结构、医疗集团化组织与各级医疗机构的关系结构、政府部门与医疗集团化组织的关系结构。而且这些集团化组织从形式或实质上形成了其自身的法人地位，并不同程度地形成法人治理结构，从而在集团化组织内部又形成了理事会、监事会、管理层的新型关系，

---

① 郭蕊、韩优莉、吴欣：《公立医院法人治理结构改革的难点与挑战——基于利益相关者理论视角下的探讨》，《中国医院管理》2012年第12期。

并与外部形成了新的联系，在这种结构下，它们之间又构成了环环相扣的委托代理关系。

一　政府部门与集团间的组织关系

当前医疗卫生服务集团化组织多数表现为纵向整合组织，少数为横向与纵向的交叉整合，但其目的在于医疗资源的下沉以提高医疗服务的可及性与可负担性，少数集团化组织有民营医疗机构参加，这决定了公立医疗机构的主导性，也决定了政府与集团化组织的关系的紧密性。目前，政府与公立医疗卫生服务集团化组织关系有多种形态，一种是松散型或半紧密型，另一种是紧密型，前一种情形是，集团的成员仍保持各自的独立法人地位，并没有形成集团法人，仍然保持着党领导下的院长负责制；后一种则在形式上或实质上建立法人治理结构，这种结构要求所有权与经营管理权的分离，这就势必存在委托代理关系，所有人将经营管理权授权给专业化的法人执行。委托代理理论（Principal-agent Theory）最早由美国经济学家伯利和米恩斯①在《现代公司与私有财产》一书中提出，是指所有权和经营权分离，企业所有者保留剩余索取权，而将经营权让渡。现代意义的委托代理之概念最早由罗斯提出："如果当事人双方，其中代理人一方代表委托人一方的利益行使某些决策权，则代理关系就随之产生。"② 委托代理关系能够实现效益的最大化，因为代理人拥有比委托人更高的专业性和技术性，专业性的分工解放了代理人的生产力，同时也减少了委托人的成本，从而让委托人实现收益最大化。

委托代理关系普遍存在于社会，医疗领域也不例外。如苏晓燕和熊季霞③基于委托代理理论对我国公立医院四种法人治理模式进行了

---

① ［美］伯利·阿道夫·A.、米恩斯·加德纳·C.：《现代公司与私有财产》，商务印书馆 2005 年版。

② S. A. Ross, "The Economic Theory of Agency: The Principal's Problem," The American Economic Review, Vol. 63, No. 2, 1973, pp. 134 – 139.

③ 熊季霞、苏晓燕：《基于委托代理理论提升公立医院综合绩效的法人治理改革设计》，《中国卫生事业管理》2016 年第 2 期。

比较分析、张菁和熊季霞[1]基于委托代理理论对公立医院的公益性淡化问题进行了分析、姚银銮等[2]对我国药价改革进行了委托代理模型分析。从广义上来说，医疗卫生服务集团的委托代理关系可以分为六层，分别是全体公民与政府部门、政府部门与医疗集团理事会、理事会与管理层、管理层与各级医疗机构、医疗机构与医护人员、医护人员与患者。从狭义上来看，它仅包括三层委托代理关系：政府部门与医疗集团理事会、理事会与管理层、管理层与各级医疗机构，政府与公民的契约关系、医疗机构与医护人员的契约关系以及医护人员与患者的契约关系不再赘述。

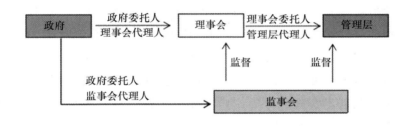

图 4 - 5　政府与医疗卫生集团的关系结构

资料来源：笔者自制。

（一）政府与理事会之间的委托代理关系

政府是医疗集团的出资人，有着建立医疗集团投资融资机制，规范医疗集团内部与外部治理机构的权利。[3] 政府对医疗集团拥有国有资产的所有权，但是它既没有精力、也没有能力直接管理各级医疗机

---

① 张菁、熊季霞：《基于委托代理理论的公立医院公益性淡化问题分析》，《医学争鸣》2017 年第 3 期。

② 姚银銮、周亮亮、熊季霞：《信息不对称条件下我国药价改革的委托代理模型分析》，《中国卫生事业管理》2018 年第 4 期。

③ P. A. Boling and B. Leff, "Comprehensive Longitudinal Health Care in the Home for High-Cost Beneficiaries: A Critical Strategy for Population Health Management. ", *Journal of the American Geriatrics Society*, No. 10, 2014, pp. 1974 - 1976.

构。长期以来，政府将医院的管理工作托付给医院院长，而医院院长作为政府卫生行政部门的代理人，可能追求的是个人利益的最大化，即最大化工资津贴以及获得闲暇时间，与政府办医的公益性目标存在冲突，甚至是背道而驰。另外，医院院长并非专业性的管理人员，不是经由选聘而来，而是依赖于政府卫生行政部门的委派指定，其管理能力有限。成立医疗集团之后，所有权和经营管理权实现分离，理事会成为政府卫生部门的代理人，管理医疗集团。所以，政府和理事会之间便形成了医疗集团的第一层次的委托代理关系。理事会受政府委托来管理医疗集团，对政府负责，受政府委托的监事会监督。

（二）理事会与管理层之间的委托代理关系

理事会是医疗集团最高决策机构，理事会由内部理事会和外部理事会组成。理事会受政府出资人的委托指导，监督医疗集团的经营管理活动。但是，理事会也不是直接地管理医疗集团，而只是拥有医疗集团重大事项的决策权，负责制定和实施医疗集团总体发展规划、年度计划以及制定实施医疗集团内各成员单位医疗业务范畴、诊疗规范、专科建设以及质量控制标准等重大事项。理事会成员并不一定具有专业的医疗事业管理能力，因此，理事会可以聘任具有管理才能的专职管理人员来管理医疗集团的日常工作，我们将这个管理者称之为"医疗集团 CEO"。医疗集团 CEO 经理事会授权，可以选聘管理人员组建管理层，负责医疗集团的日常事务，执行理事会的重要决策。这就形成了医疗集团中第二层的委托代理关系，理事会是委托人，管理层是代理人。

不过，在委托代理关系中，由于委托人与代理人两者的效用函数不一样，即委托人追求的是自己的收益最大化，而代理人最求自己的工资津贴收入、闲暇时间最大化，这就必然导致两者利益的冲突。正如上述提到，传统公立医院院长直接由政府委派任命带来的道德风险。政府作为委托人追求的是公益性最大化，而代理人可能会出现逐利行为，为了利益最大化，理事会和管理层可能出现共谋，瞒着政府实现自己的"私心"。政府对违法违规行为设计了惩罚制度，可以按制度对代理人进行处罚。同样，医疗集团内部建立了各项规章制度，对违规者予以惩罚。在信息对称的理想情况下，委托人可以观测到代理人的行为，可以根据法律或规章制度对其行为实行惩罚，避免代理人的事前逆向选择和事后道德风险。但在非对称信息的现实情况下，代理人的越轨行为则不能完全被委托人观测到，一叶障目，委托人只能观测到部分相关变量，而不能看到所有的变量，甚至忽略关键变量。关键问题不是制度的有无，而是制度能否有效。如果没有有效的制度安排，那么代理人的行为很可能损害委托人的利益。如此，按照的戴维·萨平顿[①]的说法，"委托代理理论的中心任务，便是研究在利益相互冲突和非对称信息的前提下，委托人如何设计最优契约激励代理人"。在法人治理结构中，有必要设置监事会对医疗集团进行监督和约束。

（三）政府与监事会之间的委托代理关系

尽管在政府与理事会之间、理事会与管理层之间形成了多层委托代理关系，实现了"政事分开、管办分离"的所有权改革，提升了公立医疗机构的治理效率。但是，委托代理关系存在固有的缺陷，由于委托人与代理人之间的利益冲突，加之两者间的信息不对称，容易引发代理人的道德风险。这不仅会造成政府资源的损失，也有害于政府办医的公益性。因此，需要加强对代理人行为的监督和约束。在医疗集团的法人治理结构中，监事会由政府部门单独组建，拥有对医疗集团的内部监督权，监督权与决策权、管理权相互独立，三者制约平衡。监事会由社会各个领域的利益相关者组成，按照医疗集团各项规章制度对理事会、管理层进行监督，这有利于减少代理人的逐利行为，降低做出有损公益性的可能。这是政府与医疗集团的第三层委托代理关系，政府部门是委托人，监事会是代理人。

二　集团与各医疗机构间组织关系

医疗卫生服务集团与各级医疗机构（各级公立医院及基层医疗机

---

① D. Sappington, "Incentives in Principal-Agent Relationships", *Journal of Economic Perspectives*, Vol. 5, No. 2, 1991, pp. 45–66.

构）也存在委托代理关系，同样可以从委托代理的视角对此关系结构进行分析。各级医疗机构在理事会授权的范围内独立地经营医疗卫生事业。但是，作为医疗集团的加盟者，除了享有集团带来的资源共享红利以外，还要肩负相应的代理责任。在各级医疗机构保持独立性的前提下，我们设想了两种情况：

A. 医疗集团理事会和管理层选聘各级医疗机构的院长或主任，各自具体负责医疗机构内的日常工作。各医疗机构的院长或主任也同时是医疗集团的管理层组成人员。由医疗集团 CEO 召集各院长组织日常会议。这可以称之为紧密型医疗集团。

B. 医疗集团是法人治理结构，同时公立医院也是法人治理结构，集团管理成员与各医疗机构管理成员是两班人马，但是前者可以指导后者的日常工作。这可以称为松散型医疗集团。

可以认为，A 方案紧密型医疗集团的法人治理结构更为合理。在保持各医疗机构独立性的前提下，将各医疗机构的首席管理者（医院院长或社区卫生服务中心主任）吸纳进医疗集团的管理层，这并不影响医疗机构的所有权问题，反而是促进医疗集团的一体化，否则会带来更多的利益分化，不利于医疗集团的决策与管理。

医疗集团内的各医疗机构仍为独立法人单位，独自承担相应法律责任，人事关系、经费渠道、财务管理保持不变。医疗集团内部各级医疗机构在经营上实行独立运作和独立核算，单独考核经营结果。[①] 医疗集团内各医疗机构以技术、服务为纽带，以签署长期协作协议为方法，相互协作，共同发展。医疗集团理事会与各医疗机构成员单位签订任务责任书。在理事会的统一要求下，各成员单位之间签订医疗集团联合协议书。这便构成了整个医疗集团体系中的第四层委托代理关系，医疗集团是委托人，各级医疗机构是代理人。江苏启东医疗管理集团和安徽天长医疗共同体的管理模式可供参考。江苏启东医疗管

---

① 熊季霞、陆荣强、徐爱军：《新医改背景下公立医院集团模式的治理与评价》，《南京中医药大学学报》（社会科学版）2013 年第 3 期。

理集团各医疗机构成员单位在统一管理框架下独立运行、独立核算，但是集团内部实行"五统一"的一体化管理：规划、人事、财务、资源调配、绩效考核的统一。安徽天长医疗共同体内的人、财、物统一管理调配，让医疗集团内各医疗机构成为发展共同体、责任共同体、利益共同体、服务共同体。

在人事管理方面，紧密型的医疗集团实行统一调配，根据各机构的需求，在原有人事编制基本不变的情况下，进行适当的人事调动。而松散型医疗集团中各机构的人事管理制度各成体系，独立管理。医疗集团的发展过程应该是由松散型逐渐转向紧密型，从技术流动转向管理资源流动、人才资源流动。医疗集团依靠多点执业来促进优质人才资源下沉，让大医院的医生可以去签约单位的社区卫生服务中心（站）开展诊疗。这样一来，医疗集团就发挥了法人治理结构的优势，实现了人事扎口管理和柔性流动。

在医保支付方面，医保支付方式作为一种强有力的经济杠杆，在促进医疗集团内部各成员利益趋同化以及患者有序就医方面发挥着积极作用。针对需方，采用调整起付线和共付比例，通过实行差别化支付政策来促进患者有序流动。针对供方，安徽天长医共体成立了天长市医保基金管理中心，把3个医保制度归到一个中心管理，按参保人头总额预算支付，医保结余资金按6∶3∶1的比例在龙头医院、乡镇卫生院和村卫生室之间分配，使得医共体内部各级机构形成真正的利益共同体，通过这种支付方式改革，直接将病人的治疗费用转变为医院的运行成本，能够有效抑制过度医疗的发生。以下是相关调研案例。

相关调研案例——江苏镇江康复医疗集团

以镇江康复医疗集团为例，对紧密型医疗集团的法人治理结构进行概述。康复医疗集团被定位为以技术和管理为纽带的紧密型医疗集团。医疗集团在政府主导下进行了管理体制改革，制定了《江苏康复医疗集团章程》，并以此为依据，政府委托卫生行政主管部门履行出资人职责，分别成立集团理事会、监事会，实行理事会领导下的院长负责制，从而构建了由理事会、监事会、管理层组成的决策、监管、经营管理三者相互制衡的法人治理结构，基本落实了集团自主经营权，初步实现了"政事分开、管办分离、所有权与管理权分离"。江滨医疗集团提出了"政府办、集团办""管办分离"的模式，成立社区管理中心。集团聘任区卫生局局长担任管理中心主任，集团委派副主任。集团对中心主任工作进行绩效考核，根据绩效考核情况发放年终奖金。从管理架构上来说，江滨医疗集团实行理事会领导下的院长负责制，各成员医院院长担任理事会理事。中层管理分为两部分：社区运行管理依托京口区卫生局，集团与京口区卫生局共同组建社区管理办公室，管理社区事务；集团层面成立集团综合性办公室，协调和沟通集团内部事务，每所成员医院派驻一名职工，实现办公一体化。

表4-3　　　　　　　　　江苏康复医疗集团法人治理结构

治理主体	职能规定
理事会	理事会对出资人负责，理事会是集团的决策机构。理事会由卫生行政部门负责组建，并授权其履行出资人"办医"职责，职能包括制定集团发展战略规划、重大方针政策，审批年度财务预决算方案，对集团重大事项作出决议等。理事由卫生健康委员会、财政、人力资源和社会保障、发展和改革委员会等相关政府部门人员，医院管理人员、医护人员代表和独立理事组成。集团理事长、副理事长、理事按干部管理权限和程序任命。理事会建立激励约束机制，确保医院公益性和集团运营效益。集团院长由理事会提名，同样按干部管理权限和程序任命
管理层	集团实行理事会领导下的集团院长负责制，集团院长为集团法人代表，由理事会任命并对理事会负责。集团院长总体负责集团的运行管理事务，具有相对充分的管理权限，负责集团的全面经营管理
监事会	作为集团运行管理的监督机构，对出资人负责，监事由出资人聘任。集团监事会由卫生行政、财政、人社、医院纪检、医院工会及医护人员代表组成。集团理事、管理层人员不得兼任监事。其主要职责是监督集团经营、管理、投资、财务运行状况，监督理事、管理层履职情况以及提出工作质询和改进工作的建议，确保集团发展方向和国有资产保值增值

资料来源：笔者自制。

三　集团内部各机构间的组织关系

医疗卫生服务领域改革的选择和实施这些选择的能力受到三类结构化利益群体的影响：行业垄断者（利益主导方）、法人团体辩护者（利益挑战者）和社区居民（利益压制者）。[①]所谓行业垄断者即是政府卫生行政部门出资人以及派驻公立医院的管理者，他们集所有权和经营管理权于一体，固守行政管理理念，认为改革会对既有利益产生负面影响，因而不愿意主动进行改革。法人团体倡议者是要求改革的医疗机构部门和管理人员，希望实现所有权和经营管理权的分离，建立法人化治理结构，向传统的医院行政管理发起挑战。而公众在利益链中处于最低端，由于医患信息的严重不对称而显得十分被动。可见，医疗卫生服务集团的法人治理结构改革同样涉及不同的利益相关者，像其他体制性改革一样，医疗改革的本质也是一场围绕利益分配的博弈游戏。

医疗卫生服务集团主要体现政府办医的公益性，作为出资人的政府其利益更多体现在社会利益，但在实现公益性的同时，各利益相关者也要根据自己的投入与贡献得到相应的回报。因此，医疗集团兼具社会公益效益和经济性绩效，[①]一方面以公益性为宗旨，为社会民众提供基本医疗服务；另一方面，医疗机构也要通过收取费用来维持正常的运营。合理的医疗集团法人治理结构能够实现合理的利益分配，激励利益相关者最大限度地投入，产出最大的收益。因此，所有利益相关者都是社会责任的受益方。[②]这里主要分析的是医疗卫生服务集团内各级医疗机构之间的利益关系。各级医疗机构包括三级医疗机构、二级医疗机构和一级医疗机构［城市为社区卫生服务中心（站）；农村为乡镇卫生院、村卫生室］。

[①]　R. R. Alford, *Health Care Politics：Ideological and Interest Group Barriers to Reform*, University of Chicago Press, p. 294.

[②]　李斌：《基于利益链的公立医院社会责任研究》，上海交通大学，博士学位论文，2013年。

从治理结构来看，医疗集团内的各级医疗机构不存在行政隶属关系，他们之间相互独立，是互相协作的关系。在职责分工方面，卫生医疗集团开展"基层首诊、双向转诊"的诊疗服务模式，规定集团内龙头医院（三级或二级医院）对集团内医疗卫生医疗机构如社区医疗卫生中心、乡镇卫生院进行对口帮扶，提供必要的技术支援。同时，社区医疗卫生机构也帮助龙头医院缓解医疗资源的紧张。以安徽天长医疗共同体为例，龙头医院在帮助基层医疗机构提升服务质量的同时，也依赖基层医疗机构帮其完成患者治疗的后续部分，即患者出院后，基层医疗卫生机构负责督促患者按时用药、合理饮食、避免复发和二次入院，要真正负责"接住"龙头医院下转的病人。在技术支持方面，医疗集团内通过机构对机构、科室对科室以及专人对专人等形式开展各类技术支持活动。如江苏启东医疗管理集团明确规定龙头医院对下级医院、龙头医院一级科室对一级医院、一级医院对村卫生室建立长期稳定的结对帮扶，形成对口支援、技术共享、同质管理工作机制。龙头医院定期派骨干医生或者各类特色团队（如：健康管理团队、公共卫生服务专家指导组、"3＋2"全科医师服务团队等）下基层，开展教学查房、坐诊、会诊、义诊等活动，鼓励有资质的医师到基层开展多点执业。在资源共享方面，集团内部以实行资源共享互助以及检查结果互认为切入点，着重建设各类资源共享平台。如安徽天长医共体在内部建立共享的检验、影像、病理等中心，统一管理大型设备，医共体内各医疗机构共同使用。江苏启东医疗集团建立了会计核算中心；山东青州医联体更为注重远程会诊的开展，并实行门急诊病历"一本通"，化验检查结果"一单通"。可见，医疗集团内各医疗机构由于相互协作关系已经形成了利益共同体。

医疗集团内部各级医疗机构是独立自主、相互协作的关系，虽然构成了形式上的利益共同体。但是，不同医疗机构拥有不同的利益诉求，牵扯到利益分配问题：龙头医院（三级或二级医院）建立集团关系的主要目的是提高医疗资源的利用效率，将有限的医疗资源用于"真正"的病人，节约成本，也缓解大医院"排队难、挂号难、看病难"的不合理现象。龙头医院想把医院中占据床位、康复的病患转到下级医院，从而节约医疗成本，提高医院的经济效益。如深圳统一了各级医院，实现单一法人，建立医疗集团，避免了医院之间的竞争，理顺了利益关系。而公立医院与非公医院的医联体建设，尤其是专科医联体的建设，如何妥善处理利益关系，还需探索。基层卫生医疗机构从医疗集团中受益，因为它可以获得大医院的医疗资源以改善自身的医疗水平，从而提升就诊率。

不过，根据利益相关者理论，各利益主体有利益自主性，这些理性人会追求自身利益最大化。在利益驱动的背景下，大医院也可能凭借技术垄断优势和众多优质医疗资源的集聚，找到制度改革的薄弱环节来挣脱改革带来的不利影响，比如不积极实施"双向转诊"，将患者继续留在医院进行治疗直到出院，而不愿意下转到基层医疗机构，与其浪费医疗资源也要将患者留住。因为医疗费用不是由医院来承担，而是由患者和医保部门来承担，留住患者可以带来更多的利益。

第五章 区域医疗卫生集团化供给的治理效益

我国自 2009 年开启新一轮医改以来，以医联体为代表的医疗卫生服务集团化供给一直备受青睐，政府以前所未有的决心和力度，推动集团化改革在全国范围推进，各地因地制宜探索不同实践类型。上一章已详尽描述我国现行制度下的医疗卫生服务集团化供给的组织类型，但哪一种类型的治理效果更好？哪一种类型更值得推广？这些问题目前几乎没有相关的研究，本章构建了一套融供给侧与需求侧于一体的医疗卫生服务集团供给的效果评价模型，针对 14 个样本地区进行效果评估，采用理论预设和归类分析的形式，将评价效果与实践类型的差异性因素进行相关性研究，最终推论得出集团化供给的最佳治理结构，以期为医疗卫生服务集团化供给的进一步改革提供方向指引。

第一节 供给效益分析框架与指标体系

一 研究归纳以及分析框架与指标

（一）研究的理论基础

在对医疗卫生服务的相关理论和供给的文献回顾基础上，对国内外有关医疗卫生服务供给的评价进行了总结，主要观点如表 5 - 1 所示。

医疗卫生集团化供给的效果评价与一般性医疗质量管理效果有相

关性，但又另有其特殊性，集团化医疗卫生服务供给效果不只是体现
为一般性医疗卫生机构整合服务的效果，它包含了双重含义，一是一
般性医疗卫生服务的效果评价，二是通过集团化供给模式开展整合性
医疗服务的效果评价。

表 5 - 1　　　　国内外有关卫生服务供给的评价的主要观点

评价维度	来源	时间
公平性、效率性、有效性、选择 投入、效率、产出、质量、效果、 公允、顾客满意	Rift Atun 等① 美国国家绩效评估委员会②	2003 20 世纪 70 年代
结构、过程和结果 投入、产出、结果 支持（投入）过程（运行）结果	Donabedian③ 澳大利亚国家卫生系统绩效委员会④ 郭清⑤ 沈林；谢艳英⑥ 何莎莎，冯占春⑦	1998 2004 2002 2012 2012
结构、过程、政府支持、基础设施、服务、管理、效果、效益	谭潇漪等⑧ 樊立华等⑨	2014 2014

①　M. V. Pauly, "Is medical care different? Old questions, new answers", *Journal of Health Politics, Policy and Law*, Vol. 13, No. 2, 1988, p. 227.

②　王玉明：《美国构建政府绩效评估指标体系的探索与启示》，《兰州学刊》2007 年第 6 期。

③　刘敏杰、张兰凤、叶赟、范琳琳：《结构—过程—结果模式在护理质量评价中的应用进展》，《中华护理杂志》2013 年第 4 期。

④　傅鸿鹏：《澳大利亚卫生系统绩效评价指标体系的特色及应用》，《卫生经济研究》2009 年第 6 期。

⑤　郭清、汪胜、王小合、唐继志、马海燕、杨金凤、许亮文：《中国城市社区卫生服务评价指标研究》，《中国全科医学》2002 年第 11 期。

⑥　沈林：《医疗卫生机构科研竞争力评价研究》，杭州市卫生信息中心 2012 年版。

⑦　马才辉、何莎莎、冯占春：《基本公共卫生服务项目实施现状及评价》，《中国公共卫生》2012 年第 3 期。

⑧　谭潇漪、樊立华、谢明霏、张仲、李恒、刘新研、王文彗：《基于因子分析的基本公共卫生服务质量监管指标体系构建》，《中国卫生经济》2014 年第 5 期。

⑨　谭潇漪、樊立华、谢明霏、张仲、李恒、刘新研、王文彗：《基于因子分析的基本公共卫生服务质量监管指标体系构建》，《中国卫生经济》2014 年第 5 期。

续表

评价维度	来源	时间
使命、组织能力、过程、结果、宏观环境	Turnock，Handler①	1997
健康促进、反应能力、筹资保障	世界卫生组织（WHO）	2000
可及性、服务态度、医疗技术、健康知晓情况、满意度、费用支出、健康水平	夏云、邹宇华等② 章朝霞、袁家麟等③ 张文礼、侯蕊④	2011 2013 2013
行政管理、服务内容；质量、效益、经济效益；服务质量、公众需求	鲍勇等⑤、刘圣来⑥	1999 2004
发展方向、投入、利用、产出	梁鸿等⑦	2004
公共卫生人员素质、政府政策、基础设备、政府投入	邓家诚⑧	2005
公共卫生服务体系、公共卫生投入、筹资、激励机制、监管机制	田伟、栗美娜、张鹭鹭、马玉琴⑨	2009

---

① B. J. Turnock and A. S. Handler, "From measuring to improving public health practice", *Annual Review of Public Health*, Vol. 18, No. 1, 1997, pp. 261–282.

② 夏云、邹宇华、邹宗峰：《广州市社区公共卫生服务现况调查》，《中国公共卫生》2011 年第 5 期。

③ 章朝霞、袁家麟、许振慧、庄华东、戚洁萍：《社区卫生服务站公共卫生服务管理模式实践与研究》，《中国全科医学》2013 年第 3 期。

④ 张文礼、侯蕊：《甘青宁地区基本医疗卫生服务均等化的实证分析》，《西北师大学报》（社会科学版）2013 年第 4 期。

⑤ 鲍勇、龚幼龙：《建立社区卫生服务综合评估体系 促进社区卫生服务健康持续发展》，《中国卫生经济》1999 年第 5 期。

⑥ 刘圣来：《浅议疾病控制机构绩效评估的指标体系》，《中国卫生事业管理》2004 年第 4 期。

⑦ 梁鸿、郭有德、李佩珊：《社区卫生服务发展评价指标体系研究》，《中国卫生经济》2004 年第 2 期。

⑧ 邓家诚：《乡镇区域公共卫生服务绩效的影响因素与应对策略分析》，《中国卫生产业》2005 年第 34 期。

⑨ 谢长勇、张鹭鹭、田伟、龚楚楚、孙博：《我国宏观卫生筹资系统焦点问题分析》，《中国卫生事业管理》2009 年第 1 期。

评价维度	来源	时间
公共卫生服务的项目、数量和质量、基本医疗服务的专业评估、满意度	国务院《医药卫生体制改革近期重点实施方案（2009—2011 年）》①	2009
医院环境、药品数目、服务宣传、医护人员素质、医疗保健制度	Saramunee K. ②	2012
支付手段、筹资形式、管制、个体行为；筹资机制、机构协调机制、服务能力转移支付	马进等③ 蒲川等④ 卢洪友、田丹⑤	2003 2010 2013
公共卫生服务者行为、公共卫生服务利用者行为	Humiston S. Q 和 Albertin C. ⑥	2009 2007

资料来源：笔者自制。

首先，在一般性医疗卫生服务效果评价方面，1966 年，美国"医疗质量管理学之父"多那比第安（Avedis Donabedian）提出了"结构—过程—结果"三维模型，建立起了世界上最经典的医疗质量评价体系。1988 年，Donabedian 明确了卫生服务质量的概念，将其概括为用合理的医疗服务方式使病人恢复身心健康，并令其满意的能力。我国官方的评价体系主要经历了三个阶段，2005 年的《中国医

① 卢杨、张鹭鹭、马玉琴、戴鲁男、欧崇阳、田伟：《医院与社区卫生服务互动的影响因素分析与对策研究》，《中国全科医学》2009 年第 3 期。

② 卢杨、张鹭鹭、马玉琴、戴鲁男、欧崇阳、田伟：《医院与社区卫生服务互动的影响因素分析与对策研究》，《中国全科医学》2009 年第 3 期。

③ 马进、孔巍、刘铭：《我国卫生服务系统绩效分析》，《中国卫生经济》2003 年第 12 期。

④ 蒲川、游岚、张维斌：《农村贫困人口的医疗保障问题研究——以新农合和医疗救助制度的衔接为视角》，《农村经济》2010 年第 3 期。

⑤ 卢洪友、田丹：《转移支付与省际基本公共卫生服务绩效——基于"投入—产出—受益"三维框架的实证研究》，《湖北经济学院学报》2013 年第 2 期。

⑥ S. G. Humiston, et al. , "Health care provider attitudes and practices regarding adolescent immunizations: A qualitative study," *Patient Education and Counseling*, Vol. 75, No. 1, 2009, pp. 121 – 127.

疗服务质量评价指标体系（CHQIS）》，主要基于住院死亡相关、非计划重返相关和不良事件相关三大维度（李丽、马谢民，2012）。2008 年的《医院管理评价指南》，以医院为单位进行综合评价，但核心内容仍然是医疗服务质量相关指标。2011 年的《三级综合医院评审标准》，开始与国际接轨，涵盖医疗、护理和医技等全方位标准。现代医疗质量评价指标已由过去的"医疗技术水平"单维度指标，扩展为包含治疗质量评价、医疗效率评价和经济效益评价等多维度指标，包含了资源利用、工作效率、费用收支、各方满意度和诊疗情况，以及服务的人文性、可及性和公平性等系统性指标。这些理论与实践标准为评价与研究各种类型的医疗卫生服务机构的供给效果提供了普遍性原则，也为医疗卫生服务提供机构的整合效果提供了指导性指标，特别是为我国当前各种类型的医疗联合形式提供了基本分析要素。

其次，在整合性医疗卫生服务评价方面，国外并无"医联体""医共体"等医疗集团化称谓，可将其理解为医疗服务整合。这不仅是一种深受国际倡导的发展理念，也是很多国家重塑医疗系统的重要概念。当前国际上对其评价方法尚不成熟，主要评价体系有：世卫组织卫生系统绩效评估框架、欧盟卫生系统绩效评价体系、OECD 国家评估框架、澳大利亚医疗卫生绩效评价体系和英国卫生系统绩效评估框架等。国外学者结合各区域特点对评价体系进行了改良，典型的模式有：基于整合连续度的医疗卫生整合评价模型，整合型医疗模式对慢病患者效果的评估框架和医疗卫生服务整合效果评价体系。此外，Leutz 等认为医疗卫生整合评价不仅要关注卫生系统内部整合，更要注重与其他社会体系的整合。Grone 和 Kodner 等对医疗卫生服务评价则更注重医疗服务的筹资、管理和供给等过程的整合。国内相关的研究主要集中于医疗集团化改革的方式和策略及集团化的实践研究等方面，对于医疗集团化效果评价的研究并不多见，主要模型有：医疗联合体绩效评估理论框架（龙俊睿等，2016）、医院战略联盟绩效评价模型（万晓文等，2012）和公立医疗集团绩效管理体系（吴宝林，2011）。

研究方法可以概括为综合分析法、关键绩效指标法（KPI）、平衡分析法、层次分析法、逼近理想排序法（TOPSIS）等（钟艳宇、陈娟，2017）。评价维度或指标主要由体系效果和人群效果两大维度组成，体系效果维度主要包括医疗资源配置、机构运行效率、医疗机构收支情况、诊疗量和双向转诊情况等指标，人群效果维度主要为普通民众和医护人员的满意度（刘双，2018）。在官方层面，2018 年国家卫健委下发的《医疗联合体综合绩效考核工作方案（试行）》，是国家首个医联体考核官方文件，包含政府部门和医联体两大维度，主要为地方医疗联合体及相关政府工作的效果提供评价依据，但并不为不同类型的医疗联合体形式的优劣提供比较，缺乏研究意义。

综合而言，国外相关研究和工作起步早，理念较为先进，但各类评价体系要么系统性欠佳，要么不适合中国国情，特别是在治理的关系结构方面，特殊的中国国情是中西方在医疗卫生评价目标、要求、内容、背景等方面差异明显的主要原因，因而针对国外的研究可以吸收其成果中的普遍性要素，并与中国的政治、经济体制以及社会、文化特性相结合。国内现有的研究大多比较局限，要么围绕个案展开剖析（李燕燕、文进，2011），要么围绕单一模式进行讨论，要么围绕单一评价维度进行探讨，缺少对大范围、多模式、跨区域的医疗集团化改革进行全局性、多维度的不同类型治理模式的效果的比较性评价。现有评价体系与标准还不够完善，前期的相关研究尚不全面，尤其是集团化整合之后，集团内部更加复杂的关系所形成的治理结构方面的研究不足，没有对各种集团化效果形成有效的确定性评价。基于此，本书在借鉴前期研究的各种指标与分析工具的基础上重新梳理各种相关性要素形成新的分析框架，并在此基础上对我国当前存在的各种医疗卫生的联合组织形式进行探索，比较不同医疗卫生服务集团化组织的治理效果。

（二）模型与指标体系

本书是在借鉴前期研究的各种指标与分析框架的基础上重新梳理各种相关性要素所形成的分析框架，其重点借鉴国家层面针对集团化供给卫生服务进行综合绩效考核的方案，以医疗卫生服务质量评价领域最为经典的"结构—过程—结果"模型为基础，构建一套融供给侧与需求侧于一体的医疗卫生服务集团化供给的效果评价框架（详见图5−1）。评价指标包括三大维度（结构维度、过程维度和结果维度）、6个一级指标（治理结构、资源结构、就医结构、协作过程、服务过程、就医过程）和19个二级指标（详见表5−2）。

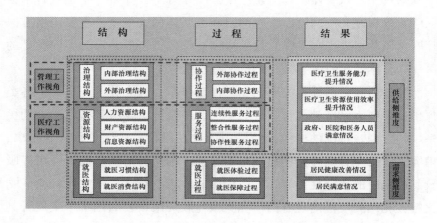

图 5−1 医疗卫生服务集团化供给的效果评价框架

资料来源：笔者自制。

二 研究对象和资料

（一）实证研究对象的确定

借鉴政府官方评价、社会影响力、行业专家点评和既有学术研究成果，围绕做法、类型和成效等挑选具有一定代表性的改革案例，综合考虑集团化形式、纵向整合深度、紧密程度等十多个维度，共推荐覆盖18个省（直辖市）的35个典型案例。经专家研讨，最终确定深圳罗湖、福建三明、安徽天长、浙江吴兴、海南三亚、青海西宁、山西盐湖、陕西宁强、浙江德清、广西上林、江西丰城、湖北咸宁、山东文登、内蒙古扎鲁特14个地区作为研究对象。其中浙江德清、广西上林、江西丰城、湖北咸宁为重点研究对象。

表5-2　　　医疗卫生服务集团化供给的效果评价指标体系

评估维度	一级指标	二级指标	序号	三级指标
结构维度	治理结构	内部治理结构	1	医疗集团内部机构和人员间的管理层次和关系
		外部治理结构	2	医疗集团与政府、同区域其他集团、上级医院和民营医疗机构间的管理层次和关系
	资源结构	人力资源结构	3	医护人员的配置情况（不同机构的分布情况，职称、学历、基层和全科、专科医生分布）
		财产资源结构	4	集团规模、成员单位组成和数量、大型医疗设备和病床的数量和分布
		信息资源结构	5	电子档案、电子病历等情况，医院信息系统建立和互联互通情况
	就医结构	就医习惯结构	6	病患就医习惯情况，各级医疗机构的门诊、急诊、住院数量和分布
		就医消费结构	7	各级医疗机构的人均费用情况、医保比例情况、医保使用情况等
过程维度	协作过程	外部协作过程	8	与政府间的合作，跨集团、跨区域、与更高级医院的合作，与医保部门的合作
		内部协作过程	9	各机构、人员协作机制，资源共享机制，优质资源下沉机制，基层机构帮扶机制、信息共享机制、绩效考核机制
	服务过程	连续性服务过程	10	家庭医生签约，健康促进、长处方等为患者提供诊疗—康复—长护连续性服务等情况
		整合性服务过程	11	信息、影像、检查、检验、消毒和后勤等资源整合和共享机制
		协作性服务过程	12	诊疗信息互认情况，远程医疗开展情况，分级诊疗、上下转诊等多机构、多科室、多人员合作情况
	就医过程	就医体验过程	13	网上预约挂号，信息系统使用，专家预约，集团内外就医体验对比等
		就医保障过程	14	医保支付体验，报销比例，医保药品目录等

续表

评估维度	一级指标	二级指标	序号	三级指标
结果维度		医疗卫生服务能力提升情况	15	诊疗情况（诊疗人次、门诊量） 县域内就诊率 集团内帮扶带动情况
		医疗卫生资源使用效率提升情况	16	"双向转诊"情况
		医护人员满意情况	17	改革认知情况 "工作体验"情况（工作压力、能力提升、薪酬待遇） 收入情况 工作满意度情况 改革效果评价情况
		居民健康改善情况	18	婴儿死亡率、孕产妇死亡率
		居民满意情况	19	改革认知情况 "就医习惯"情况 医院"两费"情况 满意度情况

资料来源：笔者自制。

（二）实证研究资料的获取

针对深圳罗湖、福建三明、安徽天长、浙江吴兴、海南三亚、青海西宁、山西盐湖、陕西宁强、山东文登、内蒙古扎鲁特 10 个地区，主要采用实地参观考察和关键人物访谈相结合的方式进行调研，结合访谈提纲，重点调研集团化改革过程、改革成效、改革经验、特色做法，并搜集相关文件和制度，共计开展访谈 36 场次（含集体访谈），整理录音时长 27 小时，收集相关资料 1253 页。

在此基础上，对浙江德清、广西上林、江西丰城、湖北咸宁四个地区进行深入调研，除实地参观考察和关键人物访谈外，还召集政府、集团、医疗机构和病人等利益相关方进行现场座谈，听取卫健委（局）和医疗集团相关负责人专题介绍。一方面，围绕近三年集团化改革发展的相关县域数据指标和集团数据指标进行广泛搜集；另一方面，采用随机抽样的方式，针对普通居民、牵头医院医护人员、基层医护人员三个群体分别设计问卷进行调查。共计收回完整问卷 4650份，经审核校对后，有效问卷 4601 份，有效率为 98.95%。其中，普通居民问卷共计收回 2835 份，有效问卷 2793 份，有效率为 98.52%；县级机构医护人员问卷共计收回 1143 份，有效问卷 1139 份，有效率为 99.65%；基层机构医护人员问卷共计收回 672 份，有效问卷 669份，有效率为 99.55%。

三　样本的运作结构及其效益描述

在本部分中，本书以医疗卫生服务集团化供给"关系结构及治理模式"为主线，参照医疗卫生服务集团化供给的效果评价框架对 14个地区进行较翔实的实证分析，最后对各样本地区的集团化关系结构及治理模式的类型及主要区别进行总结归纳。

（一）典型案例

1. "三明医改"样本。（1）三明——"总医院"的治理结构和运行机制。2014 年，三明开始在将乐县和尤溪县开展医疗卫生服务集团化供给建设试点探索，并于 2017 年 4 月 7 日正式全面启动全市范围的紧密型医共体（总医院）建设。这里以建宁县为例，分析其集团化关系结构与治理模式。建宁县总医院成立于 2017 年 7 月，总医院成立后，原机构设置与行政建制保持不变，县、乡两级医疗卫生机构原有单位和人员的性质保持不变，县医院和县中医院整合成立总医院后，实行一个机构、两块牌子，保留原中医院和供给医疗卫生服务的基层机构的名称。中医院财务相对独立，基层医疗卫生机构相应的财务制度不再保留。各医疗机构承担医疗卫生服务、公共卫生服务等医疗卫生服务的职能和任务保持不变。财政投入保障机制保持不变。建宁县总医院的组建范围：构建横向到边、纵向到底的县、乡、村"三级联动"紧密型的总医院，实行人、财、物统一管理。将县医院与县中医院进行整合，组建建宁县总医院，加挂建宁县中医院牌子。乡、村基层社区医疗卫生机构并入县总医院，实行一体化管理。保留原基层社区医疗卫生机构的名称，加挂建宁县总医院某某乡镇分院牌子。总医院的组建办法共有四个关键：一是以县医院为骨干，整合乡、村二级基层社区医疗卫生机构，组成一个紧密型的总医院。二是以医保打包支付为纽带，推进各级医疗机构与县域城乡居民开展健康签约服务，促进医疗机构服务模式转变。三是赋予县级总医院内部人事、分配、经营和财务管理权限，真正建立起总医院内部资源纵向调配的激励机制。四是明确县域医疗服务责任，厘清总医院、乡镇卫生院的服务清单，建立与市属医院"双向转诊"服务通道。

总医院设总医院院长一名，副院长四名。总医院设党委，党委书记由总院长兼任，总院长同时兼任中医院院长；党委副书记与工会主席分别由副院长兼任；设纪委书记一名，总会计师一名。总院长按相当于正科级干部列入县委管理，经县委研究确定后，由县政府聘任，每届五年，连续聘任不超过两届。副职由县卫计局党委研究确定后按相关规定程序办理，其中：副院长由总院长提名，经县卫计局党委研究确定后，由总院长聘任；总医院中层干部由总院长提名，经总医院党委研究确定后，由总院长聘任，并报县卫计局党委备案。总医院组建后，未继续担任正职或副职领导的，经年终绩效考核合格的，原薪酬待遇保持两年不变。将县卫计局管理的会计结算中心并入县总医院会计科管理，实行独立核算；增设基层卫生管理科，并入县总医院医务部管理；增设人力资源管理科，挂靠总医院办公室。原会计结算中心编制两名并入乡镇卫生院［城区社区卫生服务中心（站）］总编内，相应增加党委办公室、基层卫生管理科、公共卫生管理科编制，按程序申请办理。县医院（含中医院）、乡镇卫生院［城区社区卫生服务中心（站）］编制按 2016 年底基数总量控制，自主安排用编计划。编制管理部门根据事业发展需要调整编制总量。

（2）三明医疗卫生服务集团化供给模式分析：①结构维度：实

行市域"四级联推"模式,市域统一规划,目前已成立12个总医院,市域总医院正积极筹备中。县域内将综合医院和中医院进行横向整合,县—乡—村三级纵向整合,成立县域内唯一的"总医院",对全县公立医疗资源进行集团化管理,集团内部实行党委领导下的院长负责制,总医院党委归属县委直接管辖,与卫健局平级,建立管委会模式的法人治理结构,总医院内所有下属机构全部由总医院一体化管理运营,但保持中医机构设置、行政建制及法人单位"三不变",因此,不属于真正意义上的单一法人,仍为多重法人,属于不完全法人治理结构。总医院也建立相应的管理中心和支持中心,对人力资源、财产资源和信息资源进行完全一体化管理。②过程维度:总医院对内建立资源共享机制、信息共享机制、绩效考核机制,鼓励优质资源下沉,重点提升基层医疗卫生服务机构的能力。对外,积极与更高级别医院建立松散型医联体或专科联盟,弥补集团学科短板。积极推行家庭医生签约制度,慢病管理成效显著。信息、影像、检查等资源全面整合和共享,诊疗信息互相认同,分级诊疗、上下转诊机制健全,运作良好。积极促进人才、资源、病种"三下沉",建立医师定期驻乡驻村制度,总医院内部多点执医制度,基层首诊的理念逐渐形成。③结果维度:医护人员认知度、支持度较高,高血压、糖尿病患者得到连续性的规范化诊疗和管理,发病率和住院率持续下降,整体而言,不仅医患双方整体满意度均较高,国家层面也非常支持,专门下发文件将"三明模式"向全国进行推广。④特色:总医院模式因其党委直属县委或市委领导,因此在级别上与卫健局平级,从区域范围看,纵向管理体系更扁平化,管理效率更高。

2. 医改明星县(县级层面)——安徽省天长市(县级市)。(1)天长市医共体的治理结构和运行机制。由天长市卫计委牵头,按照"纵向合作,横向竞争双向选择"的原则,根据各级各类医疗卫生服务供给机构的实力、规模、需求和现状,按牵头医院与成员单位双向选择的模式,将全市2家县级公立医院、14家乡镇卫生院、2 家社区卫生服务中心、163 个村卫生室和 6 家民营医院整合成 3 家紧密型医共体，组建天长市公立医院管理委员会，将天长市卫计委、各公立医院、发改委、财政局、宣传部等政府相关职能部门的办医权限统一收归医管会，充分协同，集中决策。医管会归市委直接管辖，代表政府履行办医和监管职责，将人员招聘、机构调整、薪酬分配等医共体内部具体管理运营权力下放给医共体，医共体内成立理事会，实行理事会领导下的院长负责制。在医共体内部治理体系和管理制度方面，对牵头医院充分赋权，对医共体内部的成员单位进行管理、经营、协同和分配。在考核机制上，实行分级分层考核，天长市公立医院管理委员会负责对各医共体进行考核，考核结果与医共体财政拨款和牵头医院院长年薪等挂钩。医共体内部成员单位的考核则由牵头医院负责，考核结果与公共卫生经费划拨和财政补助关联。

天长市医共体实行理事会模式的法人治理结构，但这种法人治理结构是一种多重法人架构下的不完全法人治理结构，不是严格意义上的完全法人治理结构。虽然医共体由牵头医院总负责，一体化管理医共体内部的人、财、物和信息等全部资源，但医共体内部的成员单位各自仍保留独立的法人资格，仍具有一定的独立管理权和审批权。医共体在市公立医院管理委员会的领导下，牵头医院与其医共体内部成员单位签订协议，成立由利益相关方组成的医共体理事会。理事会是医共体的最高决策机构，负责医共体的总体建设规划、财务预决算、资产调配等重大决策事项。医共体内部实行理事会领导下的院长负责制，理事会设理事长 1 名，理事若干，理事长由牵头医院院长担任，理事主要由成员单位负责人担任。理事长由理事会推荐，市卫健委党组任命，拥有医共体内部的重大事项决策权和成员单位负责人的推荐权。理事则由理事长推荐，所在辖区乡镇党委任命，拥有所在医共体内部重大事项的决策参与权和领导人选的推荐选举权。治理结构如图 5 - 2 所示。

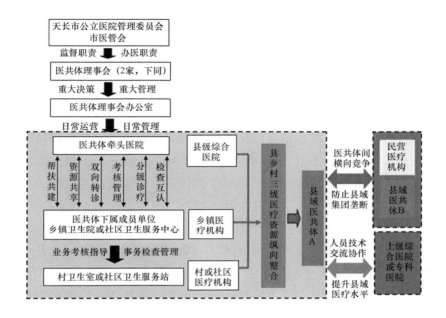

图 5 - 2　天长市医共体治理结构

资料来源：笔者自制。

（2）天长市医共体模式分析。①结构维度：天长市（县）医共体建设遵循"纵向合作，横向竞争，双向选择"的原则，在纵向上，实行县—乡—村三级垂直整合，全市成立两家医共体，对全市公立医疗资源进行集团化管理，在横向上两家医共体彼此间建立一定程度的竞争关系，促进医疗效率提升。在医共体外，天长市成立"公立医院管理委员会"，在医共体内部，则成立医共体理事会，建立法人治理结构。理事会的理事长仍由卫健局任命，且医院行政级别和下属机构法人资格均未撤销，医共体内存在多重法人，不是真正意义上的完全法人治理结构。医共体内建立相应的管理中心和支持中心，对人力资源、财产资源和信息资源进行完全一体化管理。②过程维度：医共体对内建立资源共享机制、信息共享机制、绩效考核机制，鼓励优质资源下沉，重点提升基层医疗卫生服务供给机构的能力。对外，积极与更高级别医院建立松散型医联体或专科联盟，弥补县域内医疗学科短板。积极推行家庭医生签约制度，大力开展健康促进工作。信息、影像、检查等资源全面整合和共享，诊疗信息互相认同，分级诊疗、上下转诊机制健全，运作良好。优质医疗资源持续下沉，基层首诊的理念逐渐形成，就诊负担下降，医共体内就医体验明显优于医共体外就诊。③结果维度：医护人员认知度、支持度较高，高血压、糖尿病患者等慢性病得到连续性的规范化诊疗和管理，发病率和住院率持续下降，整体而言，医患双方整体满意度均较高。④特色：一是探索成立全国第一个由民营医院牵头组建的医共体——天康医院医共体，对民营医院参与医共体建设，打破医共体被公立医院垄断局面做一些尝试和探索。但天康医院医共体在2018年已经宣布退出，这种探索以失败告终。二是相对于区域内成立唯一一家医疗集团的模式，天长市则在县域内成立2—3家医共体。在三级纵向整合的基础上，引入区域内不同医共体间的横向竞争格局，通过适度的市场竞争，避免集团化所导致的绝对垄断。

3. 医改明星区（区级层面）——深圳市罗湖区。（1）罗湖区医疗卫生服务集团的组织机构与运行管理架构。罗湖医疗卫生服务集团由6家区属医院、23家社康中心和5家功能性社康站组成，其中6家区属医院分别为：罗湖区人民医院、罗湖区中医院、罗湖区妇保院、罗湖区肿瘤医院、罗湖区康复医院和罗湖区医养融合老年病科医院。集团下设6大管理中心和9大支持中心，以及2个研究机构。罗湖医院的组织机构及具体的运行管理机制见图5-3所示。

（2）罗湖区医疗卫生服务集团的治理结构。罗湖医院实行管办分离的办医体制，将医院的行政级别取消，集团内成立理事会，实行理事会领导下的院长负责制，理事长、副理事长、理事人选由区委区政府提名，理事会由区领导、政府相关部门负责人和社会人士组成，集团管理团队由集团院长、副院长（多名）、总会计师组成，集团成立党委。集团院长由理事长提名，经理事会按现有考核程序考核通过后，由理事长聘任，任期四年。集团副院长和下属单位的院长、副院长、中心主任由院长提名，理事会考核通过后，由集团院长聘任，任期四年。

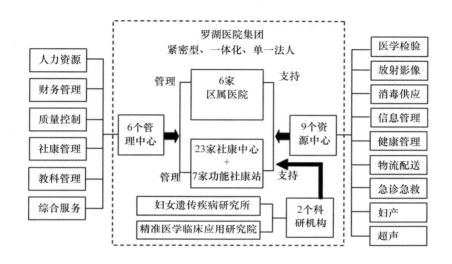

图 5 - 3　罗湖医院组织机构和运行管理架构

资料来源：笔者自制。

（3）深圳罗湖集团化供给医疗卫生服务模式分析。①结构维度：区—社区三级纵向整合，6 家区级医院横向整合，成立区域唯一的医疗集团，对全区公立医疗资源进行集团化管理，集团内部成立理事会，建立法人治理结构，撤销医院行政级别和下属机构法人资格，实行单一法人治理。建立 6 大管理中心和 9 大支持中心，对人力资源、财产资源和信息资源进行完全一体化管理。②过程维度：集团对内建立资源共享机制、信息共享机制、绩效考核机制，鼓励优质资源下沉，重点提升基层社康中心的能力。对外，积极与更高级别医院建立松散型医联体或专科联盟，弥补集团学科短板。积极推行家庭医生签约制度，建立功能社康站，大力开展健康促进工作。信息、影像、检查、检验、消毒和后勤等资源全面整合和共享，诊疗信息互相认同，分级诊疗、上下转诊机制健全，运作良好。优质医疗资源持续下沉，基层首诊的理念逐渐形成，就诊负担下降，集团内就医体验明显优于集团外就诊。③结果维度：医护人员认知度、支持度较高，高血压、糖尿病患者得到连续性的规范化诊疗和管理，发病率和住院率持续下降，整体而言，医患双方整体满意度均较高。④特色：一是取消医院行政等级，建立完善的法人治理结构。二是以人民健康为中心，打造居民全生命周期健康服务链条，"大健康"格局初步形成。

（二）四级纵向整合案例

1. 浙江省湖州市（吴兴区）——城市医共体模式。

（1）湖州城市医共体的治理结构与运行机制。在吴兴区辖区范围内，组建湖州市中心医院医疗保健集团和湖州市第一人民医院医疗保健集团两个城市医疗保健集团。集团内各级医疗机构的功能定位：乡镇卫生院［社区卫生服务中心（站）］主要开展常见病、慢性病、多发病诊治等医疗卫生服务；区级医院建立区域胸痛、卒中、创伤等救治中心；市级综合医院主要提供急危重症和疑难复杂疾病的诊疗服务。户籍居民和常住居民与所在区域的集团内任何一家基层医疗卫生机构签约，即视为与集团内所有医疗卫生机构签约，在健康管理、双向转诊等方面享有优惠政策。

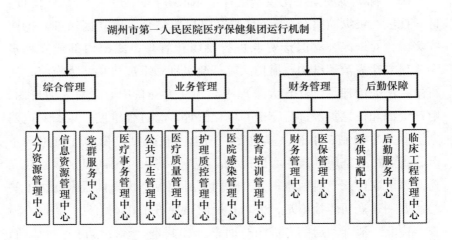

图 5-4　湖州市第一人民医院医疗保健集团运行机制

资料来源：笔者自制。

150

集团建立法人治理结构，继续保留集团成员单位法人资格，各成员单位法定代表人均由集团院长担任。集团内设 14 个管理中心（详见图 5-4），实行行政管理、医疗业务、后勤服务、信息系统等统一运作。统筹资源集约利用，统一基建规划、物资采购和设备配置使用，降低成本。按照"管好放活"原则，集团对内部人员招聘、岗位管理、中层聘任和收入分配等拥有自主管理权，激发服务效率和发展动力。以集团为单位，建立统一运营管理信息系统，实现信息共建共享、互联互通；开放共享影像、心电、病理诊断等中心，推动检查结果区域互认；建立远程会诊中心，开展远程专家门诊与学科会诊、远程教学等，提供分时段预约、在线支付、检查检验结果推送等服务；建立人力资源管理中心，负责人员统一招聘、统一培训、统一调配等工作。促进人才由上向下流动，优先保证基层用人需要。针对集团的绩效考核由管委会办公室和吴兴区卫健局联合进行。绩效考核坚持医共体考核与三级公立医院绩效考核相结合，与社会和群众评价相结合的原则，考核结果与医疗机构发展规划、财政投入、经费拨付、医保支付、评先评优相挂钩，与领导干部薪酬、任免和奖惩，以及职工绩效工资总量核定相挂钩。

（2）湖州市城市医共体模式分析。①结构维度：整合市本级所在地——吴兴区的医疗卫生服务资源，组建基于"市、区、乡镇（街道）、村（社区）"四级纵向整合模式的城市医共体。在吴兴区范围成立两家医疗保健集团。在市级层面成立湖州市城市医共体建设管理委员会，统筹协调市、区两级相关职能部门，顶层规划、监管、考核城市医共体建设。集团内部实行"党政同责、一岗双责"，保留集团成员单位的法人资格，但法人由集团院长兼任。建立理事会模式的法人治理结构，集团内所有下属机构全部由集团一体化管理运营，但集团成员单位的行政管理职责、干部任命权限、人员身份属性、财政投入保障等不变，因此不属于真正意义上的单一法人，仍为多重法人（由同一个人兼任），属于不完全法人治理结构。集团建立 15 个中心，对人力资源、财产资源和信息资源进行完全一体化管理。②过程维

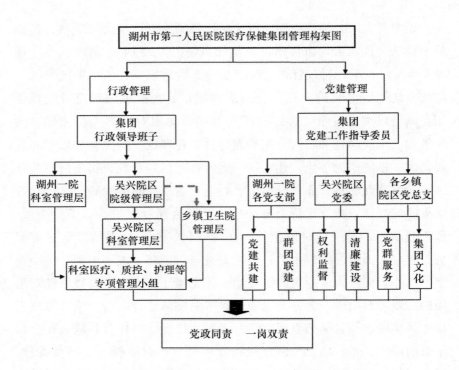

图 5 - 5　湖州市第一人民医院医疗保健集团管理架构

资料来源：笔者自制。

度：整合市本级所在地——吴兴区的医疗卫生资源，组建基于"市、区、乡镇（街道）、村（社区）"四级纵向整合模式的城市医共体。在吴兴区范围成立两家医疗保健集团。在市级层面成立湖州市城市医共体建设管理委员会，统筹协调市、区两级相关职能部门，顶层规划、监管、考核城市医共体建设。集团内部实行"党政同责、一岗双责"，保留集团成员单位的法人资格，但法人由集团院长兼任。建立理事会模式的法人治理结构，集团内所有下属机构全部由集团一体化管理运营，但集团成员单位的行政管理职责、干部任命权限、人员身份属性、财政投入保障等不变，因此不属于真正意义上的单一法人，仍为多重法人（由同一人兼任），属于不完全法人治理结构。集团建立九大中心，对人力资源、财产资源和信息资源进行完全一体化管理。③结果维度：市三级医院专家大批次定期下沉县基层门诊，信息化建设可圈可点，首创"医后付"模式，居民满意度高，医护人员认知度、支持度较高，基层首诊率、县域就诊率均有所提高，基层和牵头医院实力也都得到增强，整体而言，医疗卫生服务供给能力加强，医疗卫生服务的连续性得到提升。④特色：一是城市医共体模式采用"市—区—乡镇（街道）—村（社区）"四级纵向整合模式，一定程度上解决了县域医共体三级纵向整合中所存在的县级医院作为医共体牵头医院实力有限（"县域不强"）的问题。二是湖州的城市医共体建设，并没有将区内所有公立医疗机构进行整合，6 家三级医院中有 4 家未参与医共体建设，一定程度上壮大了第一医院和中心医院两家牵头医院的实力，打破了原来 6 家三级医院间以及民营医疗机构与公立医疗卫生服务供给机构间相对均等的竞争格局。

2. 海南省三亚市——军地融合模式。

（1）三亚市医联体治理结构和运行机制。为便于属地管理，海南省卫健委于 2019 年 3 月 4 日正式将海南省第三人民医院移交给三亚市政府管理。医联体内各机构在保持"四不变"（单位性质不变、隶属关系不变、财政补偿政策不变、政府投入方式不变）的前提下，实行"四统一"（统一业务管理，统一人员调配，统一财务管理和统一绩效考核）。三亚市医疗联合体模式整体上来看是一种市、区、乡镇（街道）、村（社区）四级纵向整合医联体模式。除四级纵向整合外，三亚市的医联体建设最大的特点是军地融合模式，军队医院与地方医疗机构整合的模式。以下以海棠区为例，解放军总医院海南分院与海棠区人民政府共同组建联合管理委员会和联合监事会、理事会，并设二级医疗机构分会，统筹管理除解放军总医院海南分院外的辖区内所有医疗机构。医联体内的二级医疗机构对外可以称解放军总医院海南分院第一附属医院和第二附属医院。在居民安置区成立社区卫生服务中心（站），其他酒店和农场设置对应的医疗卫生服务站。

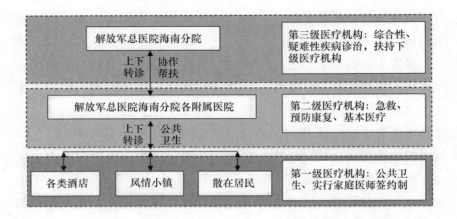

图 5 - 6　三亚市海棠区区域医联体运行框架

资料来源：笔者自制。

（2）三亚市医疗集团分析。①结构维度：三亚市的区域医疗集团建设实行市、区、乡镇（街道）、村（社区）四级垂直整合模式，以5 家市级医院为龙头对应三亚市 5 个区，通过自愿组合的方式，由牵头医院与区人民政府签订协议，组建 5 家紧密型医联体，在区域内具有一定的横向竞争性。医联体内，组建医联体理事会，医院行政级别和下属机构法人资格均未被撤销，医联体内存在多重法人，不是真正意义上的完全法人治理结构。集团内建立相应的管理中心和支持中心，对人力资源、财产资源和信息资源进行统一管理。②过程维度：集团对内建立资源共享机制、信息共享机制、绩效考核机制，鼓励优质资源下沉，重点提升基层医疗卫生服务供给机构的能力。对外，积极与更高级别医院建立松散型医联体或专科联盟。积极推行家庭医生签约制度，大力开展公共卫生工作。信息、影像、检查等资源能够较好地整合和共享，诊疗信息互相认同，分级诊疗、上下转诊机制基本形成，运作较良好。优质医疗资源持续下沉，基层首诊的理念逐渐形成，就诊负担下降，医联体内就医体验明显优于医联体外就诊。③结果维度：医护人员认知度、支持度较高，医疗卫生服务网格化格局初步形成，公共卫生资源配置得到优化。④特色：一是为便于属地管理，海南省卫健委于 2019 年 3 月，正式将海南省第三人民医院整体移交给三亚市政府管理，并更名为三亚中心医院（继续保留"海南省第三人民医院"名称）。这种"跨级移交医院管理权限"的做法，对于破解"条块分割、多头管理"对医疗集团化供给改革的制约具有重要意义，值得其他地区借鉴学习。二是三亚市探索的军地融合发展，共建区域医疗集团的模式是一种创新性探索，在国内其他地区尚不多见，值得研究。三是三亚市从市域范围进行医疗集团建设规划，可对市域医疗资源进行优化配置，同时一定程度上解决了县域医共体"县域不强"的问题。从治理结构上看，虽然三亚市的医疗集团成立理事会和监事会等法人治理结构，但整合程度还有待提高，集团内多重法人并存，远期发展效果有待观察。

3. 青海省西宁市——跨区域健共体模式。

（1）西宁市医疗卫生服务集团化供给改革治理结构和运行机制。西宁市于 2011 年成立以城区市级综合医院为核心、社区卫生服务中心（站）为分支的医疗卫生服务总院模式，2013 年成立以县级公立医院为核心、乡镇卫生院为分支的医疗联合体。该两种模式均为以技术协作为主要合作形式的松散型医疗联合体，从整体上看，城乡分立的态势依然存在，医疗卫生服务供给的结构性差异也未能得到根本解决，且县域层面的整体医疗卫生服务水平也很难得到提升。

以西宁市第一医疗集团为例：集团以西宁市第一人民医院为核心，整合大通 3 所县级医院、27 所乡镇卫生院和 289 个村卫生室组建而成，是全国第一家市县乡村四级跨区域紧密型一体化的健康共同体。医疗集团为独立法人，分院为二级法人，集团行使对各医疗卫生机构的管理权、经营权和人事分配权。成立理事会和监事会，实行党委领导下的理事长负责制，除集团党委书记、理事长、监事会主席由市委决定外，副理事长、理事、分院院长、乡镇卫生院院长的任免均以集团为主体，会同市县主管部门共同进行（如图 5 - 7 所示）。

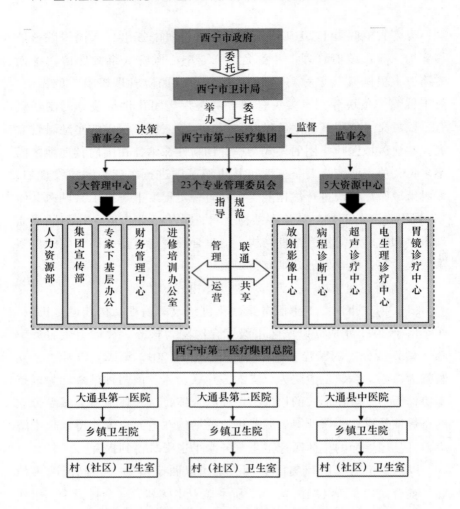

图 5 - 7　西宁市医疗卫生服务集团化供给改革治理结构和运行机制

资料来源：笔者自制。

　　具体而言，西宁市第一人民医院为医疗集团总院，3 家县级医院为医疗集团分院，集团下设管理中心、资源中心和 23 个专业管理委员会，采取行政管理和专家委员会业务指导相结合，对市县乡村四级医疗机构的规章制度、质量管理标准、诊疗服务流程进行统一规范，实行一体化管理。依托纵向整合的一体化服务体系，医疗集团在总院及分院设立双向转诊科，推进分级诊疗有序就医格局的形成。在医疗集团内部，乡镇卫生院需要转诊的患者，由基层医生联系上级医院，通过"双向转诊绿色通道"，上级医院预留转诊病房优先诊疗；总院和分院引导诊断明确、病情稳定的慢性病患者、手术康复期患者下转治疗、康复，通过乡镇卫生院与村卫生室协作，对下转患者开展随访。

（2）西宁市医疗集团化供给模式分析。①结构维度：西宁市第一医疗集团是一家市、县、乡、村四级跨区域紧密型一体化的健康共同体。医疗集团为独立法人，分院为二级法人，为多重法人治理结构。成立理事会和监事会，实行党委领导下的理事长负责制，集团党委书记、理事长、监事会主席均由市委决定，副理事长、理事、分院院长、卫生院院长由集团和市县主管部门共同负责。集团下设管理中心、资源中心和23个专业管理委员会，采用行政管理和专家委员业务指导相结合的管理模式，集团内实行一体化管理，统一集团内规章制度、质量管理标准和诊疗服务流程。②过程维度：医共体对内建立资源共享机制、信息共享机制、绩效考核机制，鼓励优质资源下沉，基层医疗卫生服务供给机构的能力得到很大提升。对外，积极与更高级别医院建立松散型医联体或专科联盟，弥补集团内医疗学科短板。积极推行家庭医生签约制度，大力开展公共卫生和健康促进工作。信息、影像、检查等资源全面整合和共享，诊疗信息互相认同，分级诊疗、上下转诊机制基本健全。优质医疗资源持续下沉，基层首诊的理念逐渐形成，就诊负担逐渐下降，集团内就医体验优于集团外就诊。③结果维度：医护人员收入增多，认知度、支持度较高，高血压、糖尿病患者得到连续性的规范化诊疗和管理，辖区内老年人、重点人群、贫困人口签约率较高，利用体检车为偏远地区进行服务，辖区居民就医更便捷，基层医疗卫生服务供给机构医疗卫生服务能力有效提升，居民看病负担有效降低，满意度较高。④特色：一是综合层面，西宁市第一医疗集团是全国第一家市、县、乡、村四级跨区域紧密型一体化的健康共同体，在探索打破"县域不强""跨区域整合""跨行政区域整合"等瓶颈方面，具有重要意义。二是整合模式，西宁市第一医疗集团实行横纵交叉整合模式，从市域层面看，是一种市、县、乡、村四级垂直整合，从县域层面看，县域内三家县级医院进行水平整合，且牵头医院西宁市第一人民医院不在大通县域内，属于跨区域整合。三是行业竞争，从大通县域范围看，全县只有一家医共体，呈现出一定的区域垄断特征。四是内部治理结构，集团虽为独立法人，但各成员单位的法人地位没有废除，各分院均设有二级法人，集团实质为多重法人治理结构。五是管理体制，管办分离不够彻底，成立理事会和监事会，实行党委领导下的理事长负责制，但集团的党委书记、理事长、监事会主席的任免均由市委市政府决定。副理事长、理事、分院院长、卫生院院长由集团和市县主管部门共同负责。集团虽然享有一定的成员单位负责人的任免权，但需要充分听取乡镇卫生院党委的意见，其自主性严重受限。

（三）三级纵向整合案例

1. 浙江省德清县。

（1）德清县县域医共体的治理结构与运行机制。①医共体的整体架构：整合全县公立医疗机构资源，按片区划分为两大医共体，分别组建德清县武康健康保健集团和德清县新市健康保健集团两个健康保健集团。武康健康保健集团由县人民医院、县中医院，以及乾元镇、洛舍镇、雷甸镇等的 8 家卫生院［社区卫生服务中心（站）］组成；新市健康保健集团由德清医院以及新市镇、钟管镇、禹越镇、新安镇的 4 家卫生院组成。将县疾控中心、妇幼计生中心的预防保健资源下沉到两个集团。②医共体的治理结构：县政府成立理事会，作为两个集团的最高决策机构，制定理事会章程，理事长、副理事长、理事人选由县委县政府提名，理事会由县领导、政府相关部门负责人、外聘专家等组成，理事会根据工作需要，设 9—13 名理事（单数）。设名誉理事长 2 名；理事长 1 名，由分管卫生计生工作的副县长担任；副理事长 2 名，其中 1 名副理事长由县卫生计生局局长担任。成立监事会，由县人大代表、县政协委员、纪检监察及其他相关部门负责人组成，成员 7 名或 9 名。设监事长 1 名。监事长和监事由县政府提名、审定和聘任。实行理事会领导下的集团院长负责制，集团管理团队由集团院长、副院长（多名）、总会计师组成，集团成立党委。集团院长由理事长提名，经理事会按组织程序考察通过后，由理事长聘任，任期三年。总会计师由理事会派驻，并对理事会负责。集团副院长和下属单位的院长、副院长、中心主任由院长提名，经理事会按组织程序考察通过后，由集团院长聘任，任期三年。集团建立法人治理结构，采取集团内医疗机构唯一法人代表的紧密型集团架构。制定集团及下属单位的管理团队聘任和考核制度。理事会由县领导、县政府相关部门负责人、外聘专家等组成。理事人选由县政府提名、审定和聘任。③医共体的运营机制：集团实行单一法人治理结构，撤销成员单位法人，并实行人、财、物、信息一体化管理和运营。每个集团均设立管理和资源中心，集团下设人力资源、财务管理、社区管理等5个管理中心和影像诊断、心电诊断、医学检验等5个资源中心，统一规章制度和技术规范，实行县域内检查检验结果互认共享。充分授予集团人事管理、内部分配、运营管理的自主权，实行管办分离。实行医保"总额预算、结余留用、合理超支分担、交叉结算"政策。

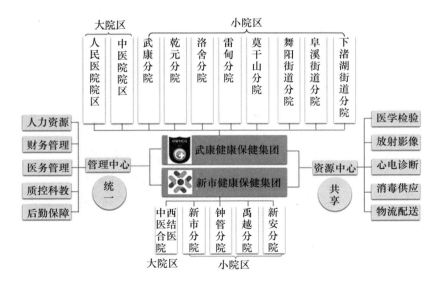

图 5-8　德清县县域医共体整体架构和运营管理机制

资料来源：笔者自制。

（2）德清县医疗集团化供给模式分析。①结构维度：整合县域内所有公立医疗卫生资源，组建基于"县、乡镇（街道）、村（社区）"三级纵向整合模式的县域医共体。在县域内，整合所有公立医疗机构成立两家医疗保健集团。县政府成立医共体理事会，作为两个集团的最高决策机构，顶层规划、监管、考核城市医共体建设。集团内部实行理事会领导下的院长负责制，撤销集团成员单位的法人统一由集团院长担任。建立理事会模式的法人治理结构，集团内所有下属机构全部由集团一体化管理运营，实现单一法人治理，属于完全法人治理结构。集团建立五大管理中心和五大资源中心，对人力资源、财产资源和信息资源进行完全一体化管理。②过程维度：集团对内建立非常完善的资源共享机制、信息共享机制、绩效考核机制，花大力气促进县级优质医疗资源下沉，从硬件和软件两个层面提升基层医疗卫生服务供给机构能力和水平。对外，积极与更高级别医院建立松散型医联体或专科联盟，弥补集团学科短板。努力培养全科医生，积极推行家庭医生签约制度，将妇幼、疾控等部门进行同步整合，健康促进和公共卫生工作较扎实。信息、影像、检查等资源全面整合和共享，诊疗信息互相认同，分级诊疗、上下转诊机制健全，运作良好。优质医疗资源持续下沉，基层首诊的理念逐渐形成，集团内就医体验明显优于集团外就诊。③结果维度：县医院下沉基层门诊，信息化建设、连续性诊疗、公共卫生等成效显著，工作形式可圈可点，居民满意度高，医护人员认知度、支持度较高，基层首诊率、县域就诊率均提高，基层和牵头医院实力也都得到增强，医患双方整体满意度均较高。

（3）特色：一是德清县率先实行集团内所有成员单位法人统一由集团院长担任的紧密型医共体模式，不仅成立理事会，还成立监事会，现代医院治理结构较完善，属于完全法人治理结构。二是尽管德清医共体的建设考虑到区域集团化整合可能导致区域垄断，所以成立两家医疗集团，在横向上进行适度竞争，提升集团工作效率。但未能将民营医疗机构纳入，医疗卫生服务供给的多样性仍不足。三是在推进"以治疗为中心"向"以健康为中心"方面有实质性的举措，将疾病防控、妇幼保健等公共卫生服务和中医药服务融入集团，组建健康教育、预防接种、慢病管理等 10 个项目管理组，派驻公共卫生专员和联络员在集团各成员单位驻点指导。推出 60 岁以上老年人流感疫苗免费接种、高血压糖尿病基础药物免费使用项目。开展"营养健康村"建设并出台全国首个地方标准，推广使用母子健康手册，发挥中医治未病作用，推广中医药适宜技术和八段锦、五禽戏等中医健身功法。

2. 广西壮族自治区上林县。

（1）上林县医疗集团组织机构与运行管理架构。集团充分整合上林县人民医院、上林县中医院和上林县妇幼保健院 3 家县级医院，大丰镇卫生院等 11 家乡镇卫生院，以及 131 家村（社区）卫生室等全部公立医疗机构资源，成立县乡村三级一体，且全县唯一的上林县医疗集团。县人民医院增挂"上林县医疗集团总医院"牌子，县妇幼保健院增挂"上林县医疗集团妇幼保健院"，县中医医院增挂"上林县医疗集团中医医院"，各乡镇卫生院增挂"上林县医疗集团××（中心）卫生院"牌子。集团下设八大管理部门和六个业务中心，详见图 5–9。

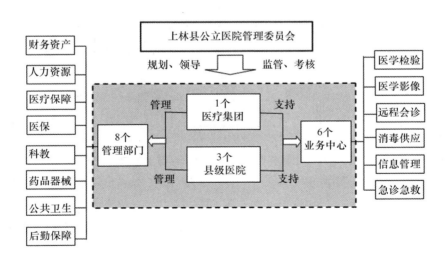

图 5–9　上林县医疗集团机构设置与运行管理架构

资料来源：笔者自制。

集团以县人民医院作为主体单位，统筹管辖全县所有公立医疗机构，集团成立党委，并设置院长，实行党委领导下的院长负责制。集团院长为独立法定代表人，所属医疗卫生单位的法人资格、单位性质、人员编制、政府投入、职责任务、优惠政策、原有名称不变。集团党委由三家县级公立医院及各乡镇卫生院党组织组成，在县委组织部门监督指导下，按照党委成立的相关规定配备党委书记、副书记、纪委书记、党委委员及纪委委员。医疗集团院长由县人民医院院长担任，副院长由县妇幼保健院院长、县中医医院院长、县人民医院分管副院长分别担任。各乡镇卫生院院长由集团党委充分听取当地乡镇党委意见后考核任命，报县卫生健康局备案。

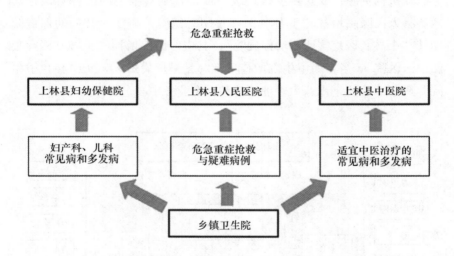

图 5 - 10　上林县医疗集团分级诊疗与上下转诊流程
资料来源：笔者自制。

（2）上林县医疗集团的治理结构。集团外治理结构：成立上林县公立医院管理委员会，主任由县长担任，副主任由分管副县长担任，成员由县政府办公室、县委组织部、县财政局等相关职能部门负责人担任。管理委员会下设办公室，负责管理委员会日常运行管理工作，办公室设在县卫生健康局，办公室主任由县卫生健康局负责人担任。管委会职责主要有：履行政府办医职能，加强对医疗集团的领导，负责医疗集团发展规划、章程审定、重大项目实施、财政投入、运行监管、绩效考核等。

集团内治理结构：以医疗集团院长办公会的形式统筹医疗集团的行政管理，医疗集团各成员单位行政建制保持现行机制不变，实行医疗集团集体决策机制，医疗集团院长全面负责医疗集团的医疗、教学、培训、科研和行政管理等工作。上林县医疗集团实行管委会模式的医疗集团法人治理结构，但因坚持"六不变"原则（即：所属医疗卫生机构单位性质不变，所属医疗卫生机构人员编制不变，所属医疗卫生机构职责任务不变，所属医疗卫生机构优惠政策不变，所属医疗卫生机构原有名称不变，政府投入保障机制不变），集团并没有真正一体化，因此上林县医疗集团是一种多重法人架构下的不完全法人治理结构。虽然由县人民医院作为集团总医院，一体化管理医共体内部的人、财、物和信息等全部资源，但集团内部的成员单位各自仍保留独立的法人资格和相对独立的运行机制，仍具有一定的独立管理权和审批权。

（3）上林县医疗卫生服务集团化供给模式分析。①结构维度：上林县医疗集团实行横纵交叉整合模式，在横向上将三家县级公立医院进行水平整合，在纵向上将上林县的县、乡、村三级医疗机构进行垂直整合。整合后，全县成立县域内唯一一家医疗集团，呈现出非常明显的区域垄断特征。县域内成立医共体，对全县公立医疗资源进行集团化管理。在医共体外部，上林县成立"公立医院管理委员会"，在医共体内部，则组建集团党委，并设置集团院长，对集团全部成员进行统一管理。但改革后的上林县医疗机构行政级别和下属机构法人资格均未撤销，医共体内存在多重法人，不是真正意义上的完全法人治理结构。医共体内建立相应的管理中心和支持中心，对人力资源、财产资源和信息资源进行一体化管理。②过程维度：医共体对内建立资源共享机制、信息共享机制、绩效考核机制，鼓励优质资源下沉，重点提升基层医疗卫生服务供给机构的能力。对外，积极与更高级别医院建立松散型医联体或专科联盟，弥补县域内医疗学科短板。积极推行家庭医生签约制度，大力开展健康促进工作。信息、影像、检查、检验、消毒和后勤等资源全面整合和共享，诊疗信息互相认同，分级诊疗、上下转诊机制健全，运作较成熟。优质医疗资源持续下沉，基层首诊的理念逐渐形成，就诊负担下降，集团内就医体验明显优于集团外就诊。③结果维度：医护人员认知度、支持度较高，高血压、糖尿病患者得到连续性的规范化诊疗和管理，发病率和住院率持续下降，辖区居民就医更便捷，基层医疗卫生服务供给机构能力有效提升，居民看病负担有效降低，满意度非常高。

（4）特色：一是整合模式，上林县医疗集团实行横纵交叉整合模式，在横向上将三家县级公立医院进行水平整合，在纵向上将上林县的县、乡、村三级医疗机构进行垂直整合。二是行业竞争，全县只成立一家医共体，即成立县域内唯一一家医疗集团，呈现出非常明显的区域垄断特征。三是管理体制上不够紧密，三家县级医院的管理体制未捋顺，所有成员单位的独立法人地位和运行机制未完全打破，集团内难以形成真正的利益共同体。四是管办分离不够彻底，集团成立独立的党委，并设置独立法人的集团院长，且享有一定的成员单位负责人的任免权，但需要充分听取乡镇卫生院党委的意见，其自主性严重受限。

3. 江西省丰城市。（1）丰城市医共体的组织机构与运行管理架构。以丰城市人民医院和丰城市中医院为核心，统筹全市公立医院资源，组建丰城市人民医院医共体健康集团和丰城市中医院医共体健康集团，市人民医院医共体由人民医院与泉港、董家等22个乡镇街道卫生院及妇幼保健院组成；市中医医院医共体由中医医院与剑光、剑南、曲江等11个乡镇街道卫生院组成，且每个行政村设置一个村卫生院。医共体各成员单位坚持单位性质、服务职能和政府投入"三个不变"，单位性质即法人资格、人员编制、原有名称不变，服务职能即社区医疗卫生服务、公共卫生服务管理不变，政府投入即市、乡两级政府对医院投入只增不减。医共体内各单位原有机构设置和行政隶属关系不变，增挂"丰城市××医共体成员单位"牌子。市人民医院和中医院共同合作，建立医疗信息中心和医学影像诊断中心。两大集团为竞争、合作、共同发展的关系。

医共体健康集团实行行政、资金、业务、绩效、药械管理"五统一"，建立起科学、高效、集约的运行机制，"五统一"未涉及的职责保持原有属性不变，形成两家医共体健康集团竞争有序、分工协作、共同发展的新格局。

①行政统一管理。以加强行政和财政预算管理为抓手，充分落实医共体健康集团独立地位和经营自主权。成立医共体健康集团人力资源管理办公室，医共体健康集团人事调动坚持市人事调配领导小组报备制，逆向调动事先报备，平向、顺向调动事后备案。对县乡医疗机构编制进行统筹调剂使用，按岗位定人员。按照市管乡用、乡管村用的原则，建立基层与市级双向流动机制。

②资金统一核算。成立医共体健康集团财务核算办公室，各医院财务实行独立核算，资产统一登记，分别建立台账。业务收支结余要用于自身发展和提高基层医疗人员的待遇水平。医共体健康集团统筹协调财力物力，保障成员机构正常运转，统一制定资产管理办法，统一调配内部医疗设备。

③业务统一开展。在市卫健委的指导下，医共体健康集团对所属医院业务全面负责，做到统一规章制度、统一技术规范、统一人员培训、统一业务指导、统一工作考核。对各卫生院的医疗、护理、院内感染等业务进行全面的质量控制。成立医共体健康集团公共卫生服务管理办公室，对集团成员单位公共卫生职能进行强化明确。

④药械统一采购。成立医共体健康集团药品（耗材）集中采购配送办公室，对所属医院的药品（耗材）进行统一采购，集团编制统一用药目录，保障双向转诊医疗需求。乡镇卫生院若新增必要的诊疗设备，由医共体健康集团、乡镇卫生院、医保结余资金三方面共同解决。

⑤绩效统一考核。成立医共体健康集团绩效管理办公室，建立健

全以公益性和运行效率为核心的医院绩效考核制度，通过绩效考核的激励和导向作用，持续改进医疗质量，保障人民群众健康权益。完善绩效工资考核，加大临床一线、基本公共卫生、家庭医生签约等社区卫生服务考核指标权重，与薪酬分配挂钩。同时建立县乡医疗机构双向转诊、双向监督的考核评价制度。

（2）丰城市医共体的治理结构。集团外治理结构：成立市医改领导小组，组长由市委书记亲自担任，市长担任第一副组长，医改领导小组代表市委、市政府直接领导和推动医改工作。与此同时，成立丰城市公立医院管理委员会，作为医共体建设的最高决策机构，负责医共体成员单位的发展规划、资源统筹调配、医保额度分配等重大事项的决策。医管会主任由市长担任，卫健委、财政局、编办、人社局、医保局、发改委、审计局七大职能部门主要领导担任医管会成员。将全市各部门办医权力收归市医管会，统一研究、统一决策。定期召开医管会会议，研究医改重大事项。并打破传统分工，减少沟通成本，由一名市委常委、副市长同时分管卫生健康和医保工作。市卫计委成立推进医共体建设工作领导小组，由主要负责同志任组长，主要负责医共体统筹规划、运行指导、人员流动、质控监督与考核评估等工作，协调解决在医共体建设与运行中的具体问题。

集团内治理结构：医共体内医疗机构为独立法人单位，以技术、服务为纽带，以签署长期协作协议为方法，紧密合作，共同发展。医共体牵头医院具体负责和实施医共体总体发展规划、年度计划，协商医共体运行中涉及资源配置、学科建设、服务流程、业务管理等重大事项。各医共体成立理事会，负责本医共体内重大事项的决策管理，拟定本医共体内各医疗机构发展规划，报市医管会审批实施。由于丰城市医共体成员单位原有机构设置、法人资格、人员编制和行政隶属关系均不变，医共体内医疗机构仍为独立法人单位，且联结纽带主要以技术和服务为主，因此，丰城市医共体健康集团实为多重法人治理，各成员单位仍保留一定程度的独立运营管理权限，其紧密程度还有很大整合空间。集团探索现代医院管理制度机制，集团实行理事会治理机制和党组织领导下的院长负责制。理事会拥有集团内部重大事项的决策管理权，集团内部实行行政统一管理、资金统一核算、绩效统一考核、业务统一开展、药械统一采购。乡镇卫生院领导班子调整任免由医共体健康集团提出意见，经卫生健康委党委研究报市人事调配领导小组同意后任免。乡镇卫生院院管会其他成员由医共体健康集团同意后任免。

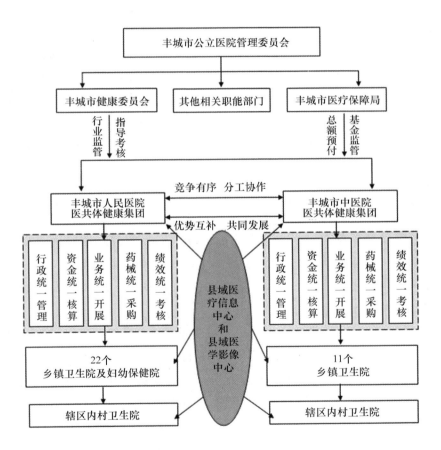

图 5-11　丰城市医共体健康集团管理与运行架构

资料来源：笔者自制。

（3）丰城市医疗卫生服务集团化供给模式分析。①结构维度：丰城市（县级）实行市、乡镇（街道）、村（社区）三级医疗机构纵向整合的县域医共体模式。整合全市公立医疗机构，成立两家医共体健康集团，横向上具有一定的竞争性。在医共体外部，丰城市成立"公立医院管理委员会"，在医共体内部，组建集团理事会，负责医共体内重大事项的决策管理。但改革后的医共体成员单位原有机构设置、法人资格、人员编制和行政隶属关系均不变，医共体内医疗机构仍为独立法人单位，医共体内存在多重法人，不是真正意义上的完全法人治理结构。医共体内建立医疗信息中心和医学影像诊断中心，积极推进对人力资源、财产资源和信息资源的一体化管理。②过程维度：医共体对内建立资源共享机制、信息共享机制、绩效考核机制，鼓励优质资源下沉，积极推动基层医疗卫生服务供给机构的能力提升。对外，积极与更高级别医院建立松散型医联体或专科联盟，弥补市（县）域内医疗学科短板。努力推进家庭医生签约制度，探索开展公共卫生和健康促进工作。信息、影像、检查、检验、消毒和后勤等资源逐步整合和共享，诊疗信息互相认同，分级诊疗、上下转诊机制逐步健全。优质医疗资源陆续下沉，大力推动基层首诊工作，就诊负担下降，集团内就医体验优于集团外就诊。③结果维度：该地区的改革刚刚起步，政策正逐步完善，各项工作正逐步推进，成效尚不明显，有待观察，但医护人员的认知度和满意度尚可。

（4）特色：一是整合模式，丰城市医共体整合的联结纽带主要以技术和服务为主，紧密程度有限。二是行业竞争，丰城市的医共体建设，成立2家医共体，鼓励有序竞争，一定程度上可以缓解集团化导致的区域垄断。三是管理体制，管理体制上不够紧密，丰城市医共体成员单位原有机构设置、法人资格、人员编制和行政隶属关系均不变，医共体内医疗机构仍为独立法人单位，集团权力有限，干部人事任免权等政府的干涉性依然很大，集团内难以形成利益共同体，难以开展真正的一体化管理。

4. 山西省运城市盐湖区。

（1）盐湖区的组织机构与运行管理架构。盐湖区整合盐湖区人民医院、14个乡镇卫生院、8个公立社区卫生服务中心（站）等全部公立医疗机构资源，成立区—社区三级一体，且全区唯一的盐湖区医疗集团。盐湖医疗集团另分设2个委员会。2个委员会分别为物资采购委员会和质量控制委员会。集团下设4个分院、12个管理中心和9个业务中心。盐湖医院的组织结构以及运行管理机制如下图。

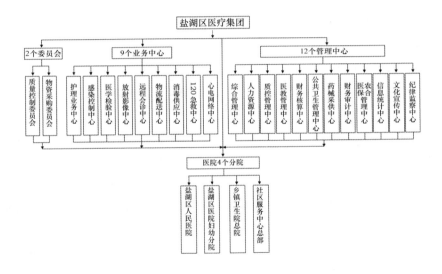

图 5-12　盐湖区医疗集团机构设置与运行管理架构

资料来源：笔者自制。

（2）盐湖区医疗集团的治理结构。集团外治理结构：成立盐湖区公立医院管理委员会，主任由区长担任，副主任由分管副区长担任。管理委员会下设办公室，负责管理委员会日常运行管理工作，办公室设在区卫生健康局，办公室主任由县卫生健康局负责人担任。管委会职责主要有：履行政府办医职能，加强对医疗集团的领导，负责医疗集团发展规划、章程审定、重大项目实施、财政投入、运行监管、绩效考核等。

集团内治理结构：以医疗集团院长办公会的形式统筹医疗集团的行政管理，实行医疗集团集体决策机制、医疗集团院长责任制，医疗集团院长全面负责医疗集团的医疗、教学、培训、科研和行政管理等工作。盐湖区医疗集团实行管委会模式的医疗集团法人治理结构。由区人民医院作为集团总医院，一体化管理医共体内部的人、财、物和信息等全部资源，但集团内部的成员单位各自仍保留独立的法人资格和相对独立的运行机制，仍具有一定的独立管理权和审批权。

（3）盐湖区医疗卫生服务集团化供给模式分析。①结构维度：盐湖区医疗集团实行横纵交叉整合模式，在横向上将四家医院分院进行水平整合，在纵向上将盐湖区的区—社区三级医疗机构进行垂直整合。整合后，成立县域内唯一一家医疗集团，呈现较明显的区域垄断特征。县域内成立医共体，对全县公立医疗资源进行集团化管理。在医共体外部，盐湖区成立"公立医院管理委员会"，在医共体内部，设置集团院长，对集团全部成员进行统一管理。但改革后的盐湖区医疗机构行政级别和下属机构法人资格均未撤销，医共体内存在多重法人，不是真正意义上的完全法人治理结构。医共体内建立相应的管理中心和支持中心，对人力资源、财产资源和信息资源进行完全一体化管理。②过程维度：医共体对内建立资源共享机制、信息共享机制、绩效考核机制，鼓励优质资源下沉，重点提升基层医疗卫生服务供给机构的能力。对外，积极与山西医科大学第一医院等更高级别医院建立松散型医联体或专科联盟，弥补县域内医疗学科短板。采取 1 + 1 + X 家庭医生签约服务模式，推进家庭医生签约制度，开展基本医疗、健康促进和公共卫生服务。信息、影像、检查等资源得到整合和共享，诊疗信息互相认同，分级诊疗、上下转诊机制较健全。医疗资源持续下沉，基层首诊稳步推进，就诊负担下降，集团内就医体验优于集团外就诊。③结果维度：医护人员认知度、支持度较高，高血压、糖尿病患者得到连续性的规范化诊疗和管理，发病率持续下降，医患双方整体满意度均较高。

（4）特色：一是整合模式，盐湖区医疗集团实行横纵交叉整合模式，在横向上将四家医院分院公立医院进行水平整合，在纵向上将盐湖区的区—社区三级医疗机构进行紧密型垂直整合，与此同时，向上与山西医科大学第一医院进行松散型整合。二是行业竞争，整合全区公立医疗机构成立一家医共体，即成立县域内唯一一家医疗集团供给医疗卫生服务、公共卫生服务等医疗卫生服务，区域垄断特征非常明显。三是管理模式，为不完全一体化，集团为多重法人结构，四家分院的成员单位的独立法人地位和运行机制未完全打破。四是机构设置，集团由盐湖区人民医院牵头，除设置妇幼分院外，还设置乡镇卫生院总院和社区服务中心总部，对应管理乡镇卫生院和社区卫生服务中心（站），这种模式在其他地区不多见。一方面突出同种性质机构的统一管理，另一方面人为添加条线分割，不利于集团的全面整合，长远效果还有待观察。

5. 陕西省宁强县。

（1）宁强县医共体的组织机构与运行架构。宁强县成立宁强县公立医院管理委员会，主任由县政府主要领导担任，成员由同级党委、政府相关部门、人大代表、政协委员、医生代表以及其他利益相关方组成。管委会下设办公室，设在县卫健局，负责管委会日常工作。管委会代表政府履行规划、决策、保障、监督等办医职责，负责医共体的发展规划、重大项目实施、财政投入、运行监管、绩效考核等。

宁强县现有两个县域紧密型医共体，分别由宁强县天津医院和宁强县中医医院两家县级公立医院牵头与18个乡镇卫生院组建。两家县级公立医院作为医共体总院，18个乡镇卫生院为医共体分院。医共体内实行"三不变"和"六统一"。"三不变"即：机构设置和行政建制不变、功能和定位不变、财政投入供给制度不变。"六统一"即：统一业务管理、统一人员管理、统一机构管理、统一药械管理、统一财务管理、统一绩效管理。医共体内部成立理事会，建立以"服务质量、患者满意、职工认可、费用控制、成本控制"等为核心的考核指标体系，严格考核奖惩，形成管理、责任、利益、服务、发展、价值、信息、文化"八位一体"的新格局。

（2）宁强县医共体主要运行模式。一是"医共体"总院职能转变，分别成立"一办两中心"（"医共体"管理办公室、医保结算中心、财务管理中心），加大对"医共体"分院人、财、物监管力度。二是打破壁垒，推动医疗资源下沉。建立县级医院与镇（街道办）卫生院及卫生院所在的村（社区）卫生室医防融合、协调联动的医疗卫生服务体系。三是创新医保支付方式。在保持按路径、病种等付费方式的前提下，实行医保基金按人头总额预算包干制，结余留用，超支分担。合作医疗结余基金80%由"医共体"总院分院、村卫生室按9：1比例分配，主要用于职工绩效考核奖励，20%用于"医共体"事业发展。四是突破重治轻防现状，转变健康服务观念。做实做细家庭医生签约服务，组建家庭医生签约服务团队，实行"县指导、镇管理、村随访"的工作模式，建立家庭医生签约服务考核机制，推动医疗卫生服务供给从"被动实施健康服务"到"主动做实做好健康管理"转变。五是突破信息互通障碍，打造智能健康管理体系。通过信息化加强全民健康管理，打破医疗卫生机构间数据壁垒，打通信息孤岛，形成"一网一轴四纵"，即依托移动智能网络，围绕贯穿生命全周期的健康数据轴，建立远程医疗覆盖到村、在线慢病管理精准到户、医学教育与健康促进精准到人、移动智能医疗到病的工作模式。开发使用移动APP，为居民提供网上签约、网约家庭医生、在线健康教育咨询等服务。

（3）宁强县医疗卫生服务集团化供给模式分析。①结构维度：整合县域内所有公立医疗卫生资源，组建基于"县、乡镇（街道）、村（社区）"三级纵向整合模式的县域医共体。全县组建两个紧密型医共体，实现县域医共体建设全覆盖。实行"管办分开"，县政府组建公立医院管理委员会，由县政府主要领导担任主任，由同级党委、政府相关部门、人大代表、政协委员、医生代表以及其他利益相关方担任管委会成员。管委会代表政府履行规划、决策、保障、监督等办医职责，负责公立医院的发展规划、重大项目实施、财政投入、运行监管、绩效考核等。医共体内成立理事会，由总医院牵头，对成员单位进行一体化管理，由于医共体内机构设置和行政建制不变，因此仍为多重法人治理，不属于完全法人治理结构。医共体建立管理办公室、医保结算中心和财务管理中心，对人财物信息进行一体化管理。②过程维度：对内建立资源共享机制、信息共享机制、绩效考核机制，鼓励优质资源下沉。对外，积极与更高级别医院建立松散型医联体或专科联盟。积极推行家庭医生签约制度和健康扶贫工作。信息、影像、检查等资源得到有效整合和共享，诊疗信息互相认同，分级诊疗、上下转诊良好。优质医疗资源持续下沉，基层首诊氛围逐渐形成。③结果维度：县医院下沉基层门诊，信息化建设，健康扶贫等工作成效良好，居民满意度高，医护人员收入水平，认知度、支持度较高，基层首诊率、县域就诊率均提高，基层和牵头医院实力也都得到增强，整体而言，医患双方整体满意度均较高。

（4）特色：一是医共体建设一定程度上延续或依赖"托管"形式，紧密度还有待提高。二是县域内虽然设置两大医共体，横向具有一定竞争性，但未能将民营医疗机构纳入，医疗卫生服务供给的多样性不足。三是信息资源得到有效整合，打破医疗卫生机构间数据壁垒，打通信息孤岛，形成"一网一轴四纵"信息网络格局。

（四）非紧密型整合案例

1. 湖北省咸宁市——半紧密型。

（1）咸宁市医联体建设的托管模式。咸宁市的医联体建设，最出名的是其托管模式。托管模式是集团化供给服务的特殊治理形式。所谓医院托管模式是指医疗机构的产权所有者通过契约约定的形式，将机构的经营管理权交由经营管理能力较强，并且能够承担相应经营风险的法人经营。托管契约对受托方和受托方的权责及托管目标做出清晰界定，受托方对委托管理的资产实行全权经营，力求实现资产的保值增值，并取得相应报酬。

（2）咸宁市医院托管模式分析。①结构维度：托管模式的治理结构，以经营管理、医疗技术合作为纽带，双方建立契约关系，探索建立行之有效的业务指导与合作机制。由同济医院下派业务骨干，担任咸宁市中心医院的院长，拥有咸宁市中心医院的行政管理权、人事调配权和经营决策权，依托自身先进的医院运营管理经验和丰富的医疗资源，对咸宁市中心医院人、财、物进行全面管理和运营。咸宁市中心医院坚持"五不变"：即医院的公益性和基本功能定位不变，行政隶属关系不变，资产权属关系（含债权债务）不变，职工身份不变，财政投入和相关支持政策不变。②过程维度：双方签订协议，将咸宁市中心医院交由同济医院管理运营。同济医院派出专业管理人员担任咸宁市中心医院院长，对医院进行改革。并开通同济医院与咸宁中心医院间的双向转诊"绿色通道"。将同济医院先进的医院管理经验和医疗技术"输血"给咸宁市中心医院，全面提升咸宁中心医院的综合实力。通过选派常驻专家担任咸宁市中心医院科室主任，帮助咸宁市中心医院进行学科建设。选派临时专家参加咸宁市中心医院的门急诊、会诊、查房和手术等，指导其业务开展。定期举办学术讲座，接收咸宁市中心医院的员工来同济医院进修和学习等方式，帮助咸宁中心医院"造血"。与此同时，咸宁市政府也根据协议评估医院托管效果。③结果维度：咸宁市中心医院的学科门类更齐全，人才水平得到整体提升，医疗服务能力显著提高，"医教研"成果丰硕，诊疗能力明显提高。但托管模式仅只是实力较强的机构与实力较弱机构间的一种合作，属于点对点的整合，并不涉及区域性的系统整合。因此，在当前全国性医疗卫生集团化供给改革的大背景下，咸宁市也在积极布局医共体建设。

（3）特色：一是托管模式不涉及产权变更，整合难度低，更容易落地执行。通过省级大医院输入科学的管理模式、先进的医疗技术、优秀的人才等帮助地方医疗机构提高诊疗技术与管理水平，促进发展。二是托管模式只是一种过渡状态，随着咸宁市中心医院的逐渐壮大，咸宁市也在积极推动市域医联体建设。

2. 山东省威海市文登区——松散型。

（1）文登区医联体建设的做法与成效。以文登区最大的乡镇卫生院——葛家中心卫生院为例，该卫生院先后与威海中医院、文登区人民医院、文登整骨医院等上级医院建立松散协作型医联体关系。上级医院对卫生院进行技术指导，并每周六都会派驻专家到卫生院对当地的多发病和疑难病进行现场诊疗，在提升基层医疗卫生服务供给机构诊疗水平的同时，培养带动一批基层医疗骨干。与此同时，基层医院也可派出医护人员定期到上级医院开展进修学习，最大限度提升自身的技术水平和临床经验。虽然这种整合较松散，但便于操作，在上级医院的帮扶下，葛家中心卫生院相继开设腔镜、胃肠镜、疼痛等特色专科。卫生院的基层医疗人才技术水平得到一定提高，基层医疗卫生服务能力得到提升，辖区居民获得的医疗服务更优质。在公共卫生服务领域，葛家中心卫生院共计成立21个公共卫生服务团队，定期深入农村为居民提供入户家庭健康服务。扎实做好辖区居民的健康档案整理、慢性病管理和健康教育等工作，对65岁以上的辖区老年居民给予免费健康体检，根据体检结果进行反馈，并有针对性地进行分类指导和提供干预建议，扎实做好家庭医生签约服务工作。

（2）文登区医联体供给模式分析。①结构维度：文登区医联体模式是一种松散型整合模式，以区级医院为龙头，乡镇卫生院、社区卫生服务中心（站）为枢纽，村卫生室为网底，构建起区镇村三级联动的区域医疗卫生服务体系。集团化改革后，医联体以人员和技术协作为连接纽带，未涉及人财物方面的整合，各成员单位原有机构设置、法人资格、人员编制和行政隶属关系完全不变，医疗机构均为独立法人单位，更未涉及法人治理改革。医联体内建立医疗信息中心和医学影像诊断中心，但整合共享力度和效率较低，分级诊疗和双向转诊效果一般，基层医疗卫生服务供给机构能力提升还有很大空间。②过程维度：医联体内未建立较完善资源共享机制、信息共享机制、绩效考核机制，优质资源下沉力度不够，区级医院对基层医院的帮助机制不够长效。积极推行家庭医生签约制度，大力开展健康促进工作。信息、影像、检查等资源未能有效整合和共享，诊疗信息不能做到区域内互认，分级诊疗、上下转诊机制不够健全。优质医疗资源虽有下沉，但持续性堪忧。③结果维度：医护人员对医联体的整体认知度、支持度一般，糖尿病患者得到连续性的规范化诊疗和管理，辖区居民就医便捷性有所提升，基层医疗卫生服务供给机构服务能力得到一定程度提升，医保杠杆作用明显，基层看病负担降低，但基层医院受医保总额限制，出现推诿病人现象。

（3）特色：一是文登区的医联体模式可以看成是一种契约型医疗集团化模式，主要以技术和人员的协作为联结纽带，整合形式松散，难度较低便于推行，但整合效果较差。二是这种松散型医联体主要靠政府行政推动，未能形成利益共同体，缺乏相互帮扶、资源共享的动力，长效性堪忧，效果一般。三是此种模式为紧密型医疗集团化形式出现之前全国大部分地区的经典做法，调研中，文登区也在积极推动医联体模式向医共体模式转变。

3. 内蒙古自治区通辽市扎鲁特旗——松散型。

（1）扎鲁特旗医联体建设的整体情况。早在2004年，吉林大学中日联谊医院就与扎鲁特旗人民医院就建立医联体（松散协作型）关系，旗人民医院每年派出10—20名医务或管理人员到吉林去进修。2017年7月，扎鲁特旗人民医院与中国医科大学航空总医院建立跨区域医疗联合体关系。根据合作协议，航空总医院定期选派高层次专家、优秀管理人员到扎鲁特旗人民医院开展帮扶指导和协助工作，在神经外科、神经内科、妇科等方面帮助旗人民医院取得突破。与此同时，旗人民医院也派出医护人员到航空总医院开展进修学习，实行"造血"与"输血"同步。此外，双方还开通远程会诊，建立转诊绿色通道，推动双向转诊等工作。

（2）扎鲁特医联体供给模式分析。①结构维度：扎鲁特旗的医联体模式是松散型非实质性集团化整合模式，充分发挥旗县级医院的城乡纽带作用和旗县域龙头作用，形成"旗县级医院为龙头，苏木乡镇卫生院为枢纽，嘎查村卫生室为基础"分工协作机制，构建三级联动的旗县域医疗服务体系。以城市三级公立医院为主体，与边远旗县医院联合建设基于信息化技术应用的远程医疗协作网，形成利用信息化手段促进资源纵向流动的分级远程医疗模式。医联体内建立医疗信息中心和医学影像诊断中心，但整合共享力度和效率较低，分级诊疗和双向转诊效果一般，基层医疗卫生服务供给机构能力提升还有很大空间。②过程维度：医联体内未建立较完善资源共享机制、信息共享机制、绩效考核机制，优质资源下沉力度不够，旗医院对基层医院的帮助机制不够长效。积极推行家庭医生签约制度，重视健康促进工作。信息、影像、检查、检验、消毒和后勤等资源未能有效整合和共享，诊疗信息不能做到区域内互认，分级诊疗、上下转诊机制不够健全。优质医疗资源虽有下沉，但持续性堪忧。③结果维度：百姓对体检的重视程度有所提高，高血压、糖尿病、慢阻肺、冠心病、脑血管病患者规得到连续诊疗和管理，发病率和住院率持续下降，全面推行先诊疗后付费制度，精准扶贫因病致贫的建档立卡贫困户。整体而言，医患双方满意度一般。

（3）特色：一是扎鲁特旗的医联体模式可以看成是一种契约型集团化模式，以技术和人员的协作为联结纽带，整合形式松散，难度较低，便于推行，但整合效果较差。二是这种松散型医联体主要靠政府行政推动，未能形成利益共同体，缺乏相互帮扶、资源共享的动力，长效性堪忧。三是此种模式为紧密型医疗集团化形式出现之前全国大部分地区的经典做法，其弊端非常明显。调研中，扎鲁特旗也在积极推动医联体向医共体转变。

（五）案例治理模式归纳

上述14个样本基本涵盖我国所有医疗卫生服务集团化供给形式，各地因地制宜探索出基于不同"治理结构"的多种实践类型。对比评价将于下一节展开，本部分仅对样本案例的关系结构与治理模式进行分析与异同归纳。

1. 关系结构与治理模式归纳。14个地区的医疗卫生服务集团化形式总结起来可以分为经典和新型两个系列，一共6个类别，基本囊括目前全国各地的所有实践类型。经典的集团化形式包括医联体、县域医共体和城市医疗集团，新型的集团化形式包括城市医共体、市域

表5-3 本书样本案例"关系结构及治理模式"情况汇总

序号	实证案例	集团化形式	纵向整合深度	区域集团数量	紧密程度	合作模式	管理模式	集团法人情况	治理模式	政府职能	备注
1	福建三明	县域医共体	三级整合 县—村	县域1家集团	紧密型	直管型	不完全一体化	多重法人	管委会模式	管办分离	医改明星市（地级）
2	安徽天长	县域医共体	三级整合 县—村	县域2家集团	紧密型	直管型	不完全一体化	多重法人	理事会模式	管办分离	医改明星市（县级）
3	深圳罗湖	城市医疗集团	三级整合 区—社区	区域1家集团	紧密型	直管型	完全一体化	单一法人	理事会模式	管办分离	医改明星区（区级）
4	浙江湖州	城市医共体	四级整合 市—村	区域2家集团	紧密型	直管型	不完全一体化	多重法人	理事会模式	管办分离	城市医共体模式
5	海南三亚	市域医共体	四级整合 市—村	市域5家集团	紧密型	直管型	不完全一体化	多重法人	理事会模式	管办分离	军地融合医联体模式
6	青海西宁	跨区域医共体	四级整合 市—村	县域1家集团	紧密型	直管型	不完全一体化	多重法人	理事会模式	管办分离	跨区域健共体模式
7	浙江德清	县域医共体	三级整合 县—村	县域2家集团	紧密型	直管型	完全一体化	单一法人	理事会模式	管办分离	东部发达县
8	广西上林	县域医共体	三级整合 县—村	县域1家集团	紧密型	直管型	不完全一体化	多重法人	管委会模式	管办分离	西部贫困县

续表

序号	实证案例	集团化形式	纵向整合深度	区域集团数量	紧密程度	合作模式	管理模式	集团法人情况	治理模式	政府职能	备注
9	江西丰城	县域医共体	三级整合县—村	县域2家集团	紧密型	直管型	不完全一体化	多重法人	理事会模式	管办分离	南部（新启动）
10	山西盐湖	县域医共体	三级整合区—社区	区域1家集团	紧密型	直管型	不完全一体化	多重法人	管委会模式	管办分离	北部（区）
11	陕西宁强	县域医共体	三级整合县—村	县域2家集团	紧密型	直管型	不完全一体化	多重法人	理事会模式	管办分离	北部（县）
12	湖北咸宁	医联体	非实质性整合	非实质性整合	半紧密型	托管型	非一体化	不涉及法人变更	托管制模式	管办不分	中部贫困县
13	山东文登	医联体	非实质性整合	非实质性整合	松散型	协作型	非一体化	不涉及法人变更	内部治理模式	管办不分	东部（区）
14	内蒙扎鲁特	医联体	非实质性整合	非实质性整合	松散型	协作型	非一体化	不涉及法人变更	内部治理模式	管办不分	北部（旗）

资料来源：笔者自制。

179

医联体和跨区域医共体。需要指出的是：①跨区域专科联盟，可以理解为某个专科领域的技术协作，其集团化形式等同于松散型医联体。②远程医疗协作网，主要是借助信息技术手段，打破时空限制，实现远程诊疗互动，其本质只是一种媒介技术在医疗服务领域的推广应用，不是真正意义上的集团化改革形式，并且随着信息技术的快速发展和推广普及，本次调研的所有地区均有不同程度的远程医疗业务开展，因此，本书未将远程医疗协作网计入独立的集团化形式。③总医院制，虽然是福建省三明市探索出来的一种较成功的医疗集团化供给模式，国家层面也较认可，正极力推广，但从根本上看，它并不仅只是一种医院管理制度，更是一个区域性紧密型医疗集团，从目前的情况看，其主要做法为市域推动，县域整合，因此本书将其归类为县域医共体。

2. 样本地区医疗卫生服务集团的关系结构与治理模式区别。各地集团化类型的区别主要集中在集团化形式、纵向整合深度、区域集团数量、紧密程度、合作模式、管理模式和法人治理模式等方面。纵向整合深度主要分为三种，分别为四级纵向整合（市—村），三级纵向整合（县—村）和非实质性整合三类。区域医疗集团数量指的是一定区域（通常为县域）内成立的医疗集团数量，主要体现出集团化可能导致的市场垄断性，本次调研地区主要为区域内一家或两家集团，但也有三个县整合成一家集团的更大规模整合案例。紧密程度主要是考察集团内产权、经营权和技术协作等情况，当前大多地区倾向于紧密型，致力于产权和经营权的整合。合作模式主要包括直管型、托管型和协作型三类。直管型即集团对成员单位直接管理；托管型则是将经营权委托第三方；协作型主要为技术上的合作帮扶。管理模式包括：完全一体化、不完全一体化和非一体化三种。相关概念为，"完全一体化"：集团为单一法人治理结构，取消成员单位的独立法人资格，全方位一体化运行；"不完全一体化"：集团未实现单一法人治理，成员单位的法人地位仍保留，且有一定的自主权限，但基本实现一体化运行；"非一体化"：集团几乎没有真正意义上的一体化运行。法人治理模式主要有：管委会模式、理事会模式、托管制模式和内部治理模式四种。管委会模式概念为：集团成立医院管理委员会，作为集团的最高权力机构，由于管委会仍由政府组派，其本质上未实现真正意义上的管办分离。理事会模式概念为：集团成立理事会，作为集团的最高权力机构，由于理事会是由利益相关方组成，与政府相对脱离，基本能够实现管办分离。托管制模式不涉及产权变更，仅是将管理经营权委托给第三方。内部治理模式则是松散型模式下，合作单位未做实质性整合，仅是技术上的帮扶，各单位的法人地位不变，管理上相互独立，运营上各自为战，政府任命院长、书记，实行内部自行治理。

第二节　区域医疗卫生集团化效益评价预设

我国医疗服务领域处于一种供需失衡的状态，供给侧与需求侧存在着诸如规模不平衡、结构不协调等内在矛盾[①]，实践证明针对供给侧进行改革是医改的关键[②]。此外，医疗卫生服务集团化供给的关系结构主要体现在结构维度和过程维度，结果维度是对前两种维度实际成效的一种检验和体现。本节的理论预设将以需求侧为参照，重点围绕供给侧的结构维度和过程维度进行阐述，结果维度将在下面的论证分析中进行重点讨论。

一　服务供给侧结构维度理论预设

从需求侧来看，结构维度主要指病患的就医结构，就医结构又可以细分为就医秩序结构和就医消费结构。良好的就医秩序应该是"基层首诊、分级诊疗"，其结构状态应该为"正金字塔"，居民可以就近享受"公平可及"[③]的医疗服务。良好的就医消费结构应该是基于

---

① 蒋文峰、王文娟：《从供给侧结构性改革看我国"看病难"与"看病贵"的解决策略》，《求实》2017 年第 8 期。

② 叶志敏：《中国医改评述：供给侧改革是关键》，https：//www. cn-healthcare. com/article/20170114/content-488839. html。

③ 江启中：《公平、可及、普惠理念下的医改新思路》，《上海党史与党建》2008 年第 11 期。

公益和商品双重属性背景下，医保支出和个人支出比例适中的状态。然而这只是一种理想目标，现实的情况与此相差巨大，甚至完全相反，比如：现实中"供需矛盾"和"倒金字塔"①的就医结构进一步加重"看病难"②③，竞争不充分、收费不合理和医保政策不完善等进一步加重"看病贵"④⑤。这些需求侧的结构性问题和矛盾，为供给侧的结构性改革指明方向。这需要供给侧在结构性改革方面实施一揽子计划，将原本"碎片化"⑥的医疗服务整合，进行集团化供给，这是一个宏观的改革方向。这种将原来多个机构通过契约或产权等纽带联结成一个集团的改革形式，其成功的关键在两个方面，一是整合后的医疗集团，如何对原本完全独立的成员单位进行有效治理？二是整合后的医疗资源，如何将分散的资源进行重新分配？由此引出治理结构和资源结构两个评价维度。其中治理结构又可以细分为内部治理结构和外部治理结构，这两者是辩证统一的⑦；资源结构又可以根据"人、财、物和信息"相应地划分为人力资源结构、财产资源结构和信息资源结构。

（一）治理结构

1. 内部治理结构。从狭义上讲，集团的内部治理结构，其本质是权力在集团内各成员单位和组织机构间、不同阶层和相关利益者间的分配与制衡，以此来对经营管理和利益分配进行激励、协调、控制

---

① 姚泽麟：《何以破解初级医疗服务的"倒金字塔"困境——以医生职业为中心的考察》，《探索与争鸣》2017 年第 8 期。

② 张录法、黄丞：《新医改能否短期切实缓解"看病难、看病贵"》，《人口与经济》2010 年第 5 期。

③ 姚中杰、尹建中、徐忠欣：《我国看病难、看病贵的形成机理解析》，《山东社会科学》2011 年第 9 期。

④ 夏挺松、卢祖洵、彭绩：《我国"看病难、看病贵"问题的成因及对策分析》，《中国社会医学杂志》2011 年第 3 期。

⑤ 王文娟、曹向阳：《增加医疗资源供给能否解决"看病贵"问题？——基于中国省际面板数据的分析》，《管理世界》2016 年第 6 期。

⑥ 吴素雄：《公共卫生服务供给的碎片化与整合：一个协同治理的概念性框架》，《贵州省党校学报》2019 年第 1 期。

⑦ 谢士强：《公立医院改革关键要健全内部治理结构》，《卫生经济研究》2015 年第 1 期。

和监督，促进医疗卫生服务集团高效运转。[1][2] 进一步明确，医疗卫生服务集团内部治理关联对象主要包括各个成员单位（内部医疗机构），理事会、董事会、监事会等组织机构（内部管理、决策和监督机构），院长或 CEO 等领导管理者（管理层），各类医护人员和普通行政人员等其他内部相关利益者（执行层）。这牵扯到集团化之后的复杂性问题，虽然整合有利于解决矛盾，但随着规模扩大，也加重关系结构的复杂性和治理的难度。基于内部治理结构视角，理想的医疗卫生服务集团应该建立什么样的关系结构？

第一，从整合紧密程度看，理想的医疗卫生服务集团应该是各成员机构成为"一家人"[3]，相互间以"产权"为联结纽带的紧密型整合；以"经营权"为联结纽带的半紧密型整合，存在"同床异梦"的尴尬；以"技术协作"为联结纽带的松散型整合，最多只能算做是"友情赞助"，难以长效维持。由此推出假设 1：从整合紧密程度看，集团化效果：紧密型≥半紧密型≥松散型。

第二，从合作模式看，理想的合作模式应该是组建"共同体"[4]，为提高管理和运营效率，成员单位的管辖权全部收归集团中央，由集团直接统一管理，即直管型；托管型是基于"契约"将有限的权利委托给第三方，这种合作具有局限性；协作型几乎不涉及管理权限，多为技术领域的合作帮扶，少量涉及业务管理方面的指导。由此推出假设 2：从合作模式看，集团化效果：直管型≥托管型≥协作型。

第三，从管理模式看，理想的管理模式应是"一体化"[5]。科斯

---

①　孙逊：《公立医院集团化经营的经济学分析及其治理结构研究》，第二军医大学，博士学位论文，2007 年。

②　苏宝利：《公立医院内部权力结构及运行机制研究》，《中国医院管理》2019 年第 7 期。

③　熊茂友：《我国医共体建设的亮点、难点与切入点》，《中国财政》2018 年第 3 期。

④　参见尹红燕、谢瑞瑾、马玉龙等著《安徽省医共体模式的探索和实践》，《中国卫生政策研究》2017 年第 7 期；《医共体要在"共"字上下功夫》，《中国农村卫生》2020 年第 1 期。

⑤　冯立忠：《山西："一体化"下活健康服务"一盘棋"》，《中国卫生》2018 年第 9 期。

认为一体化是交易双方建立的一种持久稳定关系[①]。莱因等则将其定义为共同所有权，指所有的生产和服务环节均由一个实体机构统一管理[②]。集团内成员单位关系持久稳定，人、财、物、信息全方位完全一体化管理，这是最理想状态。但现实中，这种理想状态很难实现，更多只是一种不完全一体化运作，其成员单位仍保留一定的自主权。松散型集团实行非一体化管理，成员单位间是一种柔性帮扶合作关系，这种关系显然不稳定，难以长久。由此推出假设3：从管理模式看，集团化效果：完全一体化≥不完全一体化≥非一体化。

第四，从治理模式看，理想的治理模式应该是"理事会模式"[③]。理事会模式是由利益相关方代表组建理事会，行使最高决策权，与政府相对脱离，有助于实现利益平衡、权力制约和管办分离。托管制模式是基于合同约定，委托人和代理人间的利益分配和权力制衡，由于合同的不完全性，这种模式必然存在局限性。内部治理模式不涉及实质性整合，各成员单位相互独立，实行内部自治，一定程度脱离集团化的实质。由此推出假设4：从治理模式看，集团化效果：理事会模式≥托管模式≥内部治理模式。

第五，从集团法人看，理想的集团法人应该是"单一法人"。集团化可以看成是一个"化零为整"的整合过程，其目的是整合资源，统一管理，高效治理。整合后的成员单位虽然纳入集团旗下，但其独立法人资格如果不撤销，集团内多重法人共存，势必会导致"形聚而神不聚"。撤销成员单位的独立法人资格，实行集团单一法人，才有可能做到"形聚神更聚"。由此推出假设5：从集团法人看，集团化效果：单一法人≥多重法人≥未涉及法人变更。

---

① R. H. Coase, "The nature of the firm," in , ed. , Essential readings in economics Springer, 1995, pp. 37 – 54.

② B. Klein, R. G. Crawford and A. A. Alchian, "Vertical integration, appropriable rents, and the competitive contracting process", *The journal of Law and Economics*, Vol. 21, No. 2, 1978, pp. 297 – 326.

③ 卞婷、熊季霞：《不同模式公立医院法人治理结构的比较分析》，《中国医药导报》2015 年第 6 期。

　　第六，从整合边界看，理想的整合边界应该是"适可而止"，此处的"适可而止"包括区域跨度和层级纵深两个维度。从区域跨度来看，目前的实践类型主要分为区域内整合和跨区域整合两大类，跨区域整合可以解决区域内专业短板问题，但也会增加整合难度，不利于内部治理。从层级纵深来看，目前的实践类型主要分为"村—县"三级纵向整合和"村—市"四级纵向整合两种。层级越多，整合难度越大，内部治理也会更复杂。我国现行的行政管理体制，县域处在一个特殊的地位，是承上启下的行政条块联结中枢，在县域内进行整合，"产权"障碍最小。由此推出假设6：从整合边界看，集团化效果：三级纵向整合（县域内）≥四级纵向整合（县域外）。

　　2. 外部治理结构。医疗卫生服务集团的外部治理结构指集团内外相关主体间权责利关系的一整套制度安排[1]。我国医疗卫生服务机构外部治理结构主要包括出资人制度、社会监督机制和市场竞争机制[2]。与此相对应，我国医疗卫生服务机构外部治理所存在的主要问题有"九龙治水"[3]、管办不分[4]、缺乏有效的社会监管和市场竞争。进一步明确，公立医疗集团的外部治理关联对象主要包括政府（出资人）、社会（行业监督）、病患（服务对象）和其他医疗机构（市场竞争对手）等。针对这些关系主体，理想的医疗卫生服务集团应该建立什么样的关系结构？

　　第一，从政府职能看，理想的医疗卫生服务集团应该实现"管办分离"[5]。所谓的"管办分离"，其实质是明确集团独立的法人资格，

---

　　① 吕兰婷、余浏洁：《我国现代医院管理制度研究进展》，《中国医院管理》2018年第4期。

　　② 李文敏、方鹏骞：《构建我国公立医院法人内外部治理结构的思考与设想》，《中国卫生事业管理》2007年第9期。

　　③ 顾昕：《突破去行政化的吊诡——剖析三明模式的可复制性和可持续性》，《中国医院院长》2016年第22期。

　　④ 农圣、李卫平、农乐根：《公立医院管办分开改革的本质与路径分析》，《中国医院管理》2014年第1期。

　　⑤ 顾昕：《从管办分开到大部制：医疗供给侧改革的组织保障》，《治理研究》2018年第2期。

厘清其与政府间的各种关系、权利和责任。[5]在传统管办合一的体制下，政府集医疗卫生服务机构所有者、举办者和监督者等身份于一身，行政干预与市场经营缠绕交错，政府的行政干预与医院的内部组织管理边界纠缠不清，医院很难拥有真正的自主权和独立性[1]，导致医院的发展活力受限，医院管理效率和服务质量很难得到提升。[2] 由此推出假设7：从政府职能看，集团化效果：管办分离≥管办不分。

第二，从治理模式看，理想的外部治理模式仍是"理事会模式"[3]。管办分离的精髓是找到公办医疗机构在国家、市场和社会三者间的最佳位置，并处理好这三者间的关系，如何找到最佳位置并建立良好的关系，这取决于采取何种治理模式。[4] "托管制模式"和"内部治理模式"主要为内部治理层面，与外部治理关联较小。"管委会模式"是基于我国公立医疗机构在外部管理方面所存在的"管办不分"和"多头管理"背景下[5]，为扭转"条块分割"的局面，将卫健、人社、财政和发改等部门整合，在集团外围成立管理委员会（或医管中心），其目的是整合协同。然而管委会虽然一定程度上实现"管办分离"，但因其成员主要为政府职能部门，其本质是行政化体制内部的权力调整，因此很难实现真正意义上的"政事分开"[6]。"理事会模式"并不局限于内部治理，由于医疗卫生服务的特殊性，理事会成员还吸纳政府、病患和行业等群体，包含出资人、理事会、管理层和监事会[7]，部分理事会模式在集团外围还设立"医管中心"

---

① 曾凡金、陈绍福、徐捷：《医院治理结构与机制》，哈尔滨出版社2003年版。

② 李杏果：《新加坡医疗服务管办分离改革及对我国的启示》，《天津行政学院学报》2019年第1期。

③ 熊季霞、陆荣强、吕艳霞等：《基于公益性的公立医院理事会型治理模式的构建》，《医学与哲学（A）》2014年第1期。

④ 胡万进：《我国公立医院"管办分开"的整体性治理分析》，《江苏社会科学》2012年第3期。

⑤ 刘晓星：《新医改背景下公立医院管理体制改革的研究》，《管理观察》2017年第13期。

⑥ 顾昕：《看清医改最要紧的两个路标》，《中国卫生》2016年第11期。

⑦ 熊季霞、陆荣强：《新医改背景下公立医院理事会型治理模式的特点及评价》，《中国卫生事业管理》2012年第9期。

（管委会），委托人与代理人间的责权利较明确，实现集团所有权与经营权分离①，监督机制较健全。由此推出假设8：从治理模式看，集团化效果：理事会模式≥管委会模式≥托管模式≥内部治理模式。

第三，从市场竞争看，理想的市场竞争格局应该是"非区域垄断"⑧。医疗卫生服务集团化模式，尤其是以县域医共体为代表的区域性医疗集团，其出发点是将县域内的所有医疗资源进行充分整合，推动县乡一体化②。这种整合将原本独立的医疗机构联合起来，打破利益分割局面，使其形成一个共同体，在集团内部消除机构间的"屏障"，然而在外部却新增一道外部"边界"，形成区域内一家独大的"巨无霸"。这会对原来的医疗市场平衡造成破坏，面临着垄断威胁，垄断显然不利于效率提高。这涉及基于"开放与垄断""同质与多元"的"市场悖论"问题③。民营医疗参与医疗卫生服务集团，有利于服务的多样性，区域内成立多家医疗集团，有利于减少垄断的负面影响。由此推出假设9：从市场竞争角度看，集团化效果：区域内多家集团≥区域内1家集团。

（二）资源结构

本节所指的资源结构包括人力、财产和信息三大资源结构。医疗卫生服务集团化供给的一个很重要的前提是将原本碎片化且配置不均的医疗资源进行整合，然后对其进行重新分配。通常意义上的医疗资源主要指的是"人、财、物和信息"。人指医护人员等"人力资源"，这是医疗服务的最核心资源；"财"指资金，"物"指资产，两者很难分开，通常将其合并，统称为"财产资源"，这是医疗服务的物质基础；"信息"是指基于信息化革命背景下，"互联网＋医疗健康"蓬勃发展，健康数据越发重要，已成为重要资源之一④。整合后的医疗集团，原本

---

① 余正、张健、杨婵婵：《公立医院管办分离改革理事会模式与董事会模式对比分析》，《中国医药科学》2014年第1期。

② 乔迎迎、朱平溥：《中国县域医共体实施现状及对策分析》，《价值工程》2019年第23期。

③ 有关悖论的详细阐述见第二章中的"当前医疗服务集团化供给的悖论"部分。

④ 张锋：《中国健康医疗信息资源集聚应用创新发展的新思考》，《中国人口科学》2018年第2期。

分散的"人、财、物和信息"高度集中，将这些资源进行重新分配，是重塑良好就医秩序的基础，事关改革成败。资源一定程度上象征利益，资源越多，意味着利益越大。因此资源的相关方，也是利益的相关方，此处资源结构的关系主体与前面的治理结构关系主体基本一致，包括政府、社会、市场、医疗机构、集团内各级各类人员和病患等。针对这些关系主体，为合理分配资源，应该建立什么样的关系结构？

第一，从资源整合看，紧密型涉及"产权"，整合力度最大，整合程度最彻底；半紧密型主要为"经营权"，未涉及产权，整合力度有限，整合程度一般；松散型仅限于协作帮扶，未涉及实质性的资源整合。由此推出假设10：从资源整合看，集团化效果：紧密型≥半紧密型≥松散型。

第二，从资源调度看，直管型集团可以直接管辖下属机构，统一调配集团内所有资源；托管型只能按照"不完全契约"行使有限的管理权，调度的资源也有限；协作型只是技术帮扶，彼此独立，资源无法调配。由此推出假设11：从资源调度看，集团化效果：直管型≥托管型≥协作型。

第三，从资源运营看，完全一体化模式可以实现集团内资源完全整合，管理完全统一，调度完全顺畅，整体运营效果最佳；不完全一体化模式，其资源整合、管理和调度均不完全，运营效果必然打折扣；非一体化模式，彼此各自为战，顶层规划不统一，沟通交流不畅，资源无法有效协同。由此推出假设12：从资源运营看，集团化效果：完全一体化≥不完全一体化≥非一体化。

第四，从资源购买看，前述四个视角均以集团原有资源为基础，其前提是集团资源总量不变，通过重新配置和安排，提高资源的利用效率。事实上医疗资源作为重要的民生战略资源，履行出资人职责是政府的义务。当前我国优质医疗资源总量不足，难以满足民众日益增长的健康需求。同时，在医疗服务公益属性的要求下，不提倡医院过分扩大盈利能力。在此背景下，通过加大政府财政投入，增加医疗资源总量，显得格外重要和迫切。增加财政投入，除去外部支援等影响因素外，主要取决于当地的经济实力和政府财政收入。由此推出假设13：从资源购买角度看，集团化效果：发达地区≥欠发达地区①。

　　第五，从资源带动看，基层医疗能力差，水平低，是推进"基层首诊、分级诊疗"的一大绊脚石。"强基层"是医疗卫生服务集团化的重要目标，通过整合，让实力强的大医院作为牵头医院，带动基层医院，提升基层能力水平。单纯从技术带动看，牵头医院实力越强，其带动作用越大，"强基层"效果越明显。实践中，三级纵向整合主要是以县级医院为龙头带动乡镇卫生院，四级纵向整合则是以市级以上医院为龙头，同时带动县医院和乡镇卫生院。一般情况，市级医院实力高于县级医院，带动能力更强。此外，医疗资源发达的地区往往也或多或少存在学科短板，跨区域交叉合作，对于弥补学科短板意义重大。由此推出假设14：从资源带动看，集团化效果：四级纵向整合（县域外）≥三级纵向整合（县域内）。

二　服务供给侧过程维度理论预设

　　从需求侧来看，过程维度主要指的是病患的就医过程，就医过程又可以细分为就医体验过程和就医保障过程。良好的就医体验应该是"看病难"的对立面，其过程应该为"双向转诊，整合连续"。良好的就医保障结构应该是"看病贵"的对立面，药品保障要实惠方便，费用保障（医保）要比例适中、流程简化。现实的就医过程与理想状态反差巨大，"看病难"和"看病贵"问题依然突出②③。围绕这些需求侧的过程性问题和矛盾，供给侧的过程优化应从协作过程和服务过程两个方面着手。协作过程指集团内外的机构或人员间，在管理、运营等方面建立的合作关系和路径。服务过程指医疗卫生业务相关的整合协同路径。

---

　　①　该假设并非关系结构与治理模式，但加大财政投入对于缓解医疗资源不足意义重大，关乎改革成败，是改革的基础，此处可以将此概念理解为政府的财政投入机制。
　　②　潘瑞琦：《现行医改无法解决"看病难、看病贵"的问题》，《劳动保障世界》2017 年第 29 期。
　　③　赵汉澜、钟敏：《关于我国"看病难、看病贵"的困境与政策改进》，《农村经济与科技》2019 年第 16 期。

（一）协作过程

1. 内部协作过程：是指集团化之后，原本分散独立的机构或部门，以及不同归属的人员，按照集团化改革目标和内部治理体系来进行高效协同运转的过程。这里面包括集团内部机构、部门、人员、制度、资源和信息等全方位的协同。集团好比一台机器，各内部协作主体好比零部件，任何一个环节出现脱节都有可能导致新成立的集团运转不畅。这需要在完善内部结构的基础上，确保各结构运转过程无缝对接。将集团内部的协作主体分解，可以分为资源协作、管理协作、机构协作、制度协作和基于利益相关者的整体协作。

第一，在资源协作方面，资源全面整合，充分共享，是充分协作的基础，紧密程度越高，越有利于资源协作。

第二，在管理协作方面，集团的层级越少，管理效率越高，协作难度越低，直管模式层级最少，托管模式次之，分头管理（协作型）层级最多。

第三，在机构协作方面，集团内各成员单位相互独立，必然会增加协作难度，取消其独立法人资格，由多重法人转为单一法人，有助于强化集团内部机构协作。

第四，在制度协作方面，新成立的集团内部需要通过统一制度来推动内部高效管理和有序运营，这需要从集团全局的角度进行整体规划和全面协同，整个集团尽可能全面一体化运作。

第五，基于利益相关者的整体协作方面，医疗集团利益关系网络更复杂，这需要各利益相关方间密切协作，尽可能做到利益平衡。实践中，理事会模式被誉为民主式治理，具有明显优势；托管模式受制于契约的不完全性，效果一般；内部治理模式协同性最差，利益很难平衡。

第六，从协作障碍角度进行反向思考，内部结构越复杂，协作屏障越多，实践中，跨区域整合和四级纵向整合会增加这种复杂度，而县域内的三级纵向整合无疑是最佳之选。

由此推出六个"内部协作过程"方面的假设，分别为：

假设 15：从资源协作视角看，集团化效果：紧密型 ≥ 半紧密型 ≥ 松散型。

假设 16：从管理协作视角看，集团化效果：直管型 ≥ 托管型 ≥ 协作型。

假设 17：从机构协作视角看，集团化效果：完全一体化 ≥ 不完全一体化 ≥ 非一体化。

假设 18：从制度协作视角看，集团化效果：理事会模式 ≥ 托管模式 ≥ 内部治理模式。

假设 19：从整体协作视角看，集团化效果：单一法人 ≥ 多重法人 ≥ 未涉及法人变更。

假设 20：从协作障碍视角看，集团化效果：三级纵向整合（县域内）≥ 四级纵向整合（县域外）。

2. 外部协作过程：是指集团外部的利益相关方，按照集团化改革目标和外部治理体系来进行高效协同运转的过程。它是内部协作和治理的基础，具体包括政府各相关职能部门、行业协会、病患和业务合作单位等关系主体间的协作。将外部协作归纳分类，可以分为与政府部门间的行政协作、与外部利益相关方间的治理协作、与外部医疗机构间的业务协作三大类。

第一，从行政协作看，医疗资源条块分割，医疗卫生服务机构多部门多头管理的局面一直未得到有效解决[①]。这种"九龙治水"的状态显然不利于集团与各部门间的协作效率。由此引发"大部制"改革的呼声，但完全整合显然不现实，成立专门的协调机构（管委会）用来统筹协调各部门职能，提高协同效率，成为各地的首选。由此可以做出推断 a：从行政协作角度看，集团外部需要建立管委会。

---

① 姜洁、付玉联、张伟：《政府治理现代化视域下的现代医院管理前瞻研究》，《上海行政学院学报》2017 年第 5 期。

第二，从治理协作角度看，基于医疗卫生服务的公益属性和国有属性，医疗卫生服务集团的完整治理绕不过外部利益相关方。"理事会模式"吸纳政府、病患和行业等外围群体，包含出资人、理事会、管理层和监事会，在强化内部治理的同时，有效促进外部相关方间的协作。由此做出推断 b：从治理协作角度看，理事会模式有利于集团外部协作。实践中，大部分理事会模式在集团外围同步设立管委会①，从这个角度看，理事会模式一定程度上包含管委会模式，其优势更明显。将推断 a 和推断 b 做一个整合，可以推出假设 21：从行政协作和治理协作联合角度看，集团化效果：理事会模式≥管委会模式≥托管模式≥内部治理模式。

第三，从业务协作角度看，目前较成熟的医疗卫生服务集团化供给形式为县域医共体，县级医院相对于市级以上医院，其业务水平有限，作为牵头医院的带动能力也有限。这需要基于县域范围的三级整合，向跨出县域范围的四级整合拓展延伸，向更高级别的医院寻求更高水平的业务帮扶。由此推出假设 22：从业务协作角度看，集团化效果：四级纵向整合（县域外）≥三级纵向整合（县域内）。

（二）服务过程

服务过程按照服务周期、服务项目和服务环节可以细分为连续性服务过程、整合性服务过程和协作性服务过程。

1. 连续性服务过程：是指基于生命全周期开展的连续性医疗健康服务，涵盖从出生到成长再到死亡，从预防到治疗再到康复。原来妇幼、疾控、康复和医疗相互独立的局面与"大健康"理念明显相悖，让本应完整连续的健康服务链条形成诸多断裂点。连续性服务过程就是要将这种条线分割的局面打破，这需要集团内部所有资源尽可能全面整合共享，管理尽可能统一高效，运营尽可能一体化。由此推出三个基于"连续性服务过程"方面的假设：

假设 23：从资源保障角度看，集团化效果：紧密型≥半紧密

---

① 余正、张健、杨婵婵：《公立医院管办分离改革理事会模式与董事会模式对比分析》，《中国医药科学》2014 年第 1 期。

型≥松散型。

假设24：从管理连续角度看，集团化效果：直管型≥托管型≥协作型。

假设25：从运营连续角度看，集团化效果：完全一体化≥不完全一体化≥非一体化。

2. 整合性服务过程：是指针对部分医疗卫生服务项目的整合和共享，目前主要集中在信息、影像、临检和后勤等方面。集团化之前，由于资源有限，基层医院缺少设备和专业人员，导致服务受限，患者需要到不同的地方接受不同的服务项目，整个过程呈现出分散性。改革之后，可以将优质专业人员集中，成立诸如影像、心电和病理等整合性诊疗中心，各基层将检查结果汇总上传，各中心的专家通过信息平台进行远程诊断。在信息领域，可以将各医疗机构、医保部门甚至药店等进行信息整合，居民可以通过一个平台查看所有信息。通过将这些原本分散的服务过程进行集成，可以大大提高患者的就医体验。这种过程整合既涉及资源的整合，也涉及内部机构合作和体系制度的协同。由此推出三个基于"整合性服务过程"方面的假设：

假设26：从资源整合角度看，集团化效果：紧密型≥半紧密型≥松散型。

假设27：从机构整合角度看，集团化效果：直管型≥托管型≥协作型。

假设28：从制度整合角度看，集团化效果：完全一体化≥不完全一体化≥非一体化。

3. 协作性服务过程：是指针对医疗卫生服务过程中各个关联性环节的协作。包括集团内部不同人员间的协作、不同科室间的协作、不同医疗机构间的协作等。对于集团无法解决的疾病，从患者健康需求的角度，需要跨集团转诊、会诊，这涉及集团外部的协作。对于集团内部服务过程的协作，理想状态仍需要在资源上全面共享，各内部机构和部门间统一管理，集团内各项规章制度和考评体系等标准一致。由此推出 3 个基于"协作性服务过程"方面的假设：

假设 29：从人员协作角度看，集团化效果：紧密型≥半紧密型≥松散型。

假设 30：从机构协作角度看，集团化效果：直管型≥托管型≥协作型。

假设 31：从整体协作角度看，集团化效果：完全一体化≥不完全一体化≥非一体化。

对于集团外部服务过程的协作，理想的状态是集团内外的医疗机构可以良好合作。比如，患者所患疾病较严重，超出集团能力范畴，此时基于治病的需求，要么从外部邀请专家会诊，要么向外面更高级的医院转诊。由于医疗服务的信息不对称性[①]，患者很难自己做出正确选择，转诊或会诊的过程高度依赖集团的外部协作。当前医疗集团化的实践类型主要为县域范围的三级纵向整合，此处的外部协作指跨出县域，与更高级别医疗机构开展合作的四级纵向整合。由此推出假设 32：从外部协作角度看，集团化效果：四级纵向整合（县域外）≥三级纵向整合（县域内）。

三　服务效益评价预设归纳与比对

前面以需求侧的问题为导向，基于供给侧的结构和过程两大维度，从 33 个关系结构视角，共得出 32 个理论假设（见表 5 - 4）。根据理论预设可以非常清晰推出各维度对应的最佳关系结构（见表 5 - 4）。将各假设的频次和方向进行统计分析（见表 5 - 4），得出一致性（重复性）假设 4 个，包含性和矛盾性假设各 2 个，唯一性假设 3 个。一致性（重复性）假设中，重复频次最高的达 6 次，频次最低的为 1 次。频次高意味着相

---

① 韩蕾：《中国医疗服务业政府规制研究》，辽宁大学，博士学位论文，2010 年。

应假设的适用维度多，一致性更强，可靠性更高。但频次低并不意味着假设的可靠性低，这与实证类型与观察视角的对应性有关。包含性假设为："理事会模式≥托管模式≥内部治理模式"和"理事会模式≥管委会模式≥托管模式≥内部治理模式"，两者是包含关系，后者包含前者，是对前者的完善。矛盾性假设为："三级纵向整合（县域内）≥四级纵向整合（县域外）"和"四级纵向整合（县域外）≥三级纵向整合（县域内）"，这种矛盾性是基于不同视角的局限性所致，矛盾意味着相应集团化供给关系结构对改革的整体效果具有不确定性，后面会做分析。

表 5 - 4　　　　　医疗集团化供给的实证类型与效果的关系预设

维度			序号	视角	假设命题（不同集团化供给实证类型的效果）
结构维度	治理结构	内部治理结构	假设 1	紧密程度	紧密型≥半紧密型≥松散型
			假设 2	合作模式	直管型≥托管型≥协作型
			假设 3	管理模式	完全一体化≥不完全一体化≥非一体化
			假设 4	治理模式	理事会模式≥托管模式≥内部治理模式
			假设 5	集团法人	单一法人≥多重法人≥未涉及法人变更
			假设 6	整合边界	三级纵向整合（县域内）≥四级纵向整合（县域外）
		外部治理结构	假设 7	政府职能	管办分离≥管办不分
			假设 8	治理模式	理事会模式≥管委会模式≥托管模式≥内部治理模式
			假设 9	市场竞争	区域内多家集团≥区域内 1 家集团
	资源结构	人力资源结构财产资源结构信息资源结构	假设 10	资源整合	紧密型≥半紧密型≥松散型
			假设 11	资源调度	直管型≥托管型≥协作型
			假设 12	资源运营	完全一体化≥不完全一体化≥非一体化
			假设 13	资源购买	发达地区≥欠发达地区（非关系结构与治理模式）
		人力资源结构	假设 14	资源带动	四级纵向整合（县域外）≥三级纵向整合（县域内）

续表

维度			序号	视角	假设命题 （不同集团化供给实证类型的效果）
过程 维度	协作 过程	内部协作过程	假设15	资源协作	紧密型≥半紧密型≥松散型
			假设16	管理协作	直管型≥托管型≥协作型
			假设17	机构协作	完全一体化≥不完全一体化≥非一体化
			假设18	制度协作	理事会模式≥托管模式≥内部治理模式
			假设19	整体协作	单一法人≥多重法人≥未涉及法人变更
			假设20	协作障碍	三级纵向整合（县域内）≥四级纵向整合（县域外）
		外部协作过程	假设21	行政协作 治理协作	理事会模式≥管委会模式≥托管模式≥内部治理模式
			假设22	业务协作	四级纵向整合（县域外）≥三级纵向整合（县域内）
	服务 过程	连续性服务过程	假设23	资源保障	紧密型≥半紧密型≥松散型
			假设24	管理连续	直管型≥托管型≥协作型
			假设25	运营连续	完全一体化≥不完全一体化≥非一体化
		整合性服务过程	假设26	资源整合	紧密型≥半紧密型≥松散型
			假设27	机构整合	直管型≥托管型≥协作型
			假设28	制度整合	完全一体化≥不完全一体化≥非一体化
		协作性服务过程	假设29	人员协作	紧密型≥半紧密型≥松散型
			假设30	机构协作	直管型≥托管型≥协作型
			假设31	整体协作	完全一体化≥不完全一体化≥非一体化
			假设32	外部协作	四级纵向整合（县域外）≥三级纵向整合（县域内）

资料来源：笔者自制。

表5-5　　理论预设中效果最佳的"关系结构和治理模式"汇总

维度			效果最佳的医疗集团化供给"关系结构和治理模式"
结构维度	治理结构	内部治理结构	紧密型、直管型、完全一体化、单一法人、理事会型、三级纵向整合
		外部治理结构	管办分离、理事会型区域内多家集团
	资源结构	人力资源结构	紧密型、直管型、完全一体化、四级纵向整合、经济发达（非关系结构与治理模式）
		财产资源结构	
		信息资源结构	
过程维度	协作过程	内部协作过程	紧密型、直管型、完全一体化、单一法人、理事会型、三级纵向整合
		外部协作过程	理事会型、四级纵向整合
	服务过程	连续性服务过程	紧密型、直管型、完全一体化
		整合性服务过程	紧密型、直管型、完全一体化
		协作性服务过程	紧密型、直管型、完全一体化、四级纵向整合

资料来源：笔者自制。

表5-6　　　　　　　　理论预设的频次与比对汇总

序号	假设命题（不同集团化供给实证类型的效果）	频次	比对	对应维度
1	紧密型≥半紧密型≥松散型	6	一致性	内部治理结构、资源结构、内部协作过程、服务过程
2	直管型≥托管型≥协作型	6	一致性	
3	完全一体化≥不完全一体化≥非一体化	6	一致性	
4	理事会模式≥托管模式≥内部治理模式	2	包含性	内部治理结构和外部治理结构
5	理事会模式≥管委会模式≥托管模式≥内部治理模式	2		
6	单一法人≥多重法人≥未涉及法人变更	2	一致性	内部治理结构和内部协作过程

序号	假设命题 （不同集团化供给实证类型的效果）	频次	比对	对应维度
7	三级纵向整合（县域内）≥四级纵向整合（县域外）	2	矛盾性	内部治理结构、内部协作过程
8	四级纵向整合（县域外）≥三级纵向整合（县域内）	3		外部协作过程、协作性服务过程
9	管办分离≥管办不分	1	唯一性	外部治理结构
10	区域内多家集团≥区域内1家集团	1	唯一性	外部治理结构
11	发达地区≥欠发达地区	1	唯一性	财产资源结构

资料来源：笔者自制。

第三节　区域医疗卫生服务集团化效益比较

本章提出的评估框架中包括结构、过程和结果三大维度。前述"理论预设"部分围绕结构维度和过程维度，以需求侧为目标导向，通过推理，从供给侧提出 32 个理论假设。经比对后，总结为 11 条假设，将两条"包含性"假设合并，最终可以浓缩为 10 条假设（见表 5-7）。此处将围绕结果维度，对医疗集团化供给改革的效果进行评价，并与假设进行关联性论证分析，以期得出医疗集团化供给的最佳关系结构。

表 5-7　　　　　　　　　经整合概括后的"10 条假设"

序号	假设命题 （不同集团化供给实证类型的效果）	对应维度
假设 a	紧密型≥半紧密型≥松散型	内部治理结构、资源结构
假设 b	直管型≥托管型≥协作型	内部协作过程、服务过程
假设 c	完全一体化≥不完全一体化≥非一体化	
假设 d	管办分离≥管办不分	外部治理结构
假设 e	单一法人≥多重法人≥未涉及法人变更	内部治理结构和内部协作过程

续表

序号	假设命题 （不同集团化供给实证类型的效果）	对应维度
假设 f	理事会模式≥管委会模式≥托管模式≥内部治理模式	治理结构
假设 g	发达地区≥欠发达地区	财产资源结构
假设 h	区域内多家集团≥区域内 1 家集团	外部治理结构
假设 i	三级纵向整合（县域内）≥四级纵向整合（县域外）	内部治理结构、内部协作过程
假设 j	四级纵向整合（县域外）≥三级纵向整合（县域内）	外部协作过程、协作性服务过程

资料来源：笔者自制。

一　集团化效益的主观性调查结果

14 个样本地区的集团化形式可以概括为经典和新型两个系列，共 6 个类别，基本囊括目前国内的所有实践类型。经典的集团化形式包括：医联体、县域医共体和城市医疗集团，新型的集团化形式包括：城市医共体、市域医联体和跨区域医共体。[①]

（一）经典集团化供给形式

医联体：是医疗联合体的简称，其概念目前学界尚无明确。本书同意杨燕绥[②]和易利华[③]等学者的观点，将医联体概念与医共体相区别，相对于医共体的资源高度整合，医联体主要是基于医疗技术或管

[①] 1. 跨区域专科联盟，可以理解为某个专科领域的技术协作，其集团化形式等同于松散型医联体。2. 远程医疗协作网，主要是借助信息技术手段，打破时空限制，实现远程诊疗互动，其本质只是媒介技术在医疗服务领域的应用，不是真正意义的集团化改革形式，本节未将其计入独立的集团化形式。3. 总医院制，是福建三明探索出来的一种较成功的医疗集团化供给模式，它不仅是一种医院管理制度，更是一个区域性紧密型医疗集团，其主要做法为市域推动，县域整合，本节将其归类为县域医共体。

[②] 杨燕绥：《医联体和医共体的前世今生》，https：//www.cn-healthcare.com/article-wm/20190415/content-1049697.html。

[③] 易利华：《为什么说医共体不是医联体？》，https：//www.cn-healthcare.com/article-wm/20180625/content-1027914.html。

理上的帮扶，不涉及实体整合。

在 14 个地区中，湖北咸宁、山东文登和内蒙古扎鲁特三个地区为医联体样本。其中咸宁为托管模式的半松散型医联体，文登和扎鲁特为协作模式的松散型医联体。松散型医联体是早期医疗集团化改革的经典做法，其弊端非常明显。文登和扎鲁特的医联体均为政府推动型，属于典型的"拉郎配"，利益不统一。医疗机构两两合作，医联体关系纵横交错，但实质性作用发挥不明显，医联体"联而不合"情况严重，内部资源整合、信息共享、结果互认等情况较差，民众的认知度和满意度也不高。咸宁的托管模式在实践中由于契约的不完全性，势必会存在一些"无章可依"的盲区，工作的自主性和效率受到制约。此外，托管模式为点对点的合作，不适用区域性的医疗资源整合，在资源整合共享，重新配置，服务同质化、连续性、一体化等方面作用甚微。对于松散型医联体的局限性三地均已熟知，目前均在积极推动医联体向医共体模式转变。

县域医共体：县域医共体是全国县域医改的主流趋势，具体含义已在第四章介绍，在此不作详述。14 个地区中，有 7 个采用县域医共体模式，占比最高。各地实际改革中，由于当地条件和基础不同，导致"共"的程度和方式也存在差异，据此可将其分为两个亚类。第一个亚类是行政主导型，对应的样本：福建三明、广西上林和山西盐湖。第二个亚类是兼顾市场型，对应的样本：安徽天长、浙江德清、广西丰城和陕西宁强。7 个样本对应的关系结构既有共性，也有区别。共性方面有：紧密型，直管型，三级纵向整合和管办分离，以及 7 个地区均在探索推动法人治理和"一体化"改革。非共性方面有：一体化程度、法人数量、县域集团数量以及治理模式。其主要区别为县域集团数量和治理模式，行政主导型的治理模式为管委会模式，县域集团数量为 1 家；兼顾市场型的治理模式为理事会模式，县域集团数量≥2 家。进一步总结不难发现，两者的核心区别在于"行政力量"是否起到决定性作用。

表5-8 个县域医共体实证样本的关系结构与治理模式对比

序号	医共体亚类	实证样本	管理模式	集团法人情况	治理模式	县域集团数量	紧密程度	合作模式	纵向整合深度	政府职能
1	兼顾市场型	浙江德清	完全一体化	单一法人	理事会模式	≥2家	紧密型	直管型	三级纵向整合 县(区)—乡镇(街道)—村(社区)	管办分离
2		安徽天长									
3		江西丰城									
4		陕西宁强	不完全一体化	多重法人							
5		福建三明									
6	行政主导型	广西上林			管委会模式	1家					
7		山西盐湖									

资料来源:笔者自制。

201

　　福建三明的"总医院制"① 蜚声国内，广西上林和山西盐湖则以"县乡一体化"② 著称。事实上，三地的做法如出一辙。在行政体系方面：县域层面的行政意志高度统一，将发改和卫健等部门权利进行整合，成立"管委会"，在行政上改变"条线分割"的局面，形成高度集权的"金字塔式"管理体系。在资源整合方面，三地均将辖区内所有公立医疗机构整合成一家集团，由县医院作为牵头医院（三明称之为总医院）。换句话说，这种医疗集团囊括县域内所有的公立医疗机构，其区域垄断特征非常明显，由于缺少市场作用，必须高度依赖行政调节。顾昕曾尖锐地指出三明医改模式为"再行政化"，远期成效有待观察③。

　　相对于行政主导型，在改革初期，市场兼顾型同样离不开强有力的行政推动，跟行政主导型的三个样本一样，天长和德清等四个地区在集团外围，也成立"管委会"，整合医改相关行政权力，集中发力。但在远期规划中，他们将社群调节和市场调节也考虑在内，主要体现在两个方面：一是集团内部治理模式，天长等四地采用理事会模式，理事会、监事会和管理层权责分明，相互制衡，这是一种民主式的管理，有利于发挥社群的调节作用。二是区域内集团数量，四地县域内医疗集团数量均≥2 家，打破县域内一家独大的完全垄断局面，引入适度竞争，这有利于发挥市场的调节作用。不仅如此，天长是我国县域医共体模式的首创者，其在改革之初，成立三家医疗集团，甚至引入民营医疗机构参与其中，充分体现对市场作用的重视。进一步对比：天长于 2015 年启动改革，为探索先驱，取得一定成效，但未实现单一法人。德清启动于 2017 年，为后起新秀，充分借鉴天长的经验，且改革更彻底，为四地中唯一实现集团单一法人的地区，其改革成效也更显著。宁强启动于 2017 年，一定程度上仍存在托管模式的影子，集团

---

　　① 有关"总医院制"的详细介绍见前述实证分析中的"医改明星市（市级层面）——福建省三明市"。
　　② 有关"县乡一体化"的详细介绍见前述实证中的"广西壮族自治区上林县"和"山西省运城市盐湖区"。
　　③ 顾昕：《突破去行政化的吊诡——剖析三明模式的可复制性和可持续性》，《中国医院院长》2016 年第 22 期。

仍为多重法人，一体化程度相对较低，效果一般。江西丰城启动于2018 年，为起始阶段，集团仍为多重法人，成效尚难以评估。

表 5 - 9　　　　　　四个市场兼顾型县域医共体样本对比

序号	实证样本	管理模式	集团法人	改革年度	主要特点	成效评估
1	浙江德清	完全一体化	单一法人	2017	县域医共体的后起新秀，一体化程度最高	最佳
2	安徽天长	不完全一体化	多重法人	2015	县域医共体的探索先驱，一体化程度一般	良好
3	陕西宁强			2017	存在托管模式的影子，一体化程度相对较低	一般
4	江西丰城			2018	改革起始阶段，一体化程度一般，效果难以评估	不明

资料来源：笔者自制。

　　城市医疗集团：具体含义已在第三章介绍，在此不作详述。尽管官方文件对其描述并未体现产权和一体化等字眼，要求并不高。但我国城市医疗集团模式的探索先驱——深圳罗湖医院集团，却以区域公立医疗资源高度整合，构建理事会模式的单一法人治理结构（不设二级法人），实行完全一体化的运营机制和"去行政化"运营管理模式著称[①]。在集团外围同样成立"管委会"。在服务内容上，罗湖医院集团全面落实"以健康为中心"的理念，创新成立基层社康中心，提供"预防—保健—治疗—康复—护理—养老"等一整套健康服务体系[②]。此外，关于区域垄断方面，虽然罗湖整合区属医疗机构成立唯

---

① 宫芳芳、孙喜琢、张天峰：《创新罗湖医院集团运营管理模式》，《现代医院管理》2016 年第 6 期。

② 丁新磊：《城市医疗集团怎么建？这两个样板值得借鉴》，https：//www.cn-health-care.com/article/20190702/content-520926.html。

一的医院集团，但区域垄断并不严重。^① 其原因有二：一是该地区的区级医疗机构比重并不高，市属医院和民营医疗机构都可以与其竞争；二是该地区对居民的就医选择并没有强制性限制，居民可以自由选择就医地点，且外地就医的费用也计入集团的医保总额。前者是集团与外围其他机构建立竞争关系，后者则是从集团内部自我施压。总的来说，该地区虽然只成立一家集团，但其市场竞争非常充分，符合县域医共体的"兼顾市场型"的特征。在改革成效上，罗湖医院集团在慢病管理、预防保健、分级诊疗、居民满意度和获得感、看病负担、家庭医生签约以及医疗服务能力提升等方面均取得良好成效^⑤。总结其制胜法宝，除大健康理念外，在治理层面更得益于资源的高度整合、完全一体化的运营和理事会型单一法人治理模式^②。

（二）新型集团化供给形式

经典集团化供给形式在长达几十年的探索过程中，其发展趋势已经基本明确，现有的三类形式，县域医共体和城市医疗集团的效果明显优于医联体，也正因如此，在县域层面，松散型医联体正逐渐消失，紧密一体化的县域医共体和城市医疗集团正快速发展。然而后两者仍存在一些局限性，这些局限性主要表现为：第一，县级医院实力不够强，作为牵头医院，对基层医疗机构的带动作用有限。第二，县域内必然存在薄弱学科，跨出县域范围开展合作，有利于弥补区域性专科短板。第三，由于县域医疗的实力有限，跨县域转诊不可避免，从服务的连续性角度，医共体的整合范围有必要从三级整合延伸到四级整合。第四，部分地区县级医院自身实力较差，不仅无力承担牵头医院的职责，其自身也亟须更高层级医院给予帮扶和带动。第五，目前的经典集团化供给形式，不仅受限于行政区划，还很难逾越行业藩篱，很少涉及高校、大型国企和军队旗下的医疗机构。基于上述局限性，近年来部分地区在积极探索新型集团化供给形式，主要代表形式有：

---

① 宫芳芳、孙喜琢、林汉群等：《以医院集团为载体推进区域医疗卫生改革的实践与探索》，《现代医院管理》2016 年第 1 期。

② 刘也良、陈晨：《罗湖：区内医疗资源全统一》，《中国卫生》2016 年第 9 期。

城市医共体、市域医联体和跨区域医共体。本次调研，对应选取浙江湖州、海南三亚和青海西宁三个新型集团化形式样本进行实证研究。

城市医共体：浙江湖州的做法为在市本级所在地——吴兴区，跨行政区划，整合市、区两级医疗资源，成立市区联推共管的四级纵向整合医疗集团，集团由市三级医院作为牵头医院，区、乡和村三级卫生机构作为成员单位，这种模式一定程度上缓解了区级医院实力不强的问题，提高了集团的综合实力，扩展了服务的连续性，但也打破了原来的行业平衡，主要体现在两方面：一是跟其他地区一样，公立医疗机构抱团，对民营医疗机构冲击巨大，拉开民营与公立医疗间的悬殊差距；二是当地共有6家三级医院，实际参与城市医共体的只有两家，对于这两家医院而言，整合意味着自身规模的扩大，对于其余4家医院而言，则意味着规模的相对缩小，竞争的相对劣势。

市域医联体：海南三亚的做法为从市域层面统一进行紧密型医联体规划，以5家市级医院为龙头对应三亚市5个区，通过自愿组合的方式，由牵头医院与区人民政府签订协议，组建紧密型医联体。将区域内参保人群的医疗服务委托给牵头医院包干负责，同时将区域内全部社区医疗卫生服务机构委托牵头医院统一管理，组建5家区域性紧密型医联体。其主要特色有两个：一是为便于属地管理，海南省卫健委将省第三人民医院整体移交给三亚市政府管理，并更名为三亚中心医院。这种"跨级移交医院管理权限"的做法，对于破解"条块分割、多头管理"具有重要意义。二是三亚市敢于打破行业藩篱，积极探索军地融合发展，共建区域医联体，这是一种新的探索，国内尚不多见。

跨区域医共体：青海西宁的做法为以西宁市第一人民医院为核心，整合大通县公立医疗机构，建立市、县、乡、村四级跨区域紧密型健康共同体。其主要做法与浙江湖州较相似，虽然解决大通县级医院能力有限的问题，但大通县域内集团数量仅为一家，相当于在县域一体化的基础上，增加一个市级医院作为医共体的牵头医院，与浙江湖州的区域范围内两家集团的做法相比，西宁的做法具有明显的垄断特征和更强的行政干预性。

对比三个新型集团化形式：差异主要表现为区域竞争性，除青海西宁外，另外两地均在区域内成立两家以上医疗集团，借此引入一定的市场竞争机制。在共性方面，三地均最大限度吸取经典形式的精华，采用紧密型模式，资源高度整合；集团对成员单位直接管理，提高管理效率；尽可能厘清与政府间的关系，实行管办分离；探索建立法人治理结构，在集团内部建立理事会，在集团外部建立"管委会"；此外，三地均在探索跨县域四级纵向整合，组建多层级、跨学科人才团队，提供更整合连续且覆盖生命全周期的优质高效可及服务①，但由于属地限制和行业藩篱，四级整合模式利益相关者更多，关系结构更复杂，整合阻力更大，三地均未实现集团单一法人治理和完全一体化运营。在解决属地限制和行业藩篱的探索方面，除海南三亚"跨级移交医院管理权限"外，目前的主流做法为"制定权责清单"，但这仍停留在契约层面，由于契约的不完全性，三个样本的医疗卫生服务集团化供给关系结构与治理结构尚不稳定，改革成效还有待深入研究。

表 5 - 10　　3 个新型医疗卫生服务集团化供给形式样本对比

序号	实证样本	集团化形式	区域集团数量	特点	纵向整合深度	紧密程度	合作模式	管理模式	集团法人	治理模式	政府职能
1	浙江湖州	城市医共体	区域 2 家集团	市本级所在区城乡一体	四级整合市一村	紧密型	直管型	不完全一体化	多重法人	理事会模式	管办分离
2	海南三亚	市域医联体	市域 5 家集团	军地融合医联体模式							
3	青海西宁	跨区域医共体	县域 1 家集团	跨区域健共体模式							

资料来源：笔者自制。

---

① 任苒：《对医联体建设发展定位的思考》，《医学与哲学（A）》2018 年第 6 期。

二　集团化效益的客观性调查结果

为对比不同医疗卫生服务集团化供给模式的效果，在对 14 个样本地区进行主观性调查的基础上，挑选 4 个代表性地区进行更深入的客观调研，调研内容包括：卫生行政部门（政府）、医疗集团（机构）、医护人员（牵头医院和基层医疗机构）和普通居民（患者）四个维度。4 个代表性地区中：考虑到新型医疗集团化供给形式起步晚，效果尚不明显，客观性数据指标无法统计，故客观性调查未涉及新型集团化形式样本，而是从经典形式样本中选取浙江德清、广西上林、江西丰城和湖北通山四个地区。其中浙江德清既是兼顾市场型的代表，也是集东部沿海发达地区、理事会型单一法人治理结构和完全一体化特点于一身的"理想状态"代表；广西上林既是行政干预型的代表，也是较早启动医疗集团化改革样本和西部贫困地区的代表；江西丰城是最新启动医疗集团化改革样本和大规模县（县级市）的代表；湖北通山是中部欠发达地区和松散型医联体的代表。此处以本节前面构建的评价指标体系中的结果维度进行客观性数据分析。

（一）医疗卫生服务能力提升情况

1. 诊疗情况：诊疗情况是衡量医院工作效能和业务状况的重要刚性指标[①]。诊疗人次：无论是"总人次"，还是"基层"与"县级"分层人次，德清县武康健康保健集团均遥遥领先。对比近三年（2016—2018 年）诊疗变化情况：四个集团中，德清是最为理想的状态，该集团近三年的总诊疗人次逐年增长，表明县域内就诊整体情况稳步提升。县级以上诊疗人次逐年下降，基层诊疗人次逐年上升，说明基层首诊工作成效初显。这种发展态势与集团化改革"提高县域就诊率"和"实现分级诊疗"的目标导向完全一致。其他三个集团的发展趋势均不同程度与此相违背。门诊量：门诊量情况与前述诊疗人

---

① 李乐、吴群红、郑统等：《我国医疗卫生机构诊疗人次的分段回归分析》，《中国卫生经济》2019 年第 10 期。

表 5－11　　　　四个地区近三年县域诊疗情况

指标	单位	广西·上林县医疗集团			浙江·德清县武康健康保健集团			江西·丰城市人民医院医共体健康集团			湖北·咸宁市医联体（以通山县为例）		
		2016	2017	2018	2016	2017	2018	2016	2017	2018	2016	2017	2018
集团内诊疗总人次	万人次	135.93	131.76	129.21	346.88	350.33	364.40	55.33	62.01	76.07	83.62	82.70	85.16
县级以上诊疗人次	万人次	63.63	67.73	65.43	213.23	209.44	207.56	55.33	62.01	76.07	40.31	45.07	50.76
县级以上医院门诊量	万人次	59.29	63.12	60.70	208.30	204.44	202.43	50.90	56.82	70.10	37.41	41.70	47.04
县级以上医院住院量	万人次	3.58	3.84	4.24	4.93	5.00	5.13	4.68	5.08	5.80	5.57	5.73	5.95
基层机构诊疗人次	万人次	72.29	64.03	63.78	133.64	140.89	156.84	—	—	—	43.31	37.63	34.40
基层医疗机构门诊量	万人次	69.17	61.35	60.13	133.55	140.79	156.74	—	—	—	42.10	36.72	33.90

资料来源：笔者自制。

次分析情况基本一致，德清县门诊总量最高，县级门诊量逐年下降，基层诊疗逐年增长，"县域内就诊"和"基层首诊、分级诊疗"趋势明显。综合考虑，德清效果最佳。

2. **县域就诊率**：该数据由各地卫健部门提供，不同地区统计口径不一，标准也不完全统一，数据可能存在一定出入。如德清的县域就诊率虽然是 4 个县区中唯一未达到 90% 的地区，但其县域门诊就诊率超过 90%，拉低整体就诊率的是县域住院率。这与德清的经济、区域位置、交通便利有关，与杭州毗邻，交通便利，经济发达，医保杠杆作用有限，居民习惯性地选择去医疗资源更优质的省城杭州治疗。可喜的是，从年度发展情况来看，德清的县域就诊率近三年持续增长。跟踪发现，2019 年 1—6 月，德清基层门急诊人次增长高达 6.86%，牵头医院门急诊人次下降 16.62%。基层住院人次、手术量分别同比增长 55.44%、2.85%，5 家乡镇卫生院新开展一二类手术；牵头医院住院人次、手术量分别同比增长 0.81%、1.19%，三四类手术占比同比增长 7.46 个百分点，达 39.89%。相对于改革前，德清基层的医疗服务能力均在发生积极变化，各项指标相对之前有较大提升。其他三个地区中，上林县域就诊率最高，其原因一方面得益于上林较早开展一体化改革；另一方面也与当地的实际情况有关，经济收入低，医保杠杆作用明显，山区交通差，异地就诊可及性差，居民倾向于就近选择"物美价廉"的本地服务。因此县域就诊率高不仅是集团化改革的效果，也与地区实际情况相关。综合评价，上林和德清效果均可。

3. **集团内帮扶带动情况**：从面上看，虽然很多地区都喊"输血与造血同步"，但实际上各地普遍倾向于"下派专家式的输血"，"上派进修式的造血"力度明显不足。区域对比发现：四个集团中，德清县无论是"上派"还是"下派"，均远高于其他三个集团，说明德清在集团内帮扶带动方面，推动力度最大，这有利于推动区域"分级诊疗、双向转诊"。上林的"上派""下派"力度虽远低于德清，但却远超通山，且丰城虽然在 2018 年才启动紧密型医共体改革，但"上

209

派"劲头十足，说明紧密型医疗集团，在集团内资源调配和帮扶带动方面具有明显优势。

表 5 – 12　　　　　　　四个地区近三年县域就诊率情况

指标	单位	上林县			德清县			丰城市			通山县		
		2016	2017	2018	2016	2017	2018	2016	2017	2018	2016	2017	2018
县域内就诊率	%	—	96.2	96.07	64.39	64.87	69.7	—	—	90.17	90	90	90
县域内门诊就诊比例	%	—	97.88	97.81	95.7	94.9	93.5						
县域内住院就诊比例	%	—	89.38	89.07	68.6	66.3	62.5						

资料来源：笔者自制。

表 5 – 13　　　　　　　四个医疗集团"帮扶带动"情况

指标	样本	广西·上林县医疗集团			浙江·德清县武康健康保健集团			江西·丰城市人民医院医共体健康集团			湖北·咸宁市医联体（以通山县为例）		
	单位	2016	2017	2018	2016	2017	2018	2016	2017	2018	2016	2017	2018
基层医务人员到上级医院学习进修人次	人次	20	18	21	12	27	46	7	20	36	12	15	10
上级医院向基层派出专业技术/管理人才人次	人次	54	58	27	834	701	1002	0	7	9	19	22	20

资料来源：笔者自制。

（二）医疗卫生资源使用效率提升情况

根据各地官方统计数据可以看出，基层向上转诊率远高于上层

向下转诊率，但随着改革的深入，这种反差正逐渐缓解。上林县向
下转诊人次由 2016 年的 212 人次上升到 2018 年的 316 人次，增长
1.5 倍；向下转诊率由 2016 年的 6.99% 上升至 2018 年的 13.10%，
几乎翻一番。德清县向下转诊人次由 2017 年的 185 人次猛增到
2018 年的 1280 人次，增长近 7 倍；向下转诊率由 2017 年的
6.89% 上升至 2018 年的 17.34%，是前一年的 2.5 倍。说明前述两
个集团，尤其是德清县武康健康保健集团的分级诊疗和双向转诊阶
段性成效显著。

表 5 – 14　　　　　　四个医疗集团卫生资源使用效率相关指标

指标		广西·上林县医疗集团			浙江·德清县武康健康保健集团			江西·丰城市人民医院医共体健康集团			湖北·咸宁市医联体（以通山县为例）		
	单位	2016	2017	2018	2016	2017	2018	2016	2017	2018	2016	2017	2018
基层医疗机构向上级医院转诊人次	人次	2821	2886	2096	—	2598	6102	—	—	—	—	—	—
上级医院向基层医疗机构下转人次	人次	212	244	316	—	185	1280	—	—	426	—	—	—

资料来源：笔者自制。

（三）医护人员满意情况

1. 认知情况：正向指标"非常了解"的占比，德清最高，上林
次之。反向指标"完全不解"的占比，上林最低，德清次之。综合
而言，上林和德清两个地区的基层医护人员对医疗卫生服务集团化供
给的了解程度最佳。

表 5 – 15　　　　　基层医护人员对医疗集团化改革的了解程度

	浙江德清		广西上林		湖北通山		江西丰城	
	人数	占比（%）	人数	占比（%）	人数	占比（%）	人数	占比（%）
完全不了解	7	2.9	2	1.1	2	3.9	12	6.3
了解一点	52	21.8	54	28.7	19	37.3	66	34.6
较了解	79	33.1	82	43.6	19	37.3	86	45.0
非常了解	101	42.3	50	26.6	11	21.6	27	14.1
小计	239	100	188	100	51	100	191	100

资料来源：笔者自制。

2. "工作体验"情况：选取工作压力、专业能力和薪酬待遇三个工作体验维度进行评价调查，调研结果采用李克特量表法[①]进行分析。分层对比，基层医护人员工作压力增加是德清，通山压力最轻。工作压力是一个相对性指标，尤其是基层改革前"门可罗雀"，改革恰恰是为让病人下沉，让基层忙起来。因此，工作"轻松"并不意味着医生工作体验最佳。恰恰相反，在医生资源相对充足的前提下，医护人员工作比以前更忙，意味着改革后集团运作良好，医生工作效率提升。因此，工作压力需同时考虑其他指标，进行综合评价。整体来看，德清压力偏高，通山过低，上林相对适中。专业能力提升情况：基层医护人员评价最高的为上林，基层均值为 1.09。薪酬待遇提升情况：上林最高，丰城最低。

3. 工作满意度情况：采用李克特量表法进行分析，四地总样本均值为 0.83。上林评分最高为 1.01，德清次之，江西丰城评分最低，为 0.44。丰城改革时间尚短，改革初期各项制度尚不完善，因此基层医护人员的工作满意度不高。

---

① 本表采用"李克特量表法"，将问卷中"非常不满意""比较不满意""差不多""比较满意"和"非常满意"五个选项分别对应赋值"– 2""– 1""0""1"和"2"，计算出总分后，除以总人数得出均值。

表 5 – 16　　　　基层医护人对医疗卫生集团化改革"工作体验"

评价均值情况①

	浙江德清	广西上林	湖北通山	江西丰城
工作压力增加情况	0.71	0.31	− 0.04	0.28
专业能力提升情况	0.87	1.09	1.00	0.69
薪酬待遇提升情况	0.07	0.67	0.39	− 0.26

资料来源：笔者自制。

表 5 – 17　　基层医护人员对医疗卫生集团化改革"工作满意度"

评价均值①情况

	浙江德清	广西上林	湖北通山	江西丰城	合计
评价均值	0.97	1.01	0.96	0.44	0.83

资料来源：笔者自制。

4. 收入情况：四个集团中，德清的基层机构医护人员年均收入均最高。且德清县级和基层医护人员收入差距改革后明显缩小，相对于2017 年，基层医护人员增量（1.58 万）是县级医护人员增量（0.94 万）的 1.7 倍。上林增长最快，与县级医生的薪酬差距最小，且这种差距始终相对平稳，是一种较理想的状态。丰城县级医护人员收入增长最快，但与基层医护人员收入差距逐年拉大，不利于稳定基层。通山虽然县级医护人员与基层医护人员薪酬差距不大，但薪酬水平和增速均最低，与上林对比，两地均为贫困县，通山脱贫摘帽早于上林，但医护人员收入却仅为上林的约三分之二。综合而言，上林改

————————

　　① 将"工作压力"调查中的"轻松多""稍微轻松""差不多""稍微累点"和"累多"五个选项，以及"专业能力"和"待遇收入"调查中的"明显降低""稍微降低""差不多""稍微提高"和"明显提高"五个选项分别对应赋值"− 2""− 1""0""1"和"2"，计算出总分后，除以总人数得出均值。该均值能够反映出对应样本的综合人均评价等级情况。

革时间最早，薪酬分配制度较合理，目前已基本稳定。德清收入最高，且基层收入正快速增长，呈现出良好的发展态势。丰城刚启动改革，薪酬制度尚不稳定，通山整体情况最差。

表 5 - 18　　　　　　四个医疗集团医护人员年均收入情况

指标	样本	广西·上林县医疗集团			浙江·德清县武康健康保健集团			江西·丰城市人民医院医共体健康集团			湖北·咸宁市医联体（以通山县为例）		
	单位	2016	2017	2018	2016	2017	2018	2016	2017	2018	2016	2017	2018
县级以上机构医护人员年平均收入	万元	9.30	9.70	11.00	15.85	18.31	19.25	5.60	8.30	10.12	6.90	7.10	7.20
基层机构医护人员年人均收入	万元	7.10	7.80	9.10	8.97	9.56	11.14	5.30	5.90	6.45	4.80	4.90	5.60

资料来源：笔者自制。

　　5. 改革效果评价情况：从信息化建设和检查结果互认等 11 个维度进行问卷调查，调查结果采用李克特五级量表法进行分析。各地综合均值（11 个维度均值之和）由高到低依次为：上林、德清和丰城。基层均值由高到低依次为：德清、通山、上林和丰城。上层均值由高到低依次为：上林、丰城和德清。对比分析中还发现一个有趣的现象：通山县作为唯一的非紧密型样本，基层医生视角有三个效果维度的评价高于其他三个地区，分别为："绩效考核与利益分配"（均值1.04），"政府管理体制机制与集团化改革的适应性"（均值1.10）和"利益共同体"（均值1.08），该三项指标正好为基层总样本中效果评价最差的三个维度。这意味着非紧密型的集团化形式与紧密型集团化形式的效果存在这一定的反向关联。其原因非常明确，非紧密型集团化形式不涉及产权变更和大范围利益格局的重新构建，政府的管理体制机制和政策规定也不需要大规模调整。因此通山基层医护人员评价最高的，恰恰是该地区非紧密型集团化模式的改革盲区，为原有效果的延续性评价，医护人员缺乏改革前后的参照，所以评价分值较高。综合比较，德清无论是综合评价，还是分层评价，均排名第一；上林综合评价排名第二，但分层对比差异较大。

表 5 – 19　　医护人员对医疗卫生集团化改革效果评价均值①情况

	德清	上林	通山	丰城	总样本
信息化建设	1.19	1.12	0.98	0.77	1.01
检查结果互认	1.15	1.09	0.94	0.63	0.95
基层首诊和双向转诊	1.26	1.13	1.14	0.64	1.04
下派专家出诊或查房	1.23	1.27	1.06	0.67	1.06
公共卫生工作	1.14	1.01	1.14	0.66	0.99
医保政策	1.12	1.08	1.02	0.51	0.93
"利益共同体"情况	1.04	1.03	1.08	0.50	0.91
绩效考核与分配	0.88	0.91	1.04	0.39	0.81
政府管理体制机制	0.96	0.96	1.10	0.55	0.89
居民满意度	1.14	1.02	1.10	0.67	0.98
总体评价	1.15	1.06	1.14	0.63	1.00
总分	12.25	11.68	11.76	6.63	10.58

资料来源：笔者自制。

（四）居民健康改善情况

5 岁以下儿童死亡率：《我国卫生健康事业发展统计公报》显示，

---

① 本表采用"李克特量表法"，将问卷中"非常不满意""比较不满意""差不多""比较满意"和"非常满意"五个选项分别对应赋值"－2""－1""0""1"和"2"，计算出总分后，除以总人数得出均值。

2018 年，我国 5 岁以下儿童死亡率为 8.4‰[①]。四个地区的这一指标均明显低于国家平均水平，情况良好。德清是唯一一个近三年持续下降的地区，表明指标在稳步提升，其他三个地区均呈现一定的波动性，说明成效尚不稳定。孕产妇死亡率：全国妇幼卫生监测数据显示，2016 年，我国孕产妇死亡率为 19.9/10 万，2017 年为 19.6/10 万，2018 年为 18.3/10 万。四个地区中，德清情况最佳，近三年孕产妇死亡率均为"零"。上林次之，2016 和 2017 年均为"0"，2018 年为 3.5/10 万。通山和丰城这一指标较差，丰城在 2016 年孕产妇死亡率高达 22.82/10 万，超过同年度全国平均水平（19.9/10 万）。综合而言，德清的居民健康改善情况最佳。

表 5-20   四地居民健康改善情况

指标	地区	上林县			德清县			丰城市			通山县		
	单位	2016	2017	2018	2016	2017	2018	2016	2017	2018	2016	2017	2018
5 岁以下儿童死亡率	‰	3.31	4.17	2.99	3.48	2.89	1.47	2.28	2.78	2.17	0.64	2.27	1.5
孕产妇死亡率	/10 万	0	0	35	0	0	0	22.82	10.48	13.17	13	12	0

资料来源：笔者自制。

（五）居民满意情况

1. 认知情况：广西上林的了解程度最好，完全不了解的仅占 5.6%，较了解和非常了解的累计高达 77%。其次是浙江德清和江西丰城。湖北通山的了解程度最低，完全不了解的占 44.3%，较了解和非常了解的累计不足 10%。

[①] 国家卫健委规划发展与信息化司：《2018 年我国卫生健康事业发展统计公报》，2019 年。

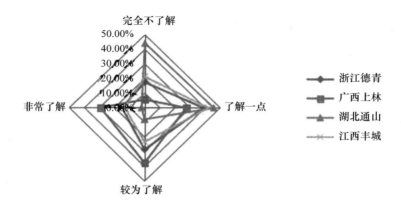

图 5 - 13　四地区普通居民对当地医疗卫生集团化改革了解程度对比

资料来源：笔者自制。

2. "就医习惯"情况：当所患疾病较轻时，首选"乡镇卫生院或社区卫生中心"比例最高的是上林（36.7%）；最低的是通山（13.1%）。首选"市级大医院或三级医院"比例最低的是上林（3.5%）；最高的是丰城（31.8%）。说明上林的基层首诊情况最佳。当所患疾病较严重时，首选"县级医院或二级医院"比例最高的是上林（44.1%）；最低的是丰城（12.7%）。首选"市级大医院或三级医院"比例最低的是上林（51.9%）；最高的是丰城（83.5%）。说明上林的县域内就诊情况最佳。如果强制要求首诊必须到基层医疗机构，上林的支持率最高（77.9%），反对率最低（13.1%）；通山的支持率最低（45.7%），反对率最高（33.4%）。综合分析上林的居民就医习惯情况最佳。

3. 看病满意度情况：从集团信息化建设，检验检查结果互认，基层首诊和双向转诊，下派专家出诊或查房，公共卫生工作和医保政策6个方面的效果，以及整体印象共7个维度进行问卷调查。其中前6个项目为单项指标维度，第7个为综合指标维度。采用李克特量表法进行分析，上林的七个维度分值全部位列四个地区第一名，七个维

表 5 - 21 普通居民就医习惯情况汇总

项目		浙江德清		广西上林		湖北通山		江西丰城	
		人数	占比（%）	人数	占比（%）	人数	占比（%）	人数	占比（%）
当您认为所患疾病较轻时，您会首选哪种医疗机构就医？	市级大医院或三级医院	32	9.2	26	3.5	19	6.5	449	31.8
	县级医院或二级医院	211	60.6	323	43.4	115	39.5	368	26.1
	乡镇卫生院或社区卫生中心	67	19.3	273	36.7	38	13.1	199	14.1
	村卫生室或社区卫生服务站	12	3.4	33	4.4	29	10.0	123	8.7
	民营医疗机构	2	0.6	2	0.3	5	1.7	29	2.1
	药店拿点药，不去医院	24	6.9	87	11.7	85	29.2	242	17.2
	小计	348	100	744	100	291	100	1410	100
当您认为所患疾病较重时，您会首选哪种医疗机构就医？	市级大医院或三级医院	242	69.5	386	51.9	181	62.2	1177	83.5
	县级医院或二级医院	102	29.3	328	44.1	100	34.4	179	12.7
	乡镇卫生院或社区卫生中心	3	0.9	20	2.7	3	1.0	27	1.9
	村卫生室或社区卫生服务站	0	0	5	0.7	2	0.7	12	0.9
	民营医疗机构	0	0	2	0.3	2	0.7	6	0.4
	药店拿点药，不去医院	1	0.3	3	0.4	3	1.0	9	0.6
	小计	348	100	744	100	291	100	1410	100

续表

项目		浙江德清		广西上林		湖北通山		江西丰城	
		人数	占比（%）	人数	占比（%）	人数	占比（%）	人数	占比（%）
如果要求您首诊必须到基层医疗机构，对此，您的态度是？	非常愿意	85	24.4	330	44.4	33	11.3	483	34.3
	比较愿意	137	39.4	249	33.5	100	34.4	500	35.5
	无所谓	44	12.6	67	9.0	61	21.0	195	13.8
	比较不愿意	68	19.5	88	11.8	75	25.8	197	14.0
	非常不愿意	14	4.0	10	1.3	22	7.6	35	2.5
	小计	287	100	702	100	162	100	1110	100

资料来源：笔者自制。

度的均值均在"1"和"2"间，表明七个维度的评价均介于"比较好"和"非常好"间；通山则全部位列最后一名，七个维度的均值全部在"0"和"1"间，表明七个维度的评价均介于"无变化"和"比较好"间；德清和丰城相差较小，分别位列第二位和第三位，各维度的均值相近，基本在"1"左右，与总样本基本持平。

表 5 - 22　　普通居民医疗卫生集团化改革"七大维度"效果评价均值情况

	浙江德清		广西上林		湖北通山		江西丰城		总样本	
	均值	标准差	均值	标准差	均值	标准差	均值	标准差	均值	标准差
信息化建设的效果	1.0	0.7	1.2	0.8	0.5	0.9	1.0	0.9	1.0	0.8
检验检查结果互认的效果	1.0	0.8	1.2	0.7	0.4	0.9	1.0	0.8	1.0	0.8
基层首诊双向转诊的效果	0.9	0.7	1.3	0.7	0.4	0.9	1.0	0.8	1.0	0.8
下派专家出诊或查房效果	1.0	0.7	1.4	0.7	0.5	0.8	1.1	0.8	1.1	0.8

续表

	浙江德清		广西上林		湖北通山		江西丰城		总样本	
	均值	标准差	均值	标准差	均值	标准差	均值	标准差	均值	标准差
公共卫生工作的效果	0.9	0.7	1.4	0.7	0.5	0.9	1.0	0.8	1.1	0.8
改革之后医保政策的实施效果	0.9	0.8	1.3	0.7	0.6	0.8	1.0	0.8	1.1	0.8
医疗集团化改革的整体印象	0.9	0.9	1.2	0.7	0.4	0.8	0.9	0.9	1.0	0.8

资料来源：笔者自制。

三 集团效益比较的总结与讨论

（一）结论

综观我国的医疗卫生服务集团化改革，总结其发展历程就是一个由松散协作到紧密一体化的过程[1]。20 世纪 80 年代，正处于由计划经济向市场经济转变的过渡时期，此时出现较严重的结构性矛盾，部分大医院和基层机构主动以"技术协作"为纽带，自发组建"松散型"医院联盟，联盟成员间相互完全独立，结构缺陷严重，大多以失败告终。[2] 20 世纪 90 年代，受市场竞争的冲击，少量具有战略眼光的医疗卫生服务机构管理者开始探索通过托管、共建等方式建立医疗集团，但此时的合作深度、广度和紧密度都较低，集团的治理结构、运作机制也不成熟。[3] 进入 21 世纪初，在一系列国家政策的支持下，各种类型的医疗集团开始在全国范围大量出现，基于产权的紧密型整合开始出现，"一体化"思想初见报端[4]，但面上仍存在组织不规范、

---

[1] 李梦斐：《我国"医联体"发展现状与对策研究》，山东大学，博士学位论文，2017 年。
[2] 汤勇：《基于新医改的公立医院集团化研究》，南华大学，硕士学位论文，2011 年。
[3] 李洪兵：《我国医院集团形成机制研究》，《中国医院管理》2007 年第 2 期。
[4] 刘伟、戴新泉、杨海人等：《昆山市第一人民医院组建医院集团的实践与探索》，《中国全科医学》2003 年第 9 期。

结构不稳定、运作不协调等问题③，且公立医疗机构与政府间的关系仍纠缠不清，管办分离呼声高涨，国家开始推动探索试点。① 2013 年国家正式提出"医联体"概念，开始在前期基础上，面向全国进行深入试点，并逐步探索推广，医疗卫生服务集团化改革进入深入发展阶段。近年来，医疗卫生服务集团化发展方向和脉络逐渐清晰，以紧密型、直管式、一体化、法人治理等为主要特征，集服务、责任、利益和管理等于一体的健康服务共同体（集团）成为主流发展趋势。②

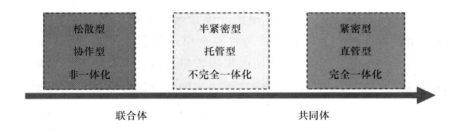

图 5 - 14　我国医疗服务集团化供给演变趋势

资料来源：笔者自制。

1. 主观性总结分析。（1）经典集团化供给形式实证案例对比分析。总的来看，县域医共体和城市医疗集团两大经典集团化供给形式是当前的主流形式。医联体效果较差，三个实证案例正积极向紧密型医共体模式靠拢。对 11 个经典集团化供给形式的案例地区进行对比分析，共性方面：普遍历经由松散到紧密、由协作到直管、由非一体化到一体化、由管办不分到管办分离、由内部治理到法人治理、由非实质性整合到三级纵向整合的转变。上述前五个共性依次对应假设 a 到假设 f（假设 e 和假设 f 均与法人治理相关），其中假设 a、假设 b

① 高志秀：《我国公立医院"管办分开"中的问题与研究对策》，中南大学，硕士学位论文，2007 年。

② 孙涛、殷东、张家睿等：《我国区域医疗联合体的理论研究现况与实践进程》，《中国全科医学》2019 年第 31 期。

和假设 d 三个理论预设与前述共性完全一致。假设 c 需论证"完全一体化"和"不完全一体化"间的效果差异，假设 e 需论证"单一法人"和"多重法人"间的效果差异，假设 f 需论证"理事会模式"和"管委会模式"间的效果差异。差异方面：主要表现为兼顾市场型和行政主导型间的差别，两个亚类间的差别集中在治理模式和县（区）域医疗集团数量两个方面。治理模式上的差异，实质是行政干预程度的差异；集团数量上的差异，实质是市场竞争性的差异。理事会模式带有"去行政化"特征，管委会模式带有"再行政化"倾向，且理事会模式的实证案例，在集团外围普遍同步成立"管委会"，从这个角度看，理事会模式可视为管委会模式的在内部治理方面的升级，由此完整论证假设 f。区域内集团数量仅有 1 家，具有非常明显的区域垄断性（深圳罗湖除外），而区域内多家医疗集团，则可建立一定程度的市场竞争，该情况与假设 h 完全一致。此外，对比 11 个经典集团化供给形式案例，只有罗湖和德清实现集团完全单一法人，资源整合和运营管理实现完全一体化，其集团化供给改革最为彻底，是较理想的状态，改革成效相对其他案例地区最佳，由此完整论证假设 c 和假设 e。

（2）新型集团化供给形式实证案例对比分析。前述基于经典集团化供给形式的 11 个实证案例对比分析，完成假设 a—f 和假设 h，共计 7 个假设的论证。假设 g、假设 i 和假设 j 三个假设将在此处通过新型集团化供给形式案例进行论证分析。新型医疗集团化供给形式是基于经典集团化供给形式所存在的局限性和"痛点"进行改革探索。相对于经典形式，新型集团化形式最大的"突破口"是基于"县域不够强"的现状，探索由三级纵向整合向四级纵向整合转变，打破县域束缚，跨地域、跨行业整合资源，将集团内医疗服务链条延伸，提升集团的综合实力和服务能力。新型集团化模式在一定程度上吸收经典形式的成功经验和失败教训，但实践中普遍又碰到新问题，且未找到可靠的解决办法。而制约问题化解的源头，均指向"属地限制"和"行业藩篱"。总体来说，基于当前的实际条件，新型集团化形式

表5-23 11个经典集团化供给形式案例对比

序号	集团化形式	亚类	实证样本	治理模式	县(区)域集团数量	管理模式	集团法人	紧密程度	合作模式	纵向整合深度	政府职能	效果评估
1	城市医疗集团	兼顾市场型	深圳罗湖	理事会模式	1家(但有市场竞争)	完全一体化	单一法人	紧密型	直管型	三级纵向整合 县(区)—乡镇(街道)—村(社区)		最佳
2			浙江德清		≥2家							良好
3	县域医共体	行政主导型	安徽天长	管委会模式	1家	不完全一体化	多重法人				管办分离	
4			江西丰城									
5			陕西宁强									远期成效有待观察①
6		行政主导型	福建三明									
7			广西上林									
8			山西盐湖									
9	医联体	行政主导型	湖北咸宁	托管制模式	无实体性医疗集团	非一体化	不涉及法人变更	半紧密型	托管型	非实质性整合	管办不分	较差
10			山东文登	内部治理模式				松散型	协作型			
11			内蒙扎鲁特									

资料来源:笔者自制。

① 顾昕:《全球性公立医院的法人治理模式变革——探寻国家监管与市场效率之间的平衡》,《经济社会体制比较》2006年第1期。

的关系结构尚不稳定，治理模式还不成熟，整体效果有待观察。但考虑到我国正积极推动"区域一体化"发展，京津冀、长三角和港澳粤等国家级一体化战略相继提出，传统的"行政边界"越来越模糊，"属地限制"越来越少，新型医疗卫生服务集团化供给形式的制约也会得到逐步化解，但这存在很大不确定性，一方面需要充足的发展时间，另一方面与区域一体化改革的成效密切相关。总的来说，经典形式更倾向于假设 i，在县域范围内实行三级纵向整合，目前整体成效良好，关系结构成熟稳定，但存在一定的局限性。新型集团化形式则更倾向于假设 j，想尝试突破经典形式的局限性，跳出县域范围，寻求更高级别的牵头医院，实行四级纵向整合。虽然目前成效尚不明显，关系结构既不成熟也不稳定，但考虑到国家区域一体化战略布局，其远期效果仍值得期待。综上，假设 i 和假设 j 两个矛盾性假设，目前尚无法做出明确判断，本研究持中立态度。但结合现实条件，本书更倾向于一个折中的方案，将假设 i 和假设 j 结合，在县域范围内实行紧密一体化，在县域外以相对松散的模式进行补充，实行"3 + 1"①，"共 + 联"② 四级不完全整合。假设 h 与 14 个实证案例地区均较吻合。罗湖、天长和德清均为全国百强县（区），三明属于东南沿海发达地区，医改离不开地方政府的强力推动，这种强力推动一方面表现为管理体制方面的大变革，另一方面表现为充足的财政投入，后者比前者更直观。

2. 客观性总结分析。通过前面对五个结果维度相关指标进行对比分析，将相关指标对应的最佳效果案例进行总结可发现，最佳案例全部集中在浙江德清和广西上林，湖北通山最差，江西丰城次之。但两者对应的指标类别有所区别，浙江德清效果最佳指标主要为纯客观性统计数据，其效果评价几乎不受主观因素影响，为刚性指标，可靠

---

① "3 + 1"指的是，在县域范围内实行紧密型三级纵向整合，在县域外，集团与更高层级的医院间，以松散型协作的形式再增加一级纵向整合。

② "共 + 联"指的是，在县域范围内建立紧密一体的"医共体"，在县域外，医共体与更高层级医院建立非紧密一体的"医联体"。

表 5 - 24　　　　经整合概括后的"10 条假设"主观性论证情况

序号	假设命题 （不同集团化供给实证类型的效果）	主观性论证情况
假设 a	紧密型 ≥ 半紧密型 ≥ 松散型	假设成立 （与主观性调研结果一致）
假设 b	直管型 ≥ 托管型 ≥ 协作型	
假设 c	完全一体化 ≥ 不完全一体化 ≥ 非一体化	
假设 d	管办分离 ≥ 管办不分	
假设 e	单一法人 ≥ 多重法人 ≥ 未涉及法人变更	
假设 f	理事会模式 ≥ 管委会模式 ≥ 托管模式 ≥ 内部治理模式	
假设 g	发达地区 ≥ 欠发达地区	
假设 h	区域内多家集团 ≥ 区域内 1 家集团	
假设 i	三级纵向整合（县域内）≥ 四级纵向整合（县域外）	矛盾性假设，两者均有利弊，暂持中立态度。建议将两者折中，暂时实行"3 +1""共 + 联"的四级不完全整合
假设 j	四级纵向整合（县域外）≥ 三级纵向整合（县域内）	

资料来源：笔者自制。

度更高；广西上林效果最佳的指标虽然也为客观性统计数据，但数据来源于医护人员或居民的主观评价，为柔性指标，可靠度相对较低。两者权衡之后效果最佳案例更倾向于浙江德清，广西上林次之。综合而言，四地区效果排序，由高到低依次为：浙江德清 ≥ 广西上林 ≥ 江西丰城 ≥ 湖北通山。

浙江德清是一个相对理想的集团化改革模式，该案例除紧密型、直管型和管办分离等特征外，兼顾市场型、理事会模式、单一法人治理、完全一体化运营管理等特征。广西上林和江西丰城两个地区，虽具备紧密型、直管型和管办分离等特征，但相对于"理想状态"还

表 5 – 25　　结果维度相关考察指标与最佳效果案例对应关系

维度	考察指标	最佳效果案例
医疗卫生服务能力提升情况	※诊疗情况（诊疗人次、门诊量）	浙江德清
	※县域内就诊率	广西上林、浙江德清
	※集团内帮扶带动情况	浙江德清
医疗卫生资源使用效率提升情况	※"双向转诊"情况	浙江德清
医护人员满意情况	（集团化改革）认知情况	广西上林、浙江德清
	"工作体验"情况（工作压力、能力提升、薪酬待遇）	广西上林、浙江德清
	收入情况	广西上林、浙江德清
	工作满意度情况	广西上林
	改革效果评价情况	浙江德清
居民健康改善情况	※婴儿死亡率	浙江德清
	※孕产妇死亡率	浙江德清
居民满意情况	（集团化改革）认知情况	广西上林
	"就医习惯"情况	广西上林
	看病满意度情况	广西上林

　　注："※"为纯客观性统计数据，其效果评价几乎不受主观因素影响。其余指标虽然为客观性统计数据，但数据来源于医护人员或居民的主观评价。

　　资料来源：笔者自制。

存在一定问题。首先，两者均未实现单一法人架构下的完全一体化治理，集团化整合力度仍有提升空间。其次，广西上林的主要缺陷是市场作用和社群作用较弱，过分依赖行政干预，该地区地处西部，属于贫困地区，财力有限，远期效果堪忧。考虑到改革时间因素，广西上林起始时间（2015）最早，改革模式已较成熟，改革成效较显著。江西丰城起始时间（2018）最晚，虽充分借鉴其他成功地区经验，但改革模式尚不完全成熟，需在实践中优化，改革成效短期内难以显现。调查结果也证实广西上林的效果评价优于江西丰城。湖北通山是唯一的非紧密型集团化改革案例，医联体的整合动力主要为政府"拉郎配"，未成立实体性的集团，成员间相互独立，实行内部自治，未涉及法人变更，更未实行一体化运作，与政府间权责不明、管办不分，且该地区处于中部较贫困地区，经济水平和财力支持也较弱。

表5-26　四个深入调查样本医疗卫生服务集团化供给改革核心信息对比

效果评价排名	实证样本	改革起始年份	类型	治理模式	县域集团数量	管理模式	集团法人	紧密程度	合作模式	政府职能	备注
1	浙江德清	2017	兼顾市场型	理事会模式	≥2家	完全一体化	单一法人	紧密型	直管型	管办分离	东部发达地区
2	广西上林	2015	行政主导型	管委会模式	1家	不完全一体化	多重法人	紧密型	直管型	管办分离	西部贫困地区
3	江西丰城	2018	兼顾市场型	理事会模式	≥2家	不完全一体化	多重法人	紧密型	直管型	管办分离	东部较发达地区
4	湖北通山	2011	行政主导型	内部治理模式	无实体性医疗集团	非一体化	不涉及法人变更	半紧密型	托管型和协作性	管办不分	中部较贫困地区

资料来源：笔者自制。

总结分析客观性论证结果，浙江德清的"最佳改革效果"对应着：兼顾市场的非垄断环境、基于理事会模式的单一法人治理结构、完全一体化管理运作模式和强有力的财政支持保障等因素的"理想状态"。广西上林和江西丰城两个地区的"次佳改革效果"对应着：一体化程度、法人治理情况、行政干预程度、市场竞争情况和财力支持情况等因素的"次佳状态"。湖北通山的"最差改革效果"对应着：非紧密型、非法人治理、非一体化、管办不分、非实体整合等因素的

"最差状态"。这与前面主观性论证分析结果基本一致，从客观维度论证假设 a—假设 h。假设 i 和假设 j 为两个矛盾假设，两大假设的关键在于：虽然四级纵向整合能一定程度上弥补三级纵向整合的局限性，但四级纵向整合因难度增加会导致改革成本增加，引发新问题。这种利与弊应如何权衡和取舍？四级纵向整合为新型集团化模式，相关实证案例不多，改革时间较短，尚处于改革初期的摸索阶段，模式不成熟、成效不明显，相关数据也难以统计，因此无法展开论证。虽前面已阐述，但在此处仍有必要重申一下本书对假设 i 和假设 j 的论证观点，由于当前"属地限制"和"行业藩篱"两大问题尚无法根本解决，本研究建议将两者折中，实行"3＋1"和"共＋联"的四级不完全整合。由此总结出 9 条经过系统性论证之后的医疗集团化供给的"效果评价"与"关系结构"关系。

表 5－27　医疗卫生服务集团化供给的"关系结构"与"效果评价"关系

序号	不同医疗卫生集团化服务供给实证类型的效果关系
1	紧密型≥半紧密型≥松散型
2	直管型≥托管型≥协作型
3	完全一体化≥不完全一体化≥非一体化
4	管办分离≥管办不分
5	单一法人≥多重法人≥未涉及法人变更
6	理事会模式≥管委会模式≥托管模式≥内部治理模式
7	发达地区≥欠发达地区（非关系结构和治理模式维度）①
8	区域内多家集团≥区域内 1 家集团

资料来源：笔者自制。

———————

① 该维度并非关系结构与治理模式，但加大财政投入对于缓解医疗资源不足意义重大，关乎改革成败，是改革的基础，此处可以将此概念理解为政府的财政投入机制。

（二）讨论

医疗卫生服务集团化整合涉及原有机构的产权、层级和规模等要素的变更，新成立的集团其内外关系结构势必会更复杂，衍生出众多基于不同"关系结构"的集团化整合模式。同商业模式一样，不同的集团化模式也会给医疗卫生服务集团化供给带来不同的作用效果。虽然国家在顶层有统一的宏观规划和方向指引，但因区域的条件和基础不同，加之地方政府改革力度和执行效果差异较大，使得各地的实践模式也各具特色，成效也有较大差异。前文通过系统性的理论预设和论证分析，针对我国当前的集团化实践类型，总结出 9 条"关系结构"与"效果评价"的关系，这是基于中外实践经验和发展演变规律的宏观共性结论，也是基于长远规划和发展趋势的理想状态。事实上，改革都是动态的，所有的"最佳"状态都是相对的，都有其特定的时空条件。

关系 9 是基于两个矛盾性假设的折中方案，三级整合和四级整合各有优劣，在当前条件下，建议暂时实行"3 + 1"和"共 + 联"的四级不完全整合模式。此条关系，前文已做详细分析，此处不再赘述。关系 7 中的发达地区与欠发达地区并非严格意义上的关系结构，但加大财政投入对于缓解医疗资源不足意义重大，关乎改革成败，可将此概念理解为政府的财政投入机制。一般情况，发达地区财政实力强，对于医改的财政支持更大，医改的物质保障会更充足，改革效果也会更好。但也与当地政府的重视程度、思想观念、体制机制和政策配套等有关。此条关系，与现实高度一致，此处不再展开。

关系 1、关系 2、关系 3 和关系 5 四个维度主要是基于集团内部视角，让原本独立且分散的医疗机构"集而团之"，成为新的统一的集团化组织，切实提高组织运转效率，其前提是产权障碍和属地限制能够得到有效的化解或消除。当前我国行政体制下，县域范围内的医疗卫生服务机构，其产权和属地障碍最小，因此紧密型、直管型、完全一体化和单一法人四种模式是目前县域医共体的主流发展趋势。

关系 4 和关系 8 两个维度主要是基于集团外部视角，这牵涉到医改长达 30 多年的"市场派"与"行政派"之争，管办分离的出发点是推动"去行政化"，减少政府的过分干涉；区域内成立多家集团的出发点是引入"市场机制"，防止医疗集团的过分垄断。长期以来，政府与公立卫生服务机构间角色不明，权责不清的状况一直饱受诟病，推动管办分离，是对行政机制的一种重塑。公立卫生服务机构相对民营卫生服务机构医院优势地位明显，集团化之后公立卫生服务机构抱团，垄断特征加剧，这显然不利于效率提升，成立多家集团是对市场机制的一种强化。理事会模式包含内部和外部两个视角，外部视角针对的是集团外部的"管委会"或"医管中心"，目的是缓解"九龙治水"式的多头管理，其实质是对行政机制的一种优化；内部视角则是针对内部的法人治理结构，主要包括理事会和监事会，目标是邀请利益相关方参与决策和监督，推动民主治理，其实质是对社群机制的一种引入。综上，管办分离、区域内多家集团和理事会三大模式共同推动政府、市场与社会三大主体互动协同，行政、市场和社群三大机制互补嵌入。这种协同治理模式被认为是中国乃至全球医疗卫生领域未来发展的必然方向[1]，适用于所有集团化模式。

---

① 顾昕：《公立医院的治理模式：一个分析性的概念框架》，《中国医院院长》2018年第3期。

第六章　区域医疗卫生集团化结构
缺陷与体制困境

虽然医疗卫生服务集团的法人化治理结构实现了"政事分开、管办分离、所有权与经营权的分离"，重构了医疗卫生服务体系，使得医疗资源得以在城乡、医疗机构之间合理分配，政府所有者借助理事会和管理层的专业管理帮助医疗卫生服务集团提高服务质量。但医疗卫生服务集团并非无懈可击，其法人化治理结构也存在结构悖论，面临改革中的体制困境。

第一节　区域医疗卫生集团化结构悖论

一　多层委托代理与双重道德风险

在医疗卫生服务集团的治理体系中，政府部门委托医疗卫生服务集团理事会代理，理事会委托集团 CEO 及管理层代理进行专业化的管理，管理层再向下委托给各级医疗机构的管理层去经营，形成了一种多层的委托代理关系。但由于委托人与代理人两者的效用函数不一样，即委托人追求的是自身收益最大化，而代理人追求自己的工资津贴收入、闲暇时间最大化，委托人和代理人都可能利用自身的优势去谋求自己而不是双方共同的利益。

（一）集团道德风险

1. 政府可观测变量——集团表现良好。在资源共享中心建设、家庭医生签约率、县域就诊率等政府可观察到的任务清单上，各医疗卫生集团完成较好。下文仅列举三项有代表性的指标并对其进行说明。

（1）资源共享中心建设。在医疗卫生集团化改革中，成立资源共享中心是基层政府较为重视的改革措施。如图 6-1 所示，三家医疗卫生集团都成立了资源共享中心。德清县武康健康保健集团早在2016 年，就已经率先建立了影像中心、检查检验中心和消毒供应中心各 1 个，后勤服务中心 2 个。2017 年集团实现了信息资源共享，建立了远程医疗中心。至此该集团完成了后勤保障、检查检验、远程医疗和诊断等多维度的共享中心。丰城市人民医院医共体健康集团于2018 年启动了紧密型医共体建设，参考借鉴其他地区的做法，将五大资源共享中心一次性配齐。上林医疗卫生服务集团成立时间最晚，2018 年才成立了影像中心和远程医疗中心两个中心。

	广西·上林县 上林县医疗集团			浙江·德清县 武康健康保健集团			江西·丰城市 人民医院医共体健康集团		
	2016	2017	2018	2016	2017	2018	2016	2017	2018
影像中心数量	0	0	1	1	1	1	0	0	1
远程医疗中心数量	0	0	1	0	1	1	0	0	1
检查检验中心数量	0	0	0	1	1	1	0	0	1
消毒供应中心数量	0	0	0	1	1	1	0	0	1
后勤服务中心数量	0	0	0	2	2	2	0	0	1

图 6-1　三家医疗卫生集团"资源共享中心"建设情况

资料来源：笔者自制。

（2）家庭医生签约率。家庭医生签约制度，被世界卫生组织称为"最经济，最适宜"的医疗卫生服务模式。2016 年，国家医改办和国家卫生计生委等联合下发的《关于推进家庭医生签约服务的指导意见》中明确提出"力争到 2020 年基本实现家庭医生签约服务的全覆盖"。2017 年，《基层医疗卫生服务能力提升年活动实施方案》指出，要将家庭医生签约率提升至30%以上。如表6-1所示，三地家庭医生签约率均超过30%，签约情况较好。

表6-1 三个医疗卫生服务集团的家庭医生签约率

指标	广西·上林县医疗集团			浙江·德清县武康健康保健集团			江西·丰城市人民医院医共体健康集团		
年份	2016	2017	2018	2016	2017	2018	2016	2017	2018
家庭医生人群签约率（%）	72.97	31.72	37.11	30.2	36.5	46.53	30.06	30.1	30.12

资料来源：笔者自制。

（3）县域就诊率。2015年，《国务院办公厅关于推进分级诊疗制度建设的指导意见》明确提出：到2017年，分级诊疗试点地区的县域内就诊率应当提高到90%左右，基本实现大病不出县[1]。本次调研结果显示（表6-2），三个地区除德清县以外，其余两个县区均已达标。该数据由各地区卫健部门提供，考虑到不同地区统计口径不一，标准也不完全统一，数据可能存在一定出入。德清毗连杭州，且交通便利，县域内患者外出就诊数多、占比大，在短短几年内，县域就诊率达到90%的可能性不大。

表6-2 三个地区县域内就诊率情况

指标	单位	上林县			德清县			丰城市		
		2016	2017	2018	2016	2017	2018	2016	2017	2018
县域内就诊率	%	—	96.20	96.07	64.39	64.87	69.70	—	—	90.17

资料来源：笔者自制。

---

[1] 国务院办公厅：《关于推进分级诊疗制度建设的指导意见》，http：//www.gov.cn/zhengce/content/2017-04-26/content_ 5189071. htm。

2. 政府未观测变量——集团呈现逐利性。单从上述数据看，医疗卫生服务集团确实按着委托人——政府的意愿进行经营，医疗卫生服务在保障公益性的同时运营良好。但医疗卫生服务具有信息不对称性，在政府未观测时候，我们发现集团呈现不合理的逐利倾向。

医疗卫生服务集团的主要收入来源于县级（及以上）医院，故本书对县级（及以上）医院进行了数据分析。我们发现，三地医疗集团的县级（及以上）医院的病床使用率较 2016 年均有所下降，根据原卫生部《综合医院分级管理标准（试行草案）》，二级医院床位使用率应不低于 85%—90%，三级医院床位使用率应不低于 85%—93%。如果医疗机构的病床使用率太低，说明该医疗机构的病床资源被闲置浪费；如果病床使用率太高则说明负担过重，处于超负荷运转状态，应注意病患的服务质量。[①] 显而易见，三地医疗卫生服务集团的县级（及以上）医院床位供给相对满足服务区域需求。

但在 2016—2019 年间，三个集团的县级（及以上）医院都进行了不同形式的扩张以增加床位。广西上林县中医医院进行了新院乔迁，新院区累计开放床位有 122 张；浙江德清县中西结合医院进行了异地搬迁，新院区病房床位从原先的 250 张增加到了 600 张；江西丰城人民医院进行了新楼建设，设计床位 840 张。在床位相对匹配需求的情况下，三地均增加床位无疑是一种逐利行为，增加床位以实现更高经营目标和业绩。该现象不仅见于上林、德清、丰城，本课题组调研的 14 个地区及地方专题中的温州市各县级医共体均存在这样的现象。在"医疗卫生集团—政府"这一委托代理链中，集团这一不合理扩张的行为违背了政府的意愿，与政府办医的公益性相背离，是道德风险的行为表现之一。

3. 分析与讨论。信息不对称是集团出现道德风险的主要原因。在信息对称的理想情况下，政府可以观测到理事会和管理层的行为，

---

① 裴冬梅、郭启勇、郑黎强等：《我国二、三级综合医院床位使用率现状对比分析》，《中国医院》2016 年第 1 期。

可以根据法律或规章制度对其行为实行惩罚，避免代理人的事前逆向选择和事后道德风险。但在"医疗卫生集团—政府"这一委托代理链中，代理人作为管理者掌握一手信息，具有信息优势，而委托人无法全部观测到这些信息，代理人的越轨行为则不能完全被委托人观测到，政府只能观测到部分相关变量，而不能看到所有的变量，甚至忽略关键变量，因此集团就可能出现道德风险。

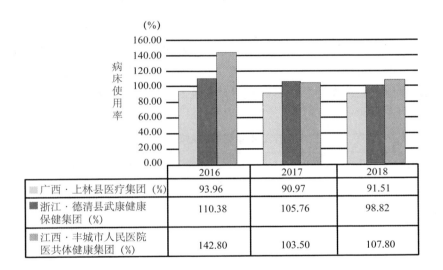

图6－2　三个医疗卫生集团病床使用率情况

资料来源：笔者自制。

除不合理扩增床位外，集团道德风险还体现在理事会可能会与政府办医的公益性相背离，管理层的执行可能背离理事会的决策，而各级医疗机构可能背离集团的决策去追逐自身利益。管理者为了实现自身利益最大化而选择规避风险趋于保守，或者利用职务之便谋取利益而损害所有者的利益。集团经营者为了自己的经营目标和业绩，比如一年要实现多少门诊量、要完成多少指标、要实现多少医疗收入等，选择逐利行为。这些都是代理人可能发生的道德风险，政府对违法违规行为设计了惩罚制度，可以按制度对代理人进行处罚。同样，集团内部建立了各项规章制度，对违规者予以惩罚。关键问题不是制度的有无，而是制度能否有效。如果没有有效的制度安排，那么理事会或管理层的行为很可能损害政府的利益。

（二）地方政府道德风险

1. 政府财政补助情况。医疗卫生集团的财政补助收入占比是地方政府出资人义务履行情况最直观的指标。从调查数据中（如表6-3所示）可以看出政府财政补助情况存在较大差异。在政府财政补助金额上，浙江德清最高，广西上林紧随其后，江西丰城最低。结合主观调查，德清县政府财政补助之所以最高，原因有两个方面，一是德清是浙江省医共体改革的示范地区，省市县均高度重视，地方政府支持力度自然不低；二是该地区经济发达，政府财力相对充足，具有支付能力。

表6-3　　　　　　　　　三个医疗卫生集团政府财政补助情况

指标		广西·上林县医疗集团			浙江·德清县武康健康保健集团			江西·丰城市人民医院医共体健康集团		
集团内机构基本情况	单位	2016	2017	2018	2016	2017	2018	2016	2017	2018
总收入	亿元	4.25	4.82	5.8	8.62	9.31	10.18	5.44	6.41	6.87
财政补助收入	亿元	0.74	0.84	1.19	0.93	1.16	1.28	0.25	0.35	0.36
财政补助收入占比	%	17.41	17.43	20.52	10.79	12.46	12.57	4.60	5.46	5.24

资料来源：笔者自制。

政府作为医疗卫生服务集团的出资人，应该支付给理事会相应的报酬，并支付适宜比例的运营经费以补偿医疗集团的公益性服务支出。但是实地调查发现，各集团普遍对政府的财政补偿机制表示不满，虽然部分县区政府承担了医院的基建和大型设备投入，但运营经费财政投入严重不足，人头经费少，药品零差价补偿不到位，发热门诊、传染科等公共服务项目未纳入政府兜底范畴。政府存在因财政预算不足，或者称集团效益不好而逃避支付责任，从中获得自己的利益的道德风险。

2. 医护人员对当地医疗集团化建设存在的主要问题调查结果。"当地医疗集团化建设方面存在的主要问题有哪些方面？"的调查题目为多选题。总样本（图6-3）中"医保政策"占比（41.7%）最高，其次是"市政府财政支持"（40.5%），各地医护人员对改革问题的认知，在一定程度上反映出当前医疗卫生集团化的实际问题——试图降低费用以获得自身最大利益。政府财政支持前文已经进行说明，在此不做赘述，在此仅讨论医保的问题。政府与医疗卫生服务集团签订合同，政府应该支付给理事会相应的报酬，实践中医保便是主要支付方式。在实地调研中，各集团对医保总额预算也存在诸多不满，比如：医保总额预算基数测算不科学，超支和结余处理方式不明确，部分地区只提超支不补，不提结余留用，部分地区虽然提出了结余留用，但医保局迟迟未能兑现。

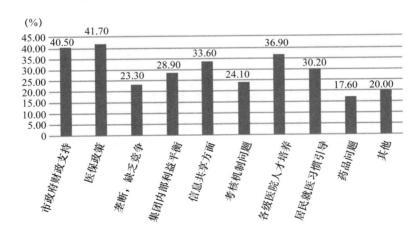

图6-3 当地医疗集团化建设存在的主要问题：医护人员调查卷各选项占比
资料来源：笔者自制。

正如"诺斯悖论"所指出的那样，国家为了经济发展会对产权进行有效界定和保护，但是国家也是理性人，它有自身的利益，试图降低交易费用去侵害产权完整性而获得最大化收益，因而国家会容忍低效率的产权。[①] 政府是"无为之手"，是"扶持之手"，也是"掠夺之手"：政治家们的目标并不是社会福利最大化，而是追求自己的私利。政府也是经济人，政府工作人员也有自己的物质利益。[②] 此外，由于理事们本身是政府成员，自然而然，理事会的实际决策权最终还是落在政府的手里，只有在部分条件成熟的城市（当地市场经济的发育程度良好，当地政府具有强大的公共治理能力）才有良好治理医疗卫生集团的可能，否则理事会很容易形同虚设[③]，处于一种"空转"状态[④]。这种性质导致经济增长降低。而作为代理人的医疗卫生服务集团，面对政府医保支付、财政补贴迟迟不到位的情况，在集团化变革与日常经营中工作积极性大打折扣，这也是导致集团机械式完成任务的原因之一。

二　多层委托代理与监督失效困境

医疗卫生服务集团化治理体系中，存在道德风险的问题，监督是减少或消除因信息不对称引起的道德风险的最佳方案，在紧密型的医疗卫生服务集团化组织中，多层委托代理造成监督失效的情况在以下三种模式中可以得到体现。

（一）三地医疗卫生服务集团的监督机制

1. 上林县医疗集团的监督机制——党委领导下的院长负责制。（1）在医共体外部，除政府对国有企业进行行业监管外，上林县成

① 诺思：《经济史中的结构与变迁》，上海人民出版社1994年版。
② ［美］罗伯特·维什尼、安德烈·施莱弗：《掠夺之手　政府病及其治疗》，赵红军译，中信出版社2017年版。
③ 李卫平、黄二丹：《以"管办分开"理顺公立医院治理结构》，《卫生经济研究》2010年第7期。
④ 徐双敏、蒋祖存：《从事业单位到事业法人："管办分离"改革的难点研究》，《中国行政管理》2019年第4期。

立了"公立医院管理委员会"对集团整体运营进行监督，委员会主任由县长担任，副主任由分管副县长担任，成员由县政府办公室、县委组织部、县财政局、县卫健局、县人社局、县医保局、县发改科技局、县委编办、县市场监督管理局等相关职能部门负责人担任，管理委员会下设办公室，负责管理委员会日常运行管理工作，办公室设在县卫生健康局，办公室主任由县卫生健康局负责人担任。政府赋权于"公立医院管理委员会"，"公立医院管理委员会"履行政府办医职能，加强对医疗集团的领导，负责医疗集团发展规划、章程审定、重大项目实施、财政投入、运行监管、绩效考核等。（2）在医共体内部，组建集团党委对集团内部各管理层与职工进行监管，党委由三家县级公立医院及各乡镇卫生院党组织组成。集团党委对成员机构的院长任命具有建议权，各乡镇卫生院院长由集团党委充分听取当地乡镇党委意见后考核任命，报县卫生健康局备案。

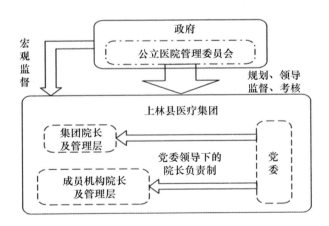

图6-4 上林县医疗集团监督机制

资料来源：笔者自制。

2. 江西丰城医共体的监督机制——管委会领导下的理事会负责制。（1）成立丰城市公立医院管理委员会，作为医共体建设的最高决策机构，负责医共体成员单位的日常监督、发展规划、资源统筹调配、医保额度分配等重大事项的决策。医管会主任由市长担任，卫健委、财政局、编办、人社局、医保局、发改委、审计局七大职能部门主要领导担任医管会成员。（2）市卫计委成立推进医共体建设工作领导小组，由主要负责同志任组长，主要负责医共体质控监督、统筹规划、运行指导、人员流动与考核评估等工作。（3）实行党委领导下的理事会负责制。党委负责内容与德清相同，在此不做赘述。

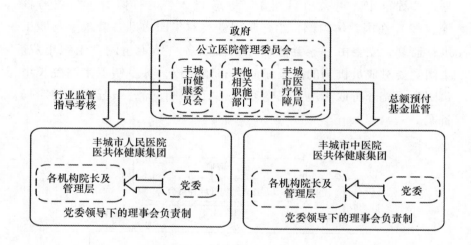

图 6-5　丰城医共体监督机制

资料来源：笔者自制。

3. 浙江德清县域医共体的监督机制——理事会为核心的现代法人治理。（1）县政府成立医共体理事会，作为两个集团的最高决策机构，负责顶层规划、监管、考核城市医共体建设。制定理事会章程，理事长、副理事长、理事人选由县委县政府提名，理事会由县领导、政府相关部门负责人、外聘专家等组成，理事会根据工作需要，设9—13 名理事（单数）。设名誉理事长 2 名；理事长 1 名，由分管卫生计生工作的副县长担任；副理事长 2 名，其中 1 名副理事长由县卫生计生局局长担任。（2）在集团外部成立监事会，由县人大代表、县政协委员、纪检监察及其他相关部门负责人组成，成员7名或9名。设监事长1名。监事长和监事由县政府提名、审定和聘任。（3）实行党委领导下的院长负责制，党委负责集团内重大事项、人员任免、思想建设等工作，同时对集团内部进行监督。

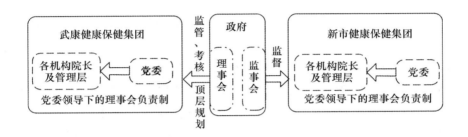

图6-6　德清医共体监督机制

资料来源：笔者自制。

（二）当前医疗卫生集团化的监督问题

调查地区都因地制宜地建立了监督机制，却仍存在着道德风险的倾向，这表明，现有监督机制存在一定问题，使其有效性减弱。总结而言，三地规避道德风险的治理方案主要有两个：一是引入其他监督者；二是给予监督者以影响代理人收入的权力。前者旨在从市场竞争中挑选更优的监督者，后者旨在增加监督者对治理结构的影响力。三地医疗卫生服务集团均选择加强监督来规避道德风险，监督机制也起到一定作用，但效果不理想。

事实上，三地解决道德风险的措施与阿尔奇安和登姆塞茨[①]提出的解决方案相同，在单层委托代理中，监督可以减少信息不对称带来的道德风险。但是，在医疗卫生服务集团化组织这种多层委托代理关

① A. A. Alchian and H. Demsetz, "Production, Information Costs, and Economic Organiza-tionProduction, Information Costs, and Economic Organization", *The American Economic Review*, No. 5, 1972, pp. 777-795.

系中，处于中间层次的委托人也是代理人，而代理人成为下一层级的委托人，监督者本身还是被监督者，同样，被监督者也是监督者。监督层次越多，则信息成本和监督成本也越大，监督的有效性也就越差。如果监督成本大于收益成本，那么监督者宁可选择"偷懒、怠工、不作为"，出现"搭便车"现象。"谁来监督监督者"[①]成为医疗卫生服务集团法人治理结构面临的一个问题。

当前解决道德风险、监督机制不完善效果相对较好的做法就是建立监事会，但是，由于监督成本巨大，让政府部门（所有人）来直接监督难以奏效。上林模式仍然沿用传统的党委领导下的院长负责制，这种方式依赖于行政部门的外部监督以及党对政府的传统领导与督察功能，这种做法没有形成三权分置的现代理事会型治理结构，因而不能解决"政事分开""管办分离"问题，也就很难从根本上通过强化医院自主性来提升医疗卫生服务供给的效率问题。丰城模式是管委会模式，在管委会模式下实行理事会治理的医疗集团，这种模式也是党委领导下的理事会负责制。管委会由政府相关部门成员代表组成，对医疗集团实行外部监督与行业管理。集团内部并没有按照现代法人治理制度建立监事会，因而这种医疗集团的自主性依赖于管委会的放权程度与信任程度，实践中理事会的决策权流于形式。

德清政府部门向医疗卫生服务集团委派监事会进行监督，缩短了多层委托代理中的监督链条，提高监督效率。德清监督有效性只是相对较好，德清医共体集团的监事会制度仍存在三个问题：一是因为监事会由政府委派的性质，其医共体集团的监事会成员均为政府行政部门的成员，监事会也具有行政性，因而又会落入集团"政事不分、管办不分"的窠臼；二是监事会与理事会、管理三权分立，理想型是相互制约与平衡。不过，现实中三权会相互渗透与相互影响，其成员构成单一，非政府人员即为集团医务工作者，三权的意志并非刚性，而具有可变弹性与重叠性。监事会可能与理事会、管理层或其他医疗机构"共谋"利益，从而使得监督效果大打折扣或监督名存实亡。实际上，作为委派机构，监事会与政府部门同样形成委托代理关系，同样存在由于信息不对称引起的道德风险；三是由于医疗卫生事业主要由政府作为出资人，所有权几乎全部掌握在政府手中，政府在治理结构中还有巨大影响力。另外，医疗卫生服务集团理事会及管理层的选聘竞争市场还比较缺乏，产权市场短期内难以形成，依靠市场监督机制还有很长的路要走。德清监事会制度的缺陷并不是个案问题，同时也是我国医疗卫生服务集团监事会制度的共性问题。

第二节　区域医疗卫生集团化体制困境

卫生医疗集团拥有复杂且多样的内外关系，这些关系联结构成了一张既紧密又松散的网络。医疗集团的竞争优势密码就隐匿在这张网络之中。正如普力克和哈丁所言："医院布局合理化改革成功背后的驱动力量在于建立了网络化的医院结构，而不是仅仅改变单个医院的决策权或其他激励机制。"[1] 只不过，医疗集团网络并非处于一个完全或高度私有化的市场环境中，行动者并非仅是应对来自市场竞争者的挑战。国家政策的意志、行政力量的引导使得集团内的医疗机构从医疗资源无序竞争状态逐渐转向资源共享局面的同时，也使医疗卫生服务集团产生了体制困境。

一　医疗卫生集团的利益分化

在医疗卫生集团理想治理模式下，共享集团网络，大医院将集聚的医疗资源分配给了基层医疗机构；反之，大医院也利用体制优势得到基层医疗机构的信息，真正需要大医院治疗的患者将被上转，而不需要在此治疗的患者将被下转，从而在"供—需"层面实现医疗资源

---

① A. Harding and A. S. Preker, *Innovations in Health Service Delivery: The Corporatization of Public Hospitals* (Health, Nutrition and Population Series), World Bank Publications, 2003, p. 540.

的合理配置，促成和谐有序的就医格局。然而，这仍然只是一种理想形态，根据我们的调研与数据分析，实践中的医疗卫生服务集团更多只是"貌合神离"，并没有形成产权统一的单一法人，只是政府强力推动下的基于契约或人事及资源配置上的外部整合，因而，实践中在集团内部上游医院与下游医疗机构间的合作多数并非处于无碍状态，内部各单元间还存在巨大的利益分化。

（一）集团内帮扶带动情况

"强基层"是推进整合型医疗服务体系改革的重要目标[①]，医疗卫生服务集团中，基层机构硬件资源与软件资源弱于牵头医院，硬件条件的改善主要依靠资金的投入来逐步改善，相对于硬件，作为医疗机构看病最基础、最直接的资源，医护人员这一"软件"显得更加重要和迫切。"输血"和"造血"是目前医疗集团化改革在人员上的支持与帮助的两种主流做法，但我们通过调查分析发现，当前集团化变革的帮扶带动情况并不乐观。

1. "输血"情况。所谓的"输血"主要是指将上层优质医生资源下派到基层医疗机构，方便居民就近享优质医生资源，对基层医疗机构短期内的医疗服务水平可以起到立竿见影的效果，对于提升基层医疗机构口碑和引导居民基层首诊具有重要意义。这种方式的优点是：能够帮助基层医院快速提高医疗能力和水平，与此同时大医院专家到基层坐诊也可以快速吸引病人就近在基层就诊，这不仅可以提升基层医疗机构的口碑，重塑居民的信任度，同时也是一种便民服务。其缺点是：在初期（病人不多），将原本就紧缺的专家资源派到基层坐诊，这是对优质医疗资源的一种浪费。另外，下派专家对于基层而言只是充当"外援"的角色，并没有从根本上提高基层医疗机构的能力和水平，一旦"外援"撤回，基层仍然非常薄弱。

---

① 郁建兴、涂怡欣、吴超：《探索整合型医疗卫生服务体系的中国方案——基于安徽、山西与浙江县域医共体的调查》，《治理研究》2020 年第 1 期。

"近一年，基层医护人员平均每月参加进修学习和培训的次数"
调查显示（见图6-7）：总样本中，"0 次"占18.42%，占比不
低，表明目前针对基层医护人员的培训率还有待进一步提高。"平
均每月不足一次"的占23.77%，该群体的培训次数明显偏少，培
训强度还可以进一步加强。有43.04%的基层医护人员选择了"1—
2 次/月"，相当于每半个月一次，占比最高。"3—4 次/月"相当于
平均每周约一次，占8.99%。"≥5 次/月"，相当于平均每周超过
一次，频率相对较高，上级机构对基层培训更加重视，该群体占
5.78%，总体"造血"严重不足，集团内资源调配和帮扶带动情况
并不乐观。

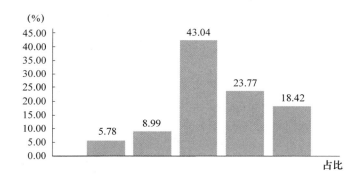

图6-7 基层医护人员近一年参加业务进修和学习的情况

资料来源：笔者自制。

2. "造血"情况。所谓的"造血"主要有两个方面，一是选派
基层医生到上层医疗机构进行学习和进修；二是下派专家对基层医
生进行临床带教和理论培训。本次调研针对上述情况，围绕"基层
医护人员进修或学习情况""上层医生下沉出诊或查房情况"两个
维度分析集团内帮扶带动情况。"造血"虽然看似能够在一定程度
上从根本上提高基层医疗机构自身的能力和水平，但由于基层医护
人员的基础薄弱，提升难度较大，程度有限，且周期长，短期难以

见效。此外，即使基层医生通过进修得以"成长"，成为专家，也很容易再次被上级医院挖走。

"近一年，上层医护人员平均每月到基层医疗机构出诊或查房的次数"调查显示（图6－8）：总样本中，"0次"占66.06%，意味着只有"33.94%"的上层医生参与过下沉基层工作，该比例显然偏低。"1—3次/月"相当于约半个月下沉1次，频率较低，属于非常态化的零散帮扶，占18.45%。"4—6次/月"和"7—9次/月"相当于每周1次或2次，频率尚可，基本可以做到周期固定，分别占比7.38%和3.43%。"≥10次/月"相当于平均每周超过一半的工作日时间都在基层，已基本可以认定为常态化在基层驻点，该群体占4.48%，总样本的"输血"力度严重不足。

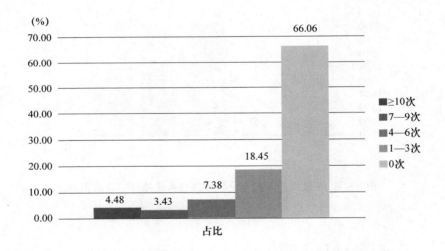

图6－8　上层医护人员平均每月到基层医疗机构出诊或查房的次数
资料来源：笔者自制。

3. 总结。本书结合客观数据与主观调查结果发现，在医疗卫生服务集团中：（1）帮扶往往是碍于政府考核压力的，帮扶常出现象征性的走过场的现象，因此帮扶频次较低，帮扶力度小。（2）帮扶成了不同层级的牵头医院和基层医疗服务机构利益博弈的战场，牵头医院凭借自身的结构洞信息优势，将很多信息进行自私化处理，专家下派仅仅只象征性地走过场；甚至部分专家下派到基层后，不但没有将病人留在基层，反而将基层门诊作为"揽客"工具，将基层病人"虹吸"到上级医院；基层人员则希望通过上派与下派提升自身水平，但常出现培训人员培训结束后被培训基地医院"挖走"的事件，因此，很多基层医疗机构担心进一步集团化后，牵头医院利用正式契约赋予的剩余权对基层医疗机构的人力资源进行调整，将基层医疗服务机构原有的"精兵强将"抽调到牵头医院，将牵头医院原有的"老弱病残"下派到基层医疗服务机构。

（二）集团内"双向转诊"情况

1. "上转"和"下转"情况。双向转诊是指医疗机构根据患者的病情实际需要在大中型（综合性）医疗机构、专科医疗机构和基层医疗机构之间建立的一种转院诊治过程。本课题组调查的三地双向转诊情况如图6－9所示，丰城数据不全在此不作分析，2016—2018年间，上林和德清的医疗卫生服务集团向上转诊与向下转诊人次都有所增长且涨幅较大，但基层向上转诊人次远远高于上层向下转人次。

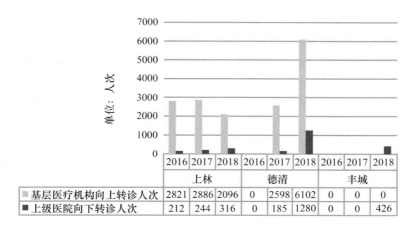

	上林			德清			丰城		
	2016	2017	2018	2016	2017	2018	2016	2017	2018
基层医疗机构向上转诊人次	2821	2886	2096	0	2598	6102	0	0	0
上级医院向下转诊人次	212	244	316	0	185	1280	0	0	426

图6－9　三个医疗卫生服务集团"双向转诊"情况

注：图中0为无数据统计，并非0转诊。

2. 各机构诊疗人次情况。诊疗人次是衡量医疗集团工作效能和业务状况的重要指标[1]，它泛指在集团内进行治疗活动的总人次，既包括病人主动到机构诊疗活动（门诊、急诊）人次，也包括医护人员外出赴家庭、企业、农村、工厂和集体活动等开展的诊疗人次。如图6－10所示，在上林医共体中，基层机构诊疗人次与县级（及以上）诊疗人次的差距正逐年减少，上林基层机构诊疗人次也正在逐年减少，这说明上林医共体的基层病人正在流失，病人流向了上级医院与外地。在德清医共体中，基层机构诊疗人次与县级（及以上）诊疗人次的差距也在逐年减少，但与上林不同，德清的基层机构诊疗人次正逐年上升，县级（及以上）诊疗人次逐年递减，县级医院病人流向基层。

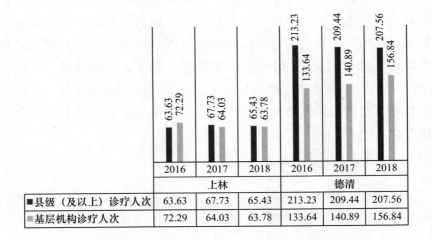

	2016	2017	2018	2016	2017	2018
	上林			德清		
■县级（及以上）诊疗人次	63.63	67.73	65.43	213.23	209.44	207.56
■基层机构诊疗人次	72.29	64.03	63.78	133.64	140.89	156.84

图6－10　上林、德清医疗卫生服务集团基层与上级医疗机构诊疗量比较

注：丰城数据统计不全暂不列入上图，仅对上林与德清的数据进行比较。

3. 总结。成立医疗卫生服务集团的目的是将一定区域范围内的不同级别医疗机构整合成一个共同体，这样可以打破原有机构之间的

① 李乐、吴群红、郑统等：《我国医疗卫生机构诊疗人次的分段回归分析》，《中国卫生经济》2019年第10期。

隔阂和屏障，便于统一管理和资源调配，理论上讲可以有效促进分级诊疗和双向转诊，然而根据已有的文献研究，当前我国分级诊疗效果并不理想，本课题组的调查结果也是如此。在双向转诊中，基层向上转诊率远远高于上层向下转诊率，仍然会出现"向上转诊容易，向下转诊困难"的局面；在诊疗结构中，"上层医疗机构人满为患，基层医疗机构门可罗雀"这一矛盾现象仍旧存在，上林甚至出现大医院的"虹吸"效应和基层医疗机构的"萎靡"的倾向。

（三）分析与讨论

实施医疗卫生服务集团化改革的初衷是将基层医院与上级医院进行整合，打破原有相互独立的机构之间的屏障，建立利益共同体，促成"一家人"，以此来推动资源合理流动，实现相互帮扶、相互支持。实践中，虽然医疗卫生服务集团各主体均按照政府办医的公益性为原则，然而为实现公共利益最大化的目标而努力只是一厢情愿，集团"形聚而神不聚"，身处不同层级的牵头医院和基层医疗服务机构实际上是"同床异梦"，[①] 未成为真正共同体，而是各自想方设法追求自身利益最大化。基层医疗服务机构希望牵头医院关闭门诊，将门诊专家完全下沉到基层医疗服务机构，一方面从人才上提升基层水平，另一方面从体制上倒逼病人必须到基层首诊。大医院利用在前期的医疗市场竞争中的优势，通过集团化整合倒吸基层机构的病人提高自身收益，并利用帮扶、培训等途径将基层人才挖走，以此稳固其市场地位与长期收益。综观全国各地医疗卫生服务集团化改革，大多为政府强制性干预模式，[②] 自发性内聚力不足，同时，在服务体系的整合过程中暴露了诸多问题，使得集团化改革的可持续性令人担忧[③]。

因此，即便医疗卫生服务集团使得原来分散的利益单元得以整合，但随之而来的是牵头医院与基层医疗服务机构的利益层级分化，

---

① 金琳雅、尹梅：《分级诊疗的合理有序路径》，《中国医学伦理学》2018 年第 5 期。
② 严晶晶：《从市场逻辑的困境到制度逻辑的重构：医疗联合体的实践基础和发展策略》，《未来与发展》2018 年第 10 期。
③ 赵俊、姚俊：《医联体"四重四轻"难题怎么解》，《中国卫生》2018 年第 9 期。

原来完全处于劣势地位的基层医疗服务机构在牵头医院的扶持下，能力得到快速提升，病人量大幅增加，为了确保自身的发展优势，防止未来可能出现的"去集团化"政策威胁，占据了病人和牵头医院之间结构洞的基层医疗服务机构可能会采取横向联合，以基层病人转诊为筹码，向牵头医院争取更多的利益和资源。大医院积极组建医联体的动力是获得更多的病人资源，但当基层医疗服务提高到一定水平时利益争夺势必导致医联体的瓦解。

二　医疗卫生服务集团的利益垄断

医疗卫生服务集团整合可以看成是将某一区域范围内的医疗卫生服务机构进行"圈地"和"边界"划分，使原本"百家争鸣"的竞争格局变为屈指可数的几家甚至一家规模庞大的医疗集团，从经济学角度看，这就是一种市场垄断。医疗卫生服务集团的垄断倾向体现在两个方面：一是区域内仅有一个"巨无霸"集团，存在市场扩张倾向；二是即便区域内有两家或两家以上集团，各集团主要供给产品不同，不互为替代产品，且集团规模差距悬殊，市场竞争弱，存在垄断倾向；三是集团内多元性不足，民营机构鲜少参与。

（一）集团"一家独大"

如表6-4所示，14个样本地区中共有11个地区建立了医疗卫生服务集团，其中有5个地区医疗卫生服务集团数量仅有1个。以广西上林为例，上林医共体以县人民医院作为主体单位，统筹管辖全县所有公立医疗机构，充分整合上林县人民医院、上林县中医院和上林县妇幼保健院3家县级医院，大丰镇卫生院等11家乡镇卫生院，以及131家村（社区）卫生室等全部公立医疗机构资源，成立县乡村三级一体，且全县唯一的上林县医疗集团。在集团内部，打破内部屏障，进行"一体化"管理，促进开放共享，实现效益最大化。但是，跳出集团内部，放眼上林医疗卫生服务行业和市场，全县域公立医疗机构均为医共体成员机构，对市场环境是一种破坏，不利于公平竞争，容易造成垄断。

表6-4　　　　　　　　　调研医疗卫生服务集团区域集团数量

调研地区	福建三明	安徽天长	深圳罗湖	浙江湖州	青海西宁	浙江德清	广西上林	江西丰城	山西盐湖	陕西宁强
集团化形式	县域医共体	县域医共体	城市医疗集团	城市医共体	跨区域医共体	县域医共体	县域医共体	县域医共体	县域医共体	县域医共体
区域集团数量	县域1家集团	县域2家集团	区域1家集团	区域2家集团	县域1家集团	县域2家集团	县域1家集团	县域2家集团	区域1家集团	县域2家集团

资料来源：笔者自制。

（二）集团之间竞争不强

从竞争性的角度看，这种区域内两家医疗卫生服务集团并存的格局对于避免区域内行业垄断具有积极意义，因此我们对区域内存在两家或两家以上医疗卫生服务集团的地区的集团做进一步分析。

表6-5　成立两家或两家以上医疗卫生服务集团的地区的集团信息

调研地区	安徽天长	浙江湖州	浙江德清	江西丰城	陕西宁强
集团化形式	县域医共体	城市医共体	县域医共体	县域医共体	县域医共体
集团牵头医院	县人民医院 县中医院	市中心医院 市第一人民医院	县人民医院 县中医院 德清医院	市人民医院 市中医院	县人民医院 县中医院

资料来源：笔者自制。

牵头医院决定了基层医疗机构的技术方向，在医疗卫生服务集团中发挥着引领作用。如表6-5所示，除浙江德清外，其余四个地区的集团牵头医院都是该地的人民医院与县医院，理想状态下两者互为竞争、相互制衡。但实践中，这种两个集团的服务类别不同、规模不相当，集团间竞争存在不对等性，区域医疗卫生服务市场竞争并不有效。

以江西丰城为例，丰城市人民医院医共体由人民医院与泉港、董家、梅林等22个乡镇街道卫生院及妇幼保健院组成；丰城市中医医院医共体由中医医院与剑光、剑南、曲江等 11 个乡镇街道卫生院组成，且每个行政村设置一个村卫生院。集团优势学科、床位规模和非牵头成员机构如表 6-6 所示。优势学科是医疗卫生服务集团的核心竞争力，不难发现丰城市两家集团的优势学科存在巨大差别，人民医院侧重于西医，中医院侧重于中医，两者服务项目虽有重叠，但总体上看，供给服务不可相互替代，集团间竞争较弱。此外，中医院组建的医疗卫生服务集团小于人民医院，规模并不相当，也就是说尽管丰城样本地区在区域内成立了两家医疗集团来引入市场竞争机制，但受限于两集团的实力与规模差距，竞争并不均等，仍存在垄断倾向。

表 6-6　　　　　　　　**江西丰城两家医疗卫生服务集团情况**

医疗卫生服务集团	集团优势学科	床位规模（张）	成员机构
丰城市中医院医共体健康集团	骨伤专科——省重点中医专科、心脑血管科——省重点中医特色专科、血液科——市重点中医特色专科	800	剑光、剑南、曲江、龙津洲、同田、上塘、湖塘、隍城、白土、筱塘、段潭 11 个乡镇街道卫生院
丰城市人民医院医共体健康集团	骨科、消化科、心内科、影像科、神经外科——市"十强"重点学科呼吸内科、肾内科——省市共建专科	1200	泉港、董家、梅林、尚庄、拖船、荣塘、丽村、荷湖、石江、蕉坑、铁路、洛市、桥东、孙渡、河洲、石滩、秀市、淘沙、张巷、杜市、小港、袁渡 22 个乡镇街道卫生院及妇幼保健院组成

资料来源：笔者自制。

（三）民营机构参与率低

　　尽管自新一轮医改以来，国家和各级政府陆续出台了一系列鼓励民营医院参与医共体建设或多元化办医的文件[①]，但医联体建设似乎

_____

[①]　胡凤乔、李金珊：《浙江省社会办医的发展态势、挑战与机遇》，《浙江树人大学学报》（人文社会科学）2020 年第 1 期。

仍然是公立医院的专场，民营医疗机构很难进入。据本课题组调查，14 个地区中有 10 个地区进行了集团化改革，这 10 个地区中仅有深圳罗湖、福建三明、海南三亚和浙江湖州的医疗卫生服务集团纳入了民营机构，其余 6 个地区都没有民营医疗机构参与。

在中国的语境下，民营医疗机构在整个医疗卫生服务市场上本来就处于弱势地位，集团化改革将公立医院进行整合，让民营医疗机构处于一个更加弱势的地位。从各地的改革实践来看，当前我国的医疗集团化改革确实是公立医疗机构在唱独角戏，民营医疗机构参与率非常低，并且还频频出现"失败"或"夭折"案例：在样本地区中，安徽天长是全国第一个探索民营医疗牵头组建医共体（天康医院医共体）的模式，但以失败而告终；浙江德清在 2017 年医疗集团成立之初，曾探索性地吸纳了一家非公立医疗机构参与，但由于种种原因，仅仅过了一年，2018 年这家机构就选择了退出。究其原因，不是民营医疗机构不愿意参与，而是由于体制屏障和利益冲突，导致政策的不公平和竞争的不均等，致使民营医疗机构很难真正融入"共同体"架构中。

第七章 区域医疗卫生集团化结构转型与体制优化

区域医疗卫生服务集团是解决传统（非集团化）医疗卫生服务模式供需矛盾的一大法宝，可以有效地削弱大型医院的"虹吸作用"，抑制其规模继续膨胀，推动上下联通、资源下沉、分级诊疗和双向转诊。对于缓解医疗卫生服务供需矛盾，建立健全覆盖城乡的居民基本医疗卫生保障制度，为广大人民群众提供安全、有效、便捷、廉价的医疗卫生服务具有重要意义。同时，集团也不可避免地存在一定的结构缺陷与体制困境，其关系结构与治理模式也并没有趋于最优。本章以医疗卫生服务集团的变化趋势为基础，结合未来变革方向与前述章节的实证研究与结构分析，从结构、体制与政策选择三个方面提出了医疗卫生服务集团的优化建议。

第一节 区域医疗卫生服务集团化变化趋势

从 20 世纪 80 年代的早期医疗集团萌芽形态——松散型医疗协作体；到 2000 年国务院办公厅转发的《关于城镇医药卫生体制改革的指导意见》中明确提出："鼓励共建医疗服务集团"①；再到 2013 年国家卫生部首次提出"医联体"这种集团化概念；2016 年国家卫计

---

① 国务院办公厅：《关于城镇医药卫生体制改革指导意见的通知》，http://www.gov. cn/gongbao/content/2000/content_ 60046. htm。

委又进一步明确了城市医疗集团、县域医共体、跨区域专科联盟和远程医疗协作网四种更加具体的集团化发展方向。纵观我国医疗卫生服务领域的集团化发展历程，充分借鉴国外医疗卫生服务集团化发展经验和世界卫生组织（WHO）的相关建议，综合考虑当前我国国情现状、社会发展趋势和科技发展潮流等因素，本报告认为当前以及未来一段时间我国医疗卫生服务集团化变革主要有三大宏观趋势：第一个趋势是整合要素视域下的"充分整合型医疗"；第二个趋势是媒介工具视域下的"互联网＋医疗健康"；第三个趋势是组织类型视域下的"一体化"。每一个宏观趋势下，各有三个微观趋势（简要概括见表7－1）。具体阐述如下：

表7－1　　　当前我国医疗卫生服务集团化变革趋势概括简表

维度	宏观趋势	微观趋势
整合要素维度	充分整合医疗	服务内容的整合
		相关资源的整合
		相关行业的跨领域整合
媒介工具维度	互联网＋医疗健康	网络化
		信息化
		智能化
组织类型维度	一体化	区域内综合性医疗卫生服务共同体
		跨区域专科性医疗连锁经营共同体
		专科性或综合性（跨专科）医生共同体

资料来源：笔者自制。

一　从整合要素维度看变化的趋势

整合医疗是21世纪以来全世界医疗改革的大趋势[1]，是我国医疗

---

[1]　雷瑞鹏、邱仁宗：《国际医联体的概念和实践概述》，《医学与哲学（A）》2018年第9期。

体制改革工作的一项战略选择，是缓解民众"看病难、看病贵"现象的根本手段。[①] 这是一种新型的医疗服务组织安排，相对于碎片化、分割化的传统医疗服务体系，整合医疗服务体系更加协调、全面和整合，国际上也将其称为整合健康、无缝对接医疗、全面医疗或者协调医疗。《全国医疗卫生服务体系规划纲要（2015—2020 年）》中也明确提出"优化医疗卫生资源配置，构建与国民经济和社会发展水平相适应、与居民健康需求相匹配、体系完整、分工明确、功能互补、密切协作的整合型医疗卫生服务体系"[②] 的规划目标。从整合要素上看，整合医疗主要可以分为"内容整合""相关资源整合"和"相关行业跨领域整合"三部分。

（一）医疗卫生服务内容的充分整合

第一，从广义健康的角度看，生物—心理—社会医学模式认为，危害人类健康的因素是复杂多样的，既有生物学因素，也有社会学因素或（和）心理学因素，因此对于疾病的治疗必须要综合各项因素，建立一个系统化的整体健康观。第二，从器质性疾病角度看，人体的各个器官在结构上不可分割、在功能上相互协调、在病理上相互关联，因此要建立一个疾病治疗的整体观。第三，从疾病类型上看，疾病有轻重与缓急之分，也有常见病与疑难杂症之分，医疗机构必须通过多种形式拓展自身的服务内容，以满足民众的多样化医疗服务需求。第四，从医疗卫生服务种类上看，国际上通常将医疗卫生服务分为预防、保健、医疗、康复、健康教育及计划生育技术指导六大类服务，六类医疗服务在相互协作配合的同时，也存在资源的竞争性，因此需要建立科学合理的宏观规划和调配制度，促进服务效率的最大化。第五，从医疗理念角度看，过去大量医疗卫生资源被"治病"

---

① 李玲、徐扬、陈秋霖：《整合医疗：中国医改的战略选择》，《中国卫生政策研究》2012 年第 9 期。

② 国务院办公厅：《关于印发全国医疗卫生服务体系规划纲要（2015—2020 年）的通知》。

占用，导致能够减少 70% 疾病负担的疾病预防和健康促进工作被忽视，[①] "重治疗轻预防" 的做法，导致病人 "越治越多"[②]。"上医治未病" 是最高境界，应避免陷入 "只治不防，越治越忙" 的怪圈，建立 "防治一体" 甚至 "预防大于治疗" 的医疗体系。总而言之，由于当前人类的疾病谱和死因谱相对过去已经发生巨大改变、人类对健康保护和疾病防治的认识正在不断深化、民众对医疗卫生保健服务的需求越来越高，加之医学科学自身的发展也越来越社会化等因素，导致医疗卫生服务的内容必须从传统碎片化、分割化、片面化，向整体性、连续性、系统性转变。这一发展趋势，无论在国际上还是国内都已非常明确。国际上：美国的 ICO 和英国的 ICS 的经验都非常值得借鉴。国内：习近平总书记在 2016 年的全国卫生与健康大会上强调 "推进健康中国建设，努力全方位、全周期保障人民健康"。2017 年，《国务院办公厅关于推进医疗联合体建设和发展的指导意见》中也明确指出 "以治病为中心向以健康为中心转变"，"推进慢性病预防、治疗、管理相结合，促进医联体建设与预防、保健相衔接"[③]。任苒（2018）对国内外医联体的发展进行对比分析之后，对我国医联体发展方向做了一个预判，认为当前或在不远的将来，"健康联合体" 将成为我国医疗卫生改革所面临的新的发展方向[④]。综上所述，可以预测以人的健康为中心，以初级卫生保健为核心，覆盖生命全周期，集健康促进、健康管理、预防、诊断、保健、护理、治疗、康复、安宁等服务内容于一体的 "健康集团" 必将成为医疗卫生服务集团化的未来发展方向。

（二）区域医疗卫生服务资源的充分整合

区域医疗卫生服务集团化改革是深化医疗改革的重要步骤和制度

---

① 任苒：《对医联体建设发展定位的思考》，《医学与哲学（A）》2018 年第 6 期。

② 白剑峰：《病人为何越治越多》，《人人健康》2013 年第 3 期。

③ 国务院办公厅：《关于推进医疗联合体建设和发展的指导意见》，http://www.gov.cn/zhengce/content/2017-04/26/content_5189071.htm。

④ 国务院办公厅：《关于印发 "十三五" 深化医药卫生体制改革规划的通知》，http://www.gov.cn/gongbao/content/2015/content_2843771.htm。

创新，其出发点是通过集团化整合，调整医疗资源结构，优化医疗资源配置，促进资源下沉，提升基层医疗卫生服务能力和水平，推动资源上下贯通，更好地实施分级诊疗和双向转诊，提升医疗卫生服务的整体效能。资源整合既是集团化改革的动力也是其目标，资源是联结集团内各成员单位最关键的纽带。

广义的医疗卫生服务资源，不仅仅局限于医疗卫生领域，还包括了与健康相关的其他领域资源。有研究显示，影响人身体健康状况的相关因素中，占比最高的是生活方式和社会环境等因素，占比超过七成；其次是遗传等生物因素，占比约15%；而医疗卫生因素占比最低，仅占约8%[①]。早在1978年的国际初级卫生保健大会上，世界卫生组织牵头制定的《阿拉木图宣言》中，政策重点不是医疗政策，而是安全饮用水保障、卫生设施建设、均衡营养和疾病预防控制等社会政策（与健康相关）。习近平总书记在2016年全国卫生与健康大会上强调"将健康融入所有政策"，中共中央、国务院在2017年10月发布的我国首个国家级健康规划——《"健康中国2030"规划纲要》中也明确提出将经济、政策、环境等各项社会因素纳入健康体系。

狭义的医疗卫生服务资源，是指在医疗卫生领域内的相关资源，主要包括管理资源、人力资源、财产资源，以及信息资源和病人资源五个方面。管理资源包括品牌文化、管理体系、规章制度、标准制定、后勤保障等，整合的目标是集团能够统一、协调、高效运营。人力资源涵盖医护人员、管理人员和保障人员，但核心资源是一线医务工作者，要通过"县招乡用""专家下沉""岗位轮转""内培外引"等多种形式，扶持基层医疗机构，提升基层医疗服务水平。财产资源包括医疗场地设备、医疗服务收费或政府补贴等各种形式的财务收入，在场地设备建设上应统筹规划，共建共享，在缓解"看病难"现象的同时，发挥出医疗设备的最大效能。财务收入应统筹考虑医保

---

① 人民日报：《"将健康融入所有政策"（新论）》，https://xcb.ahmu.edu.cn/2018/0821/c4514a59390/page.htm。

政策、绩效工资改革等，在缓解"看病贵"现象的同时，既要节约医保费用，又要充分调动医生的工作积极性。信息资源是基于当前"互联网＋"背景下的健康管理数据库、诊疗信息、医保信息等，在保证信息安全的前提下，信息资源能够得以互联共享是开展分级诊疗、远程医疗，提升服务效率的基础。病人资源是指从市场角度看，医疗机构能够生存和发展下去必须要有病人的支持与信赖。按照目前医疗机构的经费来源看，诊疗收入是最主要收入，病人资源整合的目标是：科学合理地"首诊""分诊"和"转诊"，在保障病人"看得上病""看得好病""看得起病"的同时，提高医疗集团的经济收入，促进医疗集团的发展，从而更好地服务病人。2016 年国务院印发的《"十三五"深化医药卫生体制改革规划》中明确指出："推动医疗联合体建设，以资源共享和人才下沉为导向，将医疗联合体构建成为利益共同体、责任共同体、发展共同体，形成责、权、利明晰的区域协同服务模式。"

（三）医疗相关行业的跨领域整合

根据企业边界理论，医疗卫生服务集团化改革可以扩大医疗机构的企业边界，降低集团内部成员间的交易成本；根据规模效益理论，医疗卫生服务集团化改革可以将零散的小规模医疗机构整合成一个整体，在管理、采购、品牌等方面统一，降低运营成本；根据协同效益理论，医疗卫生服务集团化改革可以将分散独立的医疗机构统一，使成员单位充分协调联动，达到 $1 + 1 > 2$ 的效果。参照工商企业界的集团化模式，集团化不仅仅限于同一领域，也可以拓展到临近的相关领域，医疗卫生服务集团化也不例外。典型的跨领域集团化整合的案例主要有："医养结合""体医结合""产教研融合""产业链融合"和"健康＋"。

医养结合指的是医疗资源与养老资源的整合，将老年人的医疗、康复、养生、养老等服务融合，将养老机构和医疗机构的功能相结合。优先保障老年人身体健康，把生活照料、康复关怀、医疗保障融为一体，进行整合性、集团化运作。我国老龄化严重，国家高度重视医养结合，先后下发了《关于推进医疗卫生与养老服务相结合的指导意见》等一系列政策文件。除此之外，在 2018 年国务院机构改革中，将养老工作从原民政部剥离，整合到新成立的卫生与健康委员会，其目的正是为了更好地推进医养结合工作。

体医结合指的是体育健身与医疗服务相结合，其产生背景是：当前民众的体质与健康情况复杂多样，以"药物治疗"为核心的传统方法难以有效应对，且占用了大量的医疗卫生资源，带来了高昂的经济代价。体医结合的目的是：通过科学有效的体育锻炼，替代传统的医疗手段，使病兆人群、亚健康人群等特殊群体回归健康。2016 年《"健康中国 2030"规划纲要》中明确提出："广泛开展全民健身运动，加强体医融合和非医疗健康干预，促进重点人群体育活动"①。体医结合产业目前已经在快速发展，国内较早涉入的企业有：青鸟健身、本元科技、和惠体育和微馆体能等企业。有机构分析得出，体医结合产业有亟待耕耘的千亿级市场②。

产教研融合指的是医疗卫生服务集团的功能并非单一的提供医疗卫生服务，同时还承担医学人才培养和医疗科技研发等功能。该模式是国际上非常普遍的模式，国内的很多大型医院，尤其是三甲医院或医科高校的附属医院也很早就开始实施。但随着融合的深入推进，越来越多的县级医院甚至基层医疗机构也将在医疗卫生服务之余承担人才教学培养和科学技术研发等职能。

产业链融合指的是，随着集团规模的不断扩大和国家政策的放开，在规模效益理论的刺激下，部分医疗集团（尤其是民营医疗集团）开始拓展医疗卫生服务产业链的上游和下游服务，形成产业链式医疗集团。比如新华医疗集团③，从最初医疗器械生产商，拓展到制

---

① 国务院办公厅：《关于印发"十三五"深化医药卫生体制改革规划的通知》，http：//www. gov. cn/gongbao/content/2015/content_ 2843771. htm2016。

② 芦文正：《体医结合：亟待耕耘的千亿级市场》，https：//www. sohu. com/a/208853373_ 482792。

③ 相关内容根据新华医疗官方网站整理。

药装备领域，2009 年正式进军医疗服务领域，现已形成医疗器械—制药装备—医疗服务于一体的完整产业链。再比如通策医疗集团，其旗下的子公司——杭州口腔医院①，最初是收购公立医院开始经营，后医院规模不断扩大，医院建立了技工加工中心，成立了通策牙学院，并与中国科学院大学和杭州医学院签订战略合作协议，共建口腔医学院、附属医院，在技术培训和教学科研等方面进行合作，现已形成了技工加工—技术培训—教学科研—医疗服务于一体的口腔医疗产业链。

"健康＋"是指，随着民众健康意识的不断提高，健康中国的国家战略地位不断提升，大健康产业发展非常迅猛，衍生出众多新的跨界融合领域。如："健康＋房地产"，指的是健康企业与房地产企业合作开发基于疗养、护理、康复、养生、养老和医疗服务于一体的"健康城"。"健康＋旅游"，指的是旅游企业与健康企业融合，针对客户的身体情况，定制疗养、康复旅游路线，并配备专业的医护人员，陪同旅游团随行诊治和保障。"健康＋餐饮"，指的是将健康与饮食相结合，多数以中医养生或其他保健食品为依托。"健康＋其他"，如保健枕、保健鞋、磁疗仪、按摩椅等。

二 从媒介工具维度看变化的趋势

当今世界，互联网技术发展非常迅猛，且对各行各业一直在不断渗透，很多传统行业正在被"互联网＋"技术颠覆与重构。近年来，医疗卫生领域与"互联网＋"技术或平台的融合日趋紧密，且正在焕发出勃勃生机，发展前景非常广阔。于广军等②认为"互联网＋医疗"是在当前信息化社会和互联网时代背景下医疗卫生服务行业的必然发展趋势。时伟康③（2016）认为医疗行业正日益显示出服务网络

---

① 根据杭州口腔医院内部资料整理。
② 于广军、寸待丽：《互联网医疗发展趋势分析》，《上海医药》2018 年第 18 期。
③ 时伟康：《"互联网＋医疗"的发展现状、特征及趋势分析》，《新闻研究导刊》2016 年第 8 期。

化、数字信息化、物联网终端设备普及化的变革趋向。刘华①以北京市为例，对互联网医疗发展的现状和前景进行调查和分析后发现，86.61%的被调查者表示非常看好互联网＋医疗健康平台的未来发展前景，表示不看好的仅占5.13%。刘华总结认为"互联网＋"是我国深化医疗卫生体制改革、推进健康中国建设的重要技术手段，近年来，"互联网＋医疗健康"产业正步入"黄金时代"。2018年4月印发了《国务院办公厅关于促进"互联网＋医疗健康"发展的意见》，这是国家层面专门为鼓励和规范"互联网＋医疗健康"产业发展而出台的指导性文件，主要包括健全服务体系、完善支撑体系和加强行业监管和安全保障三个方面，充分体现了国家对"互联网＋医疗健康"产业的高度关注和大力支持。事实上，我国政府一直高度重视"互联网＋医疗健康"，习近平总书记在2016年4月网络安全和信息化工作座谈会上就提出，要推进"互联网＋医疗健康"建设，让百姓少跑腿、数据多跑路，提升公共服务均等化、普惠化和便捷化水平②。李克强总理强调，发展"互联网＋医疗健康"，让人民群众在家门口就能够享受到优质便捷的医疗卫生服务③。此外，《"健康中国2030"规划纲要》和《国务院关于积极推进"互联网＋"行动的指导意见》等相关文件中对"互联网＋医疗健康"也都做出了部署④。综上所述，从宏观层面看，依托互联网平台媒介和技术工具的新型"互联网＋医疗健康"必将成为医疗卫生服务行业的发展大趋势；从微观层面看，"互联网＋医疗健康"在未来的变革趋势具体可以划分为网络化、信息化和智能化三个方向。

---

① 刘华：《互联网医疗发展现状及前景调查分析——以北京市为例》，《调研世界》2019年第3期。

② 中国共产党新闻网：《习近平：在网络安全和信息化工作座谈会上的讲话》，http://cpc.people.com.cn/n1/2016/0425/c64094-28303260.html。

③ 中国政府网：《国家卫生健康委员会介绍"互联网＋医疗健康"发展等有关情况》，http://www.gov.cn/xinwen/2018-04/26/content_5286067.htm。

④ 中国政府网：《〈关于促进"互联网＋医疗健康"发展的意见〉政策解读》，http://www.gov.cn/zhengce/2018-04/28/content_5286786.htm。

互联网＋医疗健康是互联网技术渗透到医疗卫生行业的新应用，是以互联网为媒介平台和技术工具的信息公开、健康档案管理、健康促进、挂号预约、信息查询、过程记录、监测预警、大数据处理、在线咨询与答疑、电子处方、远程会诊、网络评价、网络付费、疾病辅助诊断、物联网终端设备互动和其他相关功能等多种形式的医疗健康服务。

网络化是"互联网＋医疗健康"的基础，是指利用互联网平台，在医患之间架起一座智能高效的互动桥梁，使得双方可以实时互动、无缝对接。对于医疗机构而言，借助互联网工具，不仅可以节约人力资源，还可以提升服务质量，有效提升服务效率与管理水平；对于患者可以享受到在家里进行查询、预约、咨询和会诊等服务，有效提高了便利性。医疗集团因规模庞大、人员众多、管理复杂等因素，对网络化平台的需求更大、要求更高。

信息化是在网络化的基础上，对医疗卫生服务的各项内容转化为数字或其他形式的信息，并对信息进行记录、存储、统计、检测、分析、监测、预警、干预、传输、呈现和共享等。以医学影像存档与通信系统（PACS）为例，PACS是一款性能良好的医学影像信息采集与共享平台，在同一个医疗机构内，所有影像科室和设备均可以相互连接，并能为临床诊疗提供WEB浏览终端，让临床医生能够轻松查阅电子病历。除此之外，在不同医院之间，患者的病历信息也可以实现远程调用与共享，避免重复检查和耽误时间，因此病人能够获得更加高效、便捷和个性化的医疗服务[1]。对于医疗集团而言，良好的信息化平台是开展"分级诊疗、双向转诊"的重要基础。

智能化是在网络化和信息化双重基础上的，更具前沿性的发展方向，可以通俗的理解为智能医疗就是物联网在卫生领域的具体实现[2]。

---

[1]　时伟康：《"互联网＋医疗"的发展现状、特征及趋势分析》，《新闻研究导刊》2016年第8期。

[2]　糜泽花、钱爱兵：《智慧医疗发展现状及趋势研究文献综述》，《中国全科医学》2019年第3期。

相对于网络化和信息化平台，智能化平台在信息采集、数据处理和服务提供等环节更加先进，更具智慧化。如智能化可穿戴医疗健康终端设备，目前市场上已经出现诸如血压监测、脉搏检测、睡眠监测、运动监测等智能终端设备，他们可以自动采集、自动传输，数据在电脑中可以自动分析处理，自动生成辅助诊断信息、预警提示和干预建议。整个过程几乎不需要人为干预，且基于大数据的分析，结果更加精准，效率更高。智能化医疗是一个新兴领域，既充满未知同时也存在无限可能，虽然目前只是起步阶段，但已经展示出强大魅力，阿里巴巴、腾讯、百度等互联网科技巨头纷纷加入，其发展前景非常值得期待。

三　从组织类型维度看变化的趋势

随着生活水平的提高和健康意识的提升，民众对医疗卫生服务的需求整体呈多样化、差异化和个性化趋势，因此医疗卫生服务的集团化改革不可能千篇一律，其组织类型必然多种多样。第一，从不同的办医主体角度看：医疗卫生服务集团应以国家和政府举办的公立医院为主导办医，以社会资源举办的民营医院为补充，同时也鼓励国家和社会携手，组建由公立医院和民营医院共同组成的混合型医疗卫生服务集团。这一发展方向，在 2017 年 5 月《国务院办公厅关于支持社会力量提供多层次多样化医疗服务的意见》①中已经有着非常充分的体现。第二，根据医疗卫生服务集团内成员单位之间的联结程度：可以分为紧密型医疗卫生服务集团和松散型医疗卫生服务集团，当然也存在介于两者之间的过渡状态——半紧密型医疗卫生服务集团。松散型医疗卫生服务集团的实质是一种虚体性集团组织，采用的是非实体性整合模式，成员单位之间仅仅只是人员、技术、培训等层面的合作和交流，最终的结果很有可能是"集"而不"团"、各自为政、貌合神离、有名无实。对此，原国家卫计委发展研究中心研究员陈红艺在

---

① 《国务院办公厅关于支持社会力量提供多层次多样化医疗服务的意见》，http：//www. gov. cn/xinwen/2017-05/23/content_ 5196164. htm。

第九届健康中国论坛上直言，松散型医联体并不会提升基层医务工作者的服务能力，很难把工作做扎实①。紧密型医疗卫生服务集团采用的是实体性整合模式，集团对内部所有成员单位的人、财、物实行统筹管理，形成一个利益共同体和责任共同体，充分实现资源整合、工作协同，最大限度提升医疗卫生服务效能。汤佳、王长青等②采用个案研究法，对苏北人民医院医联体进行深入剖析，论证了在当前形势下，医联体由松散型转为紧密型是非常必要且可行的。第三，从医疗卫生服务集团的区域跨度和服务内容看：在一定区域范围内，为了满足区域内不同层次民众对医疗卫生服务的多样化需求，更好地优化资源配置和促进分级诊疗，通过整合各级各类医疗机构，组建具有一定规模的综合性城市医疗集团和县域医疗共同体是当前改革的主要趋势；跨出一定区域范围，为了与区域综合医疗卫生服务集团形成补位发展模式，在保障民众常规和基本医疗卫生服务需求的同时，聚焦一些特殊或重大疾病，提升某一专科领域的疾病救治能力，整合优势专科医疗资源，强强联合，组建跨区域专科联盟。针对这一发展趋势，《国务院办公厅关于推进医疗联合体建设和发展的指导意见》③ 中也阐述的非常清楚。而在当前众多的专科联盟中，公立医疗机构多以松散型联盟为主，联盟内各成员单位之间的合作关系不稳定，资源难以协调，运作效率不高，极易出现流于形式的"联而不动"状态，效果堪忧④⑤；民营医院多以紧密型连锁运营模式为主，表现出极强的生命力，比较典型的机构有爱尔眼科集团、通策医疗集团、首都医疗

---

① 李子君：《松散型医联体真的没未来？或许是这样》，https：//www. iyiou. com/p/33531. html。

② 汤佳、王长青、王静成等：《某医联体由松散型转为紧密型的 SWOT 分析》，《中国医院》2019 年第 2 期。

③ 《国务院办公厅关于推进医疗联合体建设和发展的指导意见》，http：//www. gov. cn/zhengce/content/2017-04/26/content_ 5189071. htm。

④ 张舒雅、吴志勇、朱晓勇：《我国专科型医疗联合体建设现状分析》，《中国医院管理》2018 年第 11 期。

⑤ 张泽洪：《分级诊疗体系中基层医疗服务能力建构路径》，《中华医院管理杂志》2017 年第 2 期。

集团等，凭借与国际接轨的医疗运营和管理理念，以及先进的专科医疗技术和设备，形成良好的社会口碑和品牌效应，发展非常迅猛。第四，从医疗卫生服务集团化联结的方向上看：可分为横向整合与纵向整合，横向整合是同级别医疗机构间的整合，可以理解为跨医疗卫生服务供应链的水平规模扩张；而纵向整合则是不同级别医疗机构间的整合，可以理解为基于医疗卫生服务供应链的垂直内容拓展。从现实情况看，横向整合一般很少独立出现，当前的医疗卫生服务集团大多以纵向一体化整合为主体整合形式，基层末端医疗机构虽然有一定的联系，但相互之间直接的协作行为较少，资源流动性和工作协同性不强，多数仍需依托上级医院或集团总部进行二次中转协调。因此，纵向整合是目前医疗卫生服务集团化改革的主流趋势。第五，从医疗卫生服务集团化整合的目标对象角度看：可以分为以机构为集团化整合对象的"医院集团"和以医生为集团化整合对象的"医生集团"两种形式。"医院集团"是一种传统意义上的医疗集团化整合形式，其整合对象是提供医疗卫生服务的机构或组织，即由若干各级各类医疗卫生服务机构组建而成的一个新的集团组织，相近的称谓有医联体、医共体、医疗联盟或医疗协作网。而"医生集团"虽然在国际上已经比较成熟，但在我国现阶段还是新生事物，处于起步阶段[1]，是一个比较新型的医疗集团化整合形式，英文名为"Medical Group"，其整合对象是提供医疗卫生服务的个体（医生），即由若干同专科或跨专科的医生组建而成的联盟或者组织机构，又名"医生执业团体"或者"医生执业组织"。其存在形式既可以依托于医院，也可以是独立的"医生组织"，目前一般是独立的法人机构，以股份制或者合伙制形式运作[2][3]。医生集团为中国的医疗卫生服务行业带来积极的影

---

① 燕小六：《中国医生集团发展还存在哪些问题》，http：//www. sohu. com/a/151747256_ 377326。

② 刘红梅、杨纲：《多点执业背景下医生集团发展战略研究》，《卫生经济研究》2017年第9期。

③ 谢宇、佘瑞芳、杨肖光等：《中国医生集团的现状、挑战及发展方向分析》，《中国医院管理》2016年第4期。

响，杜娟，邱戌旦等①（2017）认为：医生集团在我国是一种新的执业平台、一种新的行业薪酬改革制度、一种医生获得体面收入的新方式、一个医生发展的新舞台、一个医疗卫生服务行业的新业态。国内目前较为成熟的医生集团有：张强医生集团、冬雷脑科医生集团、仁雨医生集团、春雨医生集团等。2016 年 10 月中共中央、国务院印发的《"健康中国 2030"规划纲要》中明确指出"创新医护人员使用、流动与服务提供模式，积极探索医师自由执业、医师个体与医疗机构签约服务或组建医生集团。②"当前医生集团在我国拥有良好的政策环境和投资环境，据不完全统计，截至 2016 年底，我国已经有 300 多家医生集团③，从趋势走向来看，政策和环境对医生集团的发展越来越有利，未来医生集团在我国将会有一个非常良好的发展空间。

综上所述，从组织类型维度总结医疗卫生服务集团化变革趋势看，这种变化可以总结为"机构一体化"和"人员一体化"两大发展趋势。"机构一体化"指的是：基于管理一体化（紧密型）、服务一体化（综合性）和运营一体化（连锁型）三种特征的"医院集团"，进一步总结和概括，可以将其凝练为"区域内综合性医疗卫生服务共同体"和"跨区域专科性医疗连锁经营共同体"两大变革趋势。"人员一体化"指的是：基于"轻资产重运营""让专业人员回归专业"④ 供给侧改革理念的新型医疗卫生服务集团化改革形式，其主要特点是绕开医疗机构集团化整合的复杂性，避繁就简，从医生个体入手，将专科内或跨专科的医生资源进行整合，组建医生共同体（医生集团），促进医生资源的合理流动，提升医疗服务质量

---

① 杜娟、邱戌旦：《我国医生集团的发展新动态及发展症结和对策分析（一）》，《浙江医学》2017 年第 19 期；杜娟、邱戌旦：《我国医生集团的发展新动态及发展症结和对策分析（二）》，《浙江医学》2017 年第 20 期。

② 中共中央、国务院：《"健康中国 2030"规划纲要》，http：//www.mohrss.gov.cn/SYrlzyhshbzb/zwgk/ghcw/ghjh/201612/t20161230_263500.html。

③ 刘红梅、杨纲：《多点执业背景下医生集团发展战略研究》，《卫生经济研究》2017 年第 9 期。

④ 葛玉芳、熊季霞、王丹丹等：《供给侧视角下我国医生集团医生主导模式的发展》，《卫生经济研究》2019 年第 1 期。

和效率。专科医生集团提供的是专科医生资源一体化服务，综合性（或跨专科）医生集团提供的是综合性（或跨专科）医生资源一体化服务。

第二节 区域医疗卫生服务集团化结构转型

医疗卫生服务集团外部治理的主要问题是"管办不分、政事不分"。"管办不分、政事不分"意味着国家既是医疗卫生服务机构的举办者，还是市场的规则制订者、规则执行者与监管者，因而国家无法对市场中出现的问题对自身追责，也无法从第三方角度对主体的行为进行评价与比较。想要真正让医疗卫生服务机构获得医疗市场上的竞争与激励因素，不仅要将机构与政府做形式上的割裂，更重要的是做性质上的转变，医疗卫生服务机构不再是政府的科层体制单元，而是医疗市场主体中的一员。实现公立医疗机构的"管办分离、政事相分"并不是既定的权力在政府部门内部的整合与分割，以及由此引起的部门的增减，而是要正确定位政府在医疗卫生服务机构管理中的职能。"管办分离、政事相分"改革需要政府在转变其职能的基础上重塑政府与医疗卫生服务机构之间的关系，使得政府对医疗卫生服务机构的管理从行政化走向契约化，以此激发医疗卫生服务机构活力，而并不是将医疗卫生服务机构从一个政府部门移交给另一个政府部门后仍然采用直接干预的管理方式[1]。

现在的办法是通过法人化、集团化的治理结构综合性解决先前的问题。当前很多地方在成立医疗集团或建设医联体时，采用"两步走"改革步骤。[2] 首先，由政府卫生行政部门牵头其他部门投入成立了医院管理中心或医院管理局（简称"医管中心"或"集团资产管理机构"）。其次，在行政分权的基础上，医管中心将经营管理权委托给有

---

① 李杏果：《德国医疗服务管办分离改革及其对中国的启示》，《经济体制改革》2019年第3期。

② 钮庆璐、熊季霞：《基于DEA的江苏省不同法人治理模式下的公立医院相对效率评价》，《中国卫生事业管理》2017年第1期。

能力承担经营风险的第三方社团法人，成立理事会和管理层。成立医管中心，主要是解决出资人缺位问题，"政府"只是一个虚构的统一主体。在医疗事业管理中，存在"九龙治水"之乱象：条块分割的政府职权结构导致各政府部门没有形成一个统一体，各自关心的侧重点不一样，缺乏一致的协调与沟通机制，造成政府与公立医院错综复杂的行政隶属关系，导致公立医院组织与协调成本增加。① 医管中心或集团资产管理机构由卫生行政部门牵头财政部门、发改委、医保部门、组织人事部门等相关部门共同成立，它成为一个实体的统一体，代表政府。实际上，政府所有人委托医管局代理医疗事业管理，集团资产管理机构成为名义上的所有人，是一个法人机构。因此，依据法人治理结构，结合设立集团资产管理机构或医管中心这一实践，可以构想出医疗卫生服务集团治理模式的理想型（见图 7－1）。

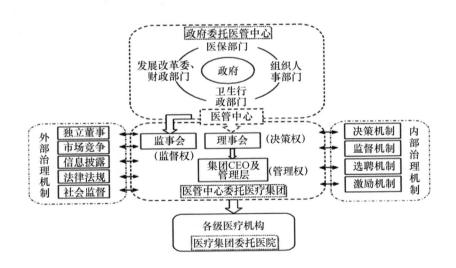

图 7－1　医疗卫生服务集团理想型法人治理模式

资料来源：笔者自制。

---

① 顾啸天、熊季霞：《公立医院综合绩效提升面临的问题与对策》，《南京中医药大学学报》（社会科学版）2015 年第 4 期。

一 推进集团化组织法人治理结构

根据法人治理理论与公司治理经验，合理的治理结构首先需要建立类似于"股东大会"结构的、代表出资人利益的组织，在医疗卫生领域内，则是建立医疗卫生服务集团资产管理机构。医疗卫生服务集团资产管理机构是指在公立医疗机构所有权不变的情况下，将政府内部决策和监督职能与执行职能适度分开，分别由专门的监管机构或专门的执行机构独立承担，政府仍拥有"举办职能"，而把"管理职能"交给独立于政府的机构或组织。政府将原先属于卫生行政部门的医疗机构经营管理权，交由另外一个由政府设置的、独立于原行政部门之外的、符合法律要求的医院管理法人，这样可以使政府管理部门和公立医疗机构之间拉开距离。医疗机构管理权交给专门的管理法人，有利于逐步建立权责明晰、监管有力、富有生机的公立医院管理体制，使其能更加积极、主动地适应社会需要，调整服务内容和模式，选择合适的经营管理机制，提高效率，改善服务质量和态度，向群众提供优质、高效、经济、便捷的医疗保健服务。

如果要形成法人治理结构的医疗卫生服务集团，在医疗卫生服务集团资产管理机构成立的前提下，仍需建立具体的联合体个体组织的管理机构，其类似于公司结构中的董事会角色，负责对组织内部成员进行更有针对性的管理，即医疗卫生服务集团理事会（以下简称理事会）。理事会与医疗卫生服务集团资产管理机构也是委托一代理的关系，医疗卫生服务集团资产管理机构将医疗机构托管给理事会，是指医疗机构产权所有者医疗卫生服务集团资产管理机构通过协议将医疗卫生服务集团的经营管理权交由具有较强经营管理能力，并能够承担相应经营风险的法人理事会去有偿经营，以明晰医疗机构所有者、经营者责权利关系，实现医疗机构效益最大化的一种经营方式。托管后形成区域性的医联体管理实体，有助于公立医疗机构更快、更好地建立起科学化、法人化的现代管理制度，实现公司化管理。新的治理结构可以充分调动和发挥医疗机构自身的积极性和创造力，全面提高医疗机构服务的质量与效率，使医疗机构主动去适应市场变化，以便迎接新一轮的社会挑战。

　　理事会作为最直接的医疗集团管理者，其机构设置应参考公司理事会设置模式。理事会成员的选择规定仍由集团资产管理机构制定，但为使被选出的理事会更熟悉运营具体环境，可以将部分人事权利下放于理事会内部，如提名权或连任申请权利等。理事会还需要在集团资产管理机构的监督下选出理事长，作为机构法人的代表。理事长的选取可经由集团资产管理机构提名后划定人选，然后通过选人理事会成员投票选举产生。同时为体现出医疗卫生服务集团的国有资产性质，可以设置党政一体化管理，由理事长兼任组织的党委书记。

　　为达到管理层客观公正并与市场相适应的特点，医疗卫生服务集团理事会应由外部理事与内部理事两部分组成。首先是成立内部理事会。内部理事会是医疗卫生服务集团最高的管理权力机构，其成员应该包含集团资产管理机构的派驻管理人员以及各公立医疗机构管理者。内部理事会成员的选择应透过公投的机制从组织内部选拔，具体选拔细节的设定应综合考虑医疗机构在医联体中收入贡献、医疗机构规模、战略地位等因素以及公平公正的配置成员来源比例；防止形成权力垄断，不能由核心医疗机构一家占据席位的半数以上；设计轮任的机制，禁止少数成员长期占据理事会位置。其次是建立外部理事会。外部理事会成员的选择应兼具社会性、权威性、独立性。为体现出社会性，外部理事会成员应来自区域医联体相关的各行各业，例如患者、供应商、新闻媒体、研究机构等社会各界，只有在这样的情况下才能确保外部意见涉及的广泛性；还需兼顾外部理事成员的权威性，可以从法律界、医学界、药学界以及管理学、经济学等学科的知名专家、学者中选取，引入这类成员可以增加理事会在政策决定方面的科学性与准确性，帮助医疗集团合理地规避风险的同时提高效益。最后应注意设计外部理事会的独立性，不允许其收益与医联体的利益相关，聘任的收入由集团资产管理机构固定支出，并且选聘或解聘的最终决定权由集团资产管理机构掌握。

表7-2   理想型医疗卫生服务集团法人治理结构

主体	内容
医疗卫生服务集团资产管理机构	为解决政府所有者缺位问题（条块分割、九龙治水），以及维护医疗卫生事业的公益性，医疗集团必须明确出资人制度。建立成立独立于政府卫生行政部门的医管中心负责建立与联系医疗集团，代表政府来履行的职责。① 医疗卫生服务集团资产管理机构只负责监督，将决策、人事、财务等权力下放给医疗集团，由其自主经营管理
理事会	理事会与医管中心形成委托代理关系。理事会受医管中心的委托，行使医疗集团的重大事项决策权，是医疗集团的最高权力机构。理事会组成成员来源多元，包括政府部门公务人员（卫生行政部门、医保部门代表）、医疗机构职工代表、社会群众代表等，这样的人员构成保证了理事会决策过程的公平性、民主性与科学性，凸显医疗事业的公益性质。此外，还设立了独立理事，用于对理事会的外部监督
集团CEO及管理层	集团CEO及管理层与理事会形成委托代理关系。集团CEO及管理层受理事会的委托，行使医疗集团的经营管理权，负责对医疗集团的具体经营管理。集团CEO由理事会对外公开选聘，通过面试、考核等程序选定候选人，并向医管中心和党组人事汇报，经上级同意后正式任命。管理层其他管理人员由集团CEO从各级医疗机构公开选聘，组成医疗集团的管理层。医疗集团与管理层的管理人员签订聘用合同，明确权利、义务与责任
监事会	监事会与医管中心形成委托代理关系。监事会受医管中心委托，拥有对医疗集团的监督权，对医疗集团进行内部监督。监事会独立于理事会，对医管中心负责。监事会与理事会、管理层是平等的治理主体关系，不存在行政隶属关系。三者组成人员不可交叉，监事会成员不能兼职理事会或管理层。为保证监督的有效性和公正性，监事会组成人员包括政府部门代表、医疗机构职工代表、社会群众代表、地方人大代表和新闻媒体代表等

资料来源：笔者自制。

二 完善集团化组织内部治理机制

除了治理结构，还涉及治理过程和治理机制。医疗集团的治理机制包括内部治理机制和外部治理机制。内部治理机制包括决策机制、监督机制、选聘机制和激励机制（见表7-3）。

---

① 熊季霞、陆荣强、吕艳霞等：《基于公益性的公立医院理事会型治理模式的构建》，《医学与哲学（A）》2014年第1期。

表7-3 医疗卫生服务集团内部治理机制

内部治理机制	内容
决策机制	理事会是医疗集团的决策机构。理事会的决策功能主要体现在制定医疗集团政策、财务预算管理和高级管理人员的管理
监督机制	监督机制包括监事会监督、管理人员监督和各级医疗机构职工监督构成的三大内部监督。重视发挥内部监督约束的方式与工具，如建立目标责任制和综合绩效考评制度等，并注重对医疗集团坚持公益性方向的监督
选聘机制	选聘机制要保证医疗集团理事会、管理层和监事会选人用人的科学和民主，促进其发挥有效作用。需要建立规范、合法、公开的选聘机制，确保选聘程度的公开、合理
激励机制	激励机制主要对管理层的激励，充分发挥管理人员的积极性。激励内容包括物质激励和精神激励，比如增加工资津贴、补贴节假日、员工庆生活动等。管理人员的奖惩与绩效考核挂钩。激励机制可以使得管理者与决策者、所有者的利益保持一致，提高医疗集团的社会与经济效益

资料来源：笔者自制。

外部治理机制包括设立独立董事、市场竞争、信息公开披露、法律法规和社会监督（见表7-4）。特别是监督机制，除了医疗集团中治理主体相互制衡的"内部监督"机制外，还包括独立于医疗集团之外的"外部监督"机制，主要是社会监督，包括新闻媒体监督、公民监督。

表7-4 医疗卫生服务集团外部治理机制

外部治理机制	内容
独立董事机制	独立董事独立于医疗集团理事会，防止理事会行使医疗集团的全部决策权，独立董事是对理事会集权的分权手段。独立董事由外部医疗卫生专家学者、社会先达等组成

续表

外部治理机制	内容
市场竞争机制	市场竞争包括医疗服务产品（设备、医药）市场、高级管理人才市场竞争。外部市场竞争可以打破医疗集团的垄断，特别是政府特许经营下的行政垄断。外部市场竞争可以对医疗集团形成压力，从而提高医疗卫生服务效率与质量，也可以从市场中选聘更优质的专业管理人才
信息披露机制	要确保医疗集团经营的公益性，就要求其建立信息披露制度，向社会公开相关财务信息、业绩信息、社会活动信息等，提高医疗集团经营的透明度，这样有利于社会外部监督
法律法规机制	医疗集团的经营管理需要法律法规的约束与规范，其管理人员行事需要在宪法和法律框架之内，管理人员需要学习相关法律知识，防止其利用职权之便发生越轨行为
社会监督机制	社会监督机制包括新闻媒体监督、社会大众监督、地方人大代表监督等，具体监督方式可以通过举报、投诉等。在网络时代，人人都成为自媒体，热点事件通过网络可以迅速传播，并受到各界人士的关注，这成为医疗监督的利器

资料来源：笔者自制。

第三节　区域医疗卫生服务集团化体制优化

一　医疗卫生服务集团法人单一化

无论是在松散型医疗卫生服务集团，还是在松散型或半紧密型医疗卫生服务集团，其内部均存在不同程度的集团利益分化。如在松散型集团中，在实践中是不同的法人实体之间基于技术援助的契约关系，另一种类型则是龙头医院对其他医疗机构的托管，这种托管是政府推动下的人事上的赋权，仍然没有实现单一法人，这不仅解决不了集团内部不同机构的条块分割，也没有解决不同机构间管理上的条块分割关系，因而在集团内部各组成医疗机构间的利益上的张力始终没有消除，这与托管的赋权初衷始终不一致，必然影响内部的运作效率。而在半紧密型医疗卫生服务集团中，基层医疗单元在"管办分离"的格局下，其社会资本的选择来源出现了不确定性，其结构洞地位具有模糊性，而集团的大型结构洞并不能完全代替基层医疗组织结构洞的社会资本吸纳功能，这是改革的过程性与契约的不完全性决定的。基层医疗机构在社会与市场网络中与各利益相关方处于博弈状态，其治理的制度化程度低，因而需要通过进一步的制度创新与内化来降低治理的成本，也就是进一步的一体化。

进一步的一体化，意味着医疗集团由多重法人向单一法人的转变，集团的构成要素由原来的外部专门性组织转变为内部功能性部门，并将交易费用内部化为内部组织成本，随着集团规模扩大，功能性与枢纽性联结部门增加，在医疗卫生服务集团内部，如果各组成集团的医疗单元能够达成产权的统一，形成一致的利益，龙头机构的整合能够利用其枢纽地位优势形成内部的强关联，为医疗集团的营业效益增值。但这意味着医疗集团整合模式必然是基于纵向一体化单一法人治理体制，这也解读并且表明了当前医疗机构改革的一种趋向。

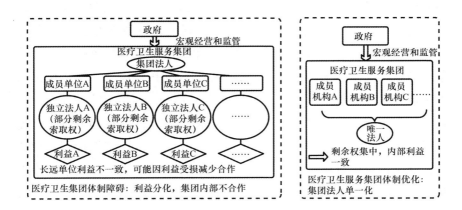

图 7 - 2　区域医疗卫生服务集团体制优化——集团法人单一化

资料来源：笔者自制。

二　集团化服务供给管理的市场化

理论上，在竞争和价格机制的推动下，只有通过消费者在充分自由的市场环境下进行的自主选择购买才能保障市场需求的公正性①。从整个区域的医疗服务行业和市场看，医疗卫生服务集团外部最核心的问题是"垄断"，且由于医疗卫生服务体系的一个显著特征，即价格的事前不可知性和事后的不可比性②，容易引起医疗市场的分离竞争结构，同时，政府在医疗服务体系中，既是管理者又是监督者，双重身份更易促使公立医院的垄断地位。③ 要化解这一问题，就需要适度引入市场机制，促进"多元化"竞争格局形成，通过外部竞争，来推动和倒逼内部治理改革，提高服务效能。由此可见，我国医疗卫生服务体制改革的战略选择应该是政府管理下的市场化④，探索行政干预与市场竞争的最佳结合点，并不是完全放弃市场化。

在实践中，具体的做法主要有两个宏观方向。第一个方向是改革公立服务供给机构，维持医疗集团之间的适度竞争性。一是控制区域性医疗集团的整合规模，确保一个区域至少要成立两家及以上规模相当的医疗卫生服务集团，避免"一家独大"的完全垄断局面出现；二是建立医疗卫生服务集团竞争性考核制度，将经费划拨、资源分配、职称评定和工资收入等纳入政府对集团的绩效考核范畴，通过竞争性考核机制来倒逼效率提升。第二个方向是扶持民营医疗机构，培养市场中的"鲶鱼"。一是通过降低准入门槛，落实税收优惠政策，纳入医保定点，配套扶持政策等方式来降低民营医疗机构的成本，提升民营医疗机构的实力，促进民营医疗机构与公立医疗机构间合理竞争；二是通过促进民营医疗机构与公立医疗机构的交流，共享医疗卫生服务集团化改革福利，避免民营医疗机构"不公平待遇"等方式，

---

① 张欢：《新医改之路线争论：政府与市场》，《改革与开放》2013 年第 4 期。

② 孙洛平：《医疗服务市场的竞争性分析》，《中山大学学报》（社会科学版）2008 年第 2 期。

③ 吴丹、张博、张勤等：《公立医院法人治理结构与改革》，《中国医院管理》2010 年第 4 期。

④ A. C. Enthoven, "The history and principles of managed competition", *Health affairs* (Project Hope), Vol. 12 Suppl, No. suppl 1, 1993, pp. 24 – 48.

主动吸纳民营医院加入集团，以此来确保集团自身服务的多元化。近年来，在政府和市场的支持下，民营医疗卫生服务机构发展得越来越好，医疗质量水平也不断提高，与公立医疗卫生服务机构形成了有力的竞争。①

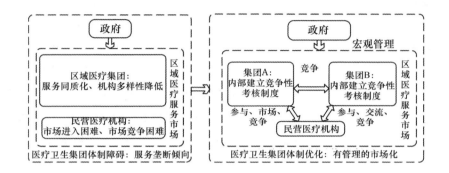

图 7 - 3　医疗卫生服务集团体制优化——有管理的市场化

资料来源：笔者自制。

三　延伸纵向整合与强化三医联动

长期以来，我国医疗卫生服务改革有两大行政体制羁绊，一是医疗卫生服务的成员单位被不同行政级别的乡镇、县区、地市等"块块"分割占有，权力不对等，服务、责任、利益和管理均不一致，"共同体"难以有效建立；二是与医疗卫生服务机构管理的政府职能部门"千丝万缕"，卫生、人社、财政、物价、教育等众多部门"条条"分割管理，医疗、医药、医保"各自为战"，"三医"不能有效联动。

第一种行政体制羁绊，可以理解为"属地羁绊"，理论上的解决方式是随着集团法人地位的提高，监管与财政投入应该转由更高级别的卫生行政部门，即由原龙头医院政府部门统筹，但这种做法会改变

①　黄培、易利华：《3 种不同类型医联体模式的实践与思考》，《中国医院管理》2015年第 2 期。

甚至架空原来分管集团内二级与一级医疗卫生机构的卫生行政部门的职能，改变行政体制存在着巨大的法律障碍与风险，在目前难有可操作性，目前化解方式主要是制定"职责清单"，即不改变产权等核心要素，通过罗列职责清单来划定政府和医疗卫生服务之间的职责边界，以此来明确各方权、责、利关系，提高效率。这种做法的难点是职责清单制定的科学性和考核的合理性，划分边界不是最终目标，核心是促进各方高效协同，避免由于"交叉重叠"导致的"推诿扯皮"，"分"只是手段，"合"才是目的。长远来看，打破"属地羁绊"，还可以寄希望于"区域一体化"，即在某一更大区域内针对传统属地概念的跨边界协作，如浙江省的省域一体化，可以在全省范围内享有异地就医、医师执业、无偿献血和医保支付等同质化待遇；再比如"京津冀一体化""长三角一体化"和"港澳粤一体化"等跨省（区域）一体化，传统的"行政区划边界"越来越模糊，各行各业的合作越来越密切，居民的"属地限制"也就越来越少。

第二种行政体制羁绊，可以理解为"部门羁绊"，其化解方式目前已经比较清晰，即依托于"大部制"的多部门协同联动，[①] 针对这一点，国家层面的意志，在新一轮国务院大部制改革中就已经有充分体现；在地方层面，各地纷纷成立医改办，将卫健、医保、人社、财政、编办等相关部门联动，统一由一名县领导分管，建立完善的医疗、医保、医药联动机制，强力推进"三医联动"改革，成效非常明显。综观全国各地，越是医改成功的地区，其医改相关部门的联动机制就越紧密，浙江德清、安徽天长等医共体改革明星县都是如此。除此之外，政府还应借助财政投入、医保支付、人事管理、绩效考核等抓手，变革自身在医疗服务领域的工作定位、目标、职能和方式，由管理医疗机构到管理医疗行业，由关注病人疾病到关注全民健康，由执行者转变为监督者和指导者，以此来更好地适应医疗卫生服务改

---

① 姜洁、付玉联、张伟：《政府治理现代化视域下的现代医院管理前瞻研究》，《上海行政学院学报》2017 年第 5 期。

革之后的变化，更加充分地促进集团的改革与发展。

第四节 区域医疗卫生服务集团化政策选择

通过推进医疗集团法人治理结构转型和完善集团化组织内外部治理机制可以促进"管办不分、政事不分"的外部治理问题得到综合性解决，重塑政府与医疗卫生服务机构之间的关系，另一方面，促进医疗集团法人单一化、引入有管理的市场竞争关系与通过医保夺取信息的优势等能分别有效地打破集团利益分化与利益集团垄断两大体制困境。除此之外，强化政府的财政投入、医保支付方式改革以及人事管理政策等各方面的合理协调与配套才能真正落实医疗卫生集团化改革，政策配套起润滑与支撑作用，能够对各利益关系进行平衡与调节，没有政策配套改革就会有瓶颈，合理的政策选择解决了改革的障碍，才使现行的改革方向无限接近理想型模型。

一 落实对集团的财政补偿与投入

政府财政投入是医疗卫生集团建设的重要保障之一。[①] 为解决"管办分离"的问题，政府卫生行政部门需要联合其他部门成立医管中心或集团资产管理机构，因此新部门的成立需要政府一定的财政投入，而不是形式上将对医疗卫生服务机构的管理权在两个政府卫生部门之间进行交接。政府也应当对公立医疗机构建立专项的财政补助基金。长期以来，我国政府对医疗卫生领域的财政投入不足，同时公立医疗机构承担着部分社会职能，开支巨大，如此一来，导致公立医疗机构经营压力过大，逐利心态明显，公益性逐渐被忽视。在公共财政投入方面可以借鉴新加坡改革经验，新加坡政府对医疗卫生领域的财政投入保持在较高的水平，其同时对供方和需方进行补偿，即医疗卫

---

① 刘丽杭、岳鑫：《地方政府政策如何促进医疗联合体建设——基于扎根理论的政策文本研究》，《中国卫生政策研究》2019 年第 9 期。

生机构与患者，2009 年度医保基金支付占住院总开支的 23%，而政府财政补贴达到了 51%[1]，尤其是针对弱势群体建立了专门的救助基金，并对中低档的公立医院病床进行价格补贴[2]，能有效地避免弱势群体成为医疗卫生体制改革的牺牲品。因此政府在注重经济增长的同时，也应当承担起公共责任和民生责任，保障公立医疗机构公益性，并在提供财政投入的同时注重提高针对性和利用效率，落实政府办医的主体责任。

政府建立专项的财政补助不仅包括公立医疗卫生机构，还应当包括对基层医疗卫生服务机构的扶持和家庭医生签约制度的支持等。基层医疗卫生服务机构是医疗卫生服务集团的重要组成部分，但是当下基层医疗卫生机构的服务能力有待提高，其中政府财政投入不足是制约基层医疗卫生服务机构能力提升的重要因素之一。基本医疗服务是公益性服务，需要政府的投入而不是大部分由个人承担。更重要的是，为实现基本医疗服务均等化、提高医疗卫生服务的可及性，政府需要通过对医疗卫生资源进行分配，使得全体社会成员都能方便地获得质量可行的基本医疗服务，并通过财政转移或是社会救助等收入再分配手段，保证全体社会成员尤其是低收入者有能力购买医疗卫生服务[3]。其次，社区家庭医生制度是近年来医改的重要工作之一，但是家庭医生除了要承担基本医疗卫生服务之外还需承担众多基本公共卫生服务，因此政府的财政支持可以缓解家庭医生的财务压力。

另外，在 2013 年公立医院改革中，国家提出"破除以药养医机制"，以此作为医改的突破口，实现公立医院药品零加成。药品零差价政策的落实，对于那些药占比较高而医疗服务水平较为薄弱的公立

① Ezra Klein, "Is Singapore's 'Miracle' Health Care System the Answer for America?" http: // proxy. lib. wmu. edu. cn: 80/rwt/CNKI/https/P75YPLUXN76C6Z5QNF/policy-and-politics/2017/4/25/153-5611/singapore-health-care-system-explained.

② 李杏果：《新加坡医疗服务管办分离改革及对我国的启示》，《天津行政学院学报》2019 年第 1 期。

③ 王小万、邓利民、李慧平：《关注健康公平，保障健康权益》，《医学与哲学》2004 年第 6 期。

医疗卫生机构而言冲击较大。药品零差价损失的收入大部分通过调整医疗卫生服务价格来进行补偿，该部分占比达到 70%，而政府的财政补贴仅有 20%，难以弥补政策造成的损失。因此，应当适当加强政府补偿和政府投入以弥补政策性亏损。

然而，尽管政府财政投入是医疗集团化改革中不可或缺的一项措施，且希望政府加强财政投入的呼声很高，但是效果却并不明显。主要原因在于政府过分注重 GDP 增长，而政府对福利性项目的财政投入所获得的效益并非立竿见影，也难以体现，因此政府对医疗集团化改革甚至医疗卫生体制改革的补偿缺乏动力。同时财政对公立医院的补偿是政策性软约束，也缺乏法律硬约束。因此，一要强化预算约束，卫生规划在财政补偿决策机制上缺乏统一的依据，但是完善的区域卫生规划能控制卫生发展的目标、规模和速度，并通过合理配置医疗卫生资源平衡卫生供给和需求之间的矛盾，因此建立合理的绩效目标和财政手段能从宏观上引导公立医院的运行方向，并通过法律这一绝对刚性的约束，规范政府的收支行为；二要强化财政外部监管，倡导自下而上的审议行为，将政府置于社会的有效约束中；三要改革政府考核机制，因为财政与审计部门在公立医院运行过程中相互协同的监督管理力度略显乏力，这也使得政府对公立医院的财政补偿力度大打折扣，因此改革建立完善的绩效评价体系和政府考核机制，有利于将政府行为转向重民生的轨道。

二　改革与完善集团医保支付方式

医保支付机制是合理引导医生行为、控制医疗卫生费用的关键机制[1]，也是医疗集团建设中发挥经济杠杆作用的制度模式。不同的医保支付方式会对参保人员和医疗卫生机构产生不同影响，引导不同的医疗行为。

---

[1]　黄严、张璐莹：《激励相容：中国"分级诊疗"的实现路径——基于 S 县医共体改革的个案研究》，《中国行政管理》2019 年第 7 期。

医疗卫生服务集团改革需要医保支付方式改革，建立与分级诊疗制度相适应的医保总额预算管理制度。但是目前医疗集团在医保支付方式改革中存在若干问题。一是医疗集团对医保总额的管理自主权不够，医保总控指标由医保部门直接分配给各个医疗卫生机构，而医疗集团无法根据医疗卫生资源配置自主管理集团内各医疗卫生机构的医保额度；二是医疗集团内医疗卫生费用难以得到合理的控制，由于当前住院医疗卫生费用支付方式以医保总额预算下的按项目付费为主，因此医疗服务项目与数量越多，医疗卫生机构的收入越高，这容易导致趋利心态下的医疗卫生机构开大处方或其他不合理的检查等，存在道德风险，难以调动医疗卫生机构主动控费的积极性；三是医疗卫生服务集团诊疗水平较低，导致医疗集团内基层首诊难以实现且上转容易下转难，更有不少患者在集团外医疗卫生机构就诊，导致集团内部医疗卫生费用得不到创收的同时医保基金外流。

基于上述存在的不足，医疗集团可以建立医保总额预算集团调控机制，医保部门将总控指标直接分配给医疗集团，由医疗集团自主确定各医疗卫生机构的医保额度，以此优化医疗卫生资源配置。同时完善结余奖励机制和超支分担机制，医保基金结余部分由医疗集团按比例分配给医疗卫生机构和参保人员，通过激励机制激发集团的内生动力，提高医疗卫生机构主动控费的积极性，强化医疗集团内医护人员的行为规范，同时也可有效引导患者实现基层首诊，提高自身预防保健意识，提高医保基金的使用效率。为防止医疗卫生机构和患者在医保基金使用过程中存在过度医疗、骗保等道德风险，应当建立医保基金使用过程的考核机制和监督机制，制约医保基金合理的被使用。

任何一种单一的医保支付方式都无法单独地成为一种支付制度存在于医疗集团中，因此医疗卫生服务集团应当探索多元复合支付方式。例如实施门诊和住院分别统筹总额预算管理，医疗集团对医保总额有充足的分配自主权，在按人头支付的基础上完善结余留用激励机制；推行家庭医生签约激励机制，对完成签约的居民在医疗费用上实施差异化报销，通过医保的杠杆作用推动基层首诊的实施和分级诊疗制度的完善；同时对不同级别的医疗卫生机构实施不同比例的报销也能有效促进分级诊疗的落实；推动多元复合式支付方式改革，建立与按人头支付、按服务项目支付、按病种支付等多种支付方式相适应的医保总额预算管理制度。对不同类别和级别的医疗机构以及不同的医疗服务采取不同的支付方式，形成复合化的医保基金打包体系，才能建立起医疗集团内具有激励机制的支付制度①。

三 健全与落实集团人事管理政策

在医疗集团发展的过程中，如何落实各医疗卫生机构之间合理有效的人力资源的整合和分配成为各医疗卫生机构之间衔接的重要问题②。通过既有的数据可发现，在整个医疗集团中，牵头医院在包括人力资源在内的医疗卫生资源和医疗卫生服务量上占有绝对优势和重要占比。因此，可以利用牵头医院人才培养的优势，建立起统一的岗位培训和医疗教育培训等，即统一安排成员单位各科室的专业技术人员到牵头医院对应的相关科室进行学习，掌握其专业技术知识并了解其科室的运作模式，管理人员熟悉牵头医院整体的发展模式，学习其管理理念，推进医疗集团内部各医疗卫生机构运行模式和管理流程的接轨，使各单位形成统一的管理政策和诊疗规范，并将先进的专业技术或管理理念带回原医疗卫生机构。另一方面，牵头医院又可与医疗集团成员单位达成协议，将包括行政、财务等在内的管理人员下派至成员单位进行专项指导，协助成员单位更快地参与到医疗集团的建设中来，提高效率与一致性。

在医疗卫生服务集团中，如何提高基层医疗卫生机构的诊疗水平仍是一项重点工作任务。一方面，医疗集团内部应当建立起统一有效的网络办公系统，实现各成员单位之间的信息共享，方便上下转诊所

---

① 苗艳青：《激励相容：医保打包支付对紧密型县域医共体建设的机制设计》，《中国医疗保险》2020年第7期。

② 曹学玲、高金华：《人力资源整合在医联体内的实践与探索》，《医院管理》2016年第1期。

需要的病历资料的交接以及远程会诊的开展。另一方面，牵头医院可组织在职或离退休的专家组建医疗帮扶小组，定期下派至各成员单位，指导基层医疗卫生机构对部分难以诊治的疾病的治疗，为常见病、多发病的诊治提供更简便、有效的治疗方案，提高基层医疗卫生人员的业务技术水平，同时牵头医院的品牌效应以及自身的诊疗水平有助于基层医疗卫生机构获得当地居民的信任感，促进基层首诊制度的落实。且医疗帮扶小组定期的诊疗活动还有利于促进医疗卫生资源的下沉，形成合理的就医格局，促进患者和医疗卫生资源的双向流动。

除此之外，还可以建立医疗集团内的人才培养双向流动的平台。一是牵头医院为成员单位提供全科医师、专科医师、住院医师与规培医师等的规范化培训基地，发展医学诊疗技术和医学教育相结合的培训模式；二是通过牵头医院专科专家的下派解决成员单位的疑难杂症问题，提高其诊疗水平，为其留住患者；三是通过专家的帮扶作用为基层培养了一批骨干医师，提高基层医疗卫生机构水平的同时，也能将牵头医院先进的技术与理念带回基层，实现人才培养的双向流动。此外，应当落实医疗集团的人事分配权，并建立集团内部的利益共享机制，以此提高医疗集团的内动力。

第八章　结语

　　区域医疗卫生服务集团化供给改革当前的改革目标就是要促进医疗卫生服务资源的下沉来提高就医的可及性、可获得性、可接收性，但不同层级、不同性质、不同产权的医疗机构的整合造成了集团化组织内部及集团化组织与政府的复杂关系，要解决其中的冲突与悖论，首先要解决"管办分离"的问题，一是要促进集团化组织外部治理中的"管办分离、政事分离"的法人化改革，形成集团内部的现代法人治理，理顺政府与集团化组织的关系；二是要从多法人的松散型纵向联合体向单一法人的区域医疗卫生服务供给组织转变；三是区域范围内，这种集团化组织要维持两家及以上，并促进民营医疗机构的成长，形成医疗市场有管理的竞争；四是在改革实践中为克服行政管理中的条块分割所造成的不同层级医院的整合障碍及龙头医院与地方卫生行政部门的职能冲突，政府可以通过设置权力清单、"三医联动"与区域一体化来解决集团内部不合作问题及投融资问题；五是出台财政补贴、医保支付、人事行政的相关配套政策，发挥支持与润滑作用以推动医疗卫生服务集团化供给的结构转型与体制改革。

　　这个选题的研究，取得了一定的学术、应用价值与社会效益。就学术意义方面而言，提出卫生服务集团化、集团多重法人治理向单一法人治理转型、不完全整合理念，有助于深化和拓展基层卫生服务管理体系的理论研究，并形成具有中国特色的健康治理的道路和理论体系。从应用意义方面看，本书通过对卫生服务集团化进行实证研究、科学评价和系统分析，将全面掌握集团化管理的组织模式、功能优势和运行机理，这将为提高管理水平、提升服务绩效和推进新模式的可持续发展提供有益的政策支撑。另一方面，将卫生服务集团化供给引入新医改，总结有益的运行经验有利于丰富中国特色基层公共卫生服务的实践模式。就社会效益来说，通过集团化供给医疗卫生服务，能够形成更高的资源高地、信息优势与组织位阶，从而提高其执行力与资源配置效率，推动居民健康"守门人"向社区健康"防火墙"转变，克服医疗卫生服务碎片化，强化医疗卫生服务质量及监督。

然而，上述对该选题的研究及其结论并非终结，实际上还存在下述两个方面的研究局限性，值得进一步的拓展性探索。

一是对医疗卫生服务层面的横向整合实践缺乏探索。我国医疗卫生服务供给递送体系呈双重结构化困境，主要表现为：医疗资源配置"倒金字塔"和医疗服务供给"碎片化"。针对这种困境，通过将上级大医院与基层医疗机构纵向联合的模式，来推动优质资源下沉，打通服务供给链条，实现分级诊疗和上下转诊，这是当前全国各地的主流做法。事实上，医疗机构横向整合也有其优势，医疗机构横向联合，可以产生规模效益。横向组建医疗卫生服务集团，不仅可以通过要素聚集和组织势能来提升其供给效益，还可以通过规模扩张和抱团联合来改善其弱势地位，增加与上级医院平等谈判与合作的砝码。此外，纵向整合涉及多个层级的机构，产权归属复杂，实力相差悬殊，文化冲突严重，而医疗机构横向整合则机构层级单一，产权归属统一，实力相当，文化相近，整合障碍较小。课题组在理论研究阶段也发现了以杭州市拱墅区为代表的横向整合案例，然而在实证研究阶段课题组发现，随着新医改的推进，横向整合的案例已基本退出历史舞台，现有的横向整合主要集中在民营医疗，最典型的是"连锁"模式，且大多集中在眼科、口腔等专科性医疗机构，与本书的研究重心严重偏离，故未深入研究。但课题组仍然认为横向整合模式具有较大研究价值，未来值得进一步深入探讨。

二是对更多层级的纵向整合模式的探讨不足。针对当前我国医疗卫生服务机构资源少、实力弱的现状，各地在实践中，普遍采用了纵向整合模式。纵向整合模式最大的障碍是"属地限制"和"行业藩篱"。将整合范围限定于县域内，无疑会最大限度减轻这两大障碍，因此县域医共体备受青睐。然而县域医共体存在"县级不强"这一突出问题，县级医院自身实力不强，难以胜任牵头医院的职责。解决思路是"3＋1"和"共＋联"，即在"县、乡、村"三级紧密型医共体的基础上，将纵向链条以松散型医联体的模式向上再延伸一级。这种模式最大的优点是可以让牵头医院的辐射带动能力更强。城市医共体、市域医联体和跨区域医共体是目前正在探索的新型四级纵向整合模式，对应的样本地区分别为浙江湖州、海南三亚和青海西宁。2017年，原国家卫生计生委发布了《"十三五"国家医学中心及国家区域医疗中心设置规划》，着手构建以国家医学中心为引领，国家区域医疗中心为骨干的国家、省、市、县四级医疗卫生服务体系，并于近两年逐步推动落实。对于这种层级更多的纵向整合模式本书未开展充分的讨论，值得后期深入研究。

附　　录

A. 普通居民调查问卷

地区名称：_____问卷编号：_____

尊敬的先生/女士：

您好！我们目前正在开展区域医疗卫生服务集团化（医联体、医共体和医疗卫生服务集团等多个医疗机构间合作）供给改革情况的问卷调查，目的是了解您对于当前医疗卫生服务集团化供给改革的认知、就医体验、习惯和满意度情况，为进一步优化改革提供科学参考。本问卷为匿名填写，结果仅用于课题研究，不作他用，您如实放心作答，您的作答对我们的研究非常重要！

感谢您的支持与配合！

"区域医疗卫生服务集团化供给的关系结构与治理研究"课题组

2018 年 3 月

请在您认为合适的选项上画"√"或填空。

一、个人基本情况

您近三年的常住地（经常生活或工作的地方）是？

1. 您的性别：①男；②女

2. 您的年龄：①20 周岁以下；②20—40 周岁；③40—60 周岁；④60 周岁以上

3. 您的户口是？①城镇户口；②农村户口

4. 您参加的医疗保险类型是？（可多选）

①城镇职工医疗保险；②城镇居民基本医疗保险；③公费医疗；④新农合；⑤商业保险；⑥没有参加任何保险

5. 您患有经医生确诊过的慢性病有哪些？（可多选）

①无；②高血压；③糖尿病；④脑卒中；⑤冠心病；⑥其他_____

6. 您在医疗方面平均每月实际支出（不含医保报销）多少元？

①100 元以下；②101—300 元；③301—500 元；④501—1000 元；⑤1001 元以上

二、对医疗卫生服务集团的认知

7. 您对您所在区域医疗卫生服务集团化改革（如：医联体、医共体等医疗机构间合作）的了解程度是？

①没听说过，完全不了解；②听说过，了解一点；③较为了解；④非常了解

8. 您了解医疗卫生服务集团相关政策或者医疗卫生服务集团改革工作方案的最主要途径是？

①医疗卫生系统宣传；②社区宣传；③媒体报道；④亲友介绍；⑤其他_____

9. 您认为医疗卫生服务集团化改革（如：医联体、医共体等医疗机构间合作）的最主要目标是？（限选 3 项）

①不了解；②扩大城市医院规模，提升大医院的实力；③促进资源下沉，带动基层医院发展；④促进基层首诊、双向转诊，构建科学合理的就医秩序；⑤缓解看病难、看病贵的难题；⑥优化医疗资源配置，提高医疗服务效率；⑦其他_____

10. 您是否看好医疗卫生服务集团化改革（如：医联体、医共体等医疗机构间合作）的未来发展？

①非常看好；②比较看好；③不关心、不了解；④不太看好；⑤非常不看好

三、就医习惯情况

11. 当您认为所患疾病较轻时，您会首选哪种医疗机构就医？

①市级大医院（或三级医院）；②县级医院（或二级医院）；③乡镇卫生院（或社区卫生服务中心）；④村卫生室（或社区卫生服务站）；⑤民营医疗机构；⑥药店拿点药，不去医院

12. 当您认为所患疾病较重时，您会首选哪种医疗机构就医？

①市级大医院（或三级医院）；②县级医院（或二级医院）；③乡镇卫生院（或社区卫生服务中心）；④村卫生室（或社区卫生服务站）；⑤民营医疗机构；⑥药店拿点药，不去医院

13. 当您的疾病较重时，基层医院将您转到上级医院，对此，您的态度是？

①非常愿意；②比较愿意；③无所谓；④不太愿意；⑤非常不愿意

14. 当您的病情已经很稳定，上级医院将您转到基层医院进行康复治疗，对此，您的态度是？

①非常愿意；②比较愿意；③无所谓；④不太愿意；⑤非常不愿意

15. 当您身体不适时，您会首选哪种医生进行初步首诊？

①医院专家；②医院普通专科医生；③医院全科医生；④村（社区）内的签约家庭医生

16. 如果要求您首诊必须到您常住区域的基层医疗机构，对此，您的态度是？

①非常愿意；②比较愿意；③无所谓；④不太愿意；⑤非常不愿意

四、看病体验和满意度

17. 您认为看病难主要体现在哪些方面？（限选三项）

①预约挂号难；②候诊时间长；③交费取药时间长；④住院床位难求；⑤预约检查时间长；⑥好医生难找；⑦就诊流程复杂；⑧医院距离远；⑨基层医生和医院太差；⑩其他：＿＿＿＿＿＿

18. 对于家庭医生签约制度，您的态度是？

①没听说过；②很差，毫无获得感；③一般，实际作用有限；

④很好，意义重大

19. 对于家庭医生签约制度，您觉得主要问题有哪些？（多选题）

①家庭医生能力有限，无法胜任；②家庭医生数量不够，忙不过来；③签约服务的内容不合理；④价格太高或者不合理；⑤其他：＿＿＿＿

20. 您是否有享受过慢病长处方（高血压、糖尿病等慢性病可以一次性开到多个疗程的药物）？

①我不是慢病患者；②我是慢病患者，有享受；③我是慢病患者，没有享受；④不清楚

21. 医疗卫生服务集团化改革后（如医联体、医共体等医疗机构间合作），给您看病带来哪些便利？（限选4项）

①没有体会；②可以就近在基层医院预约大医院的专家；③自己支付的医疗费用减少；④通过基层医院转诊检查能得到优先安排；⑤检验检查结果共享互认，减少重复检验检查；⑥信息平台建设使预约挂号、远程检查、诊疗信息共享和查询等变得非常便利；⑦基层医疗水平和能力逐步提高；⑧能够在社区转诊至上级医院直接办理住院，减少等待时间；⑨医联体中药品种类更丰富，在基层也能开大医院的药品；⑩有了家庭医生，让健康更有保障；⑪其他：＿＿＿＿＿＿＿

22. 您觉得在基层医院就诊相对于在县级以上医院收费是否更便宜？

①便宜很多；②稍微便宜点；③不明显，差不多；④不便宜；⑤不清楚

23. 您对您所在区域医疗卫生服务集团（医联体或医共体等医疗机构间合作）信息化建设（如在手机或电脑上预约挂号、诊疗、付费、查询，以及电子健康档案等）的效果评价？

①非常差；②比较差；③无变化；④比较好；⑤非常好

24. 你对您所在区域医疗卫生服务集团（医联体或医共体等医疗机构间合作）内检验检查结果互认的效果评价？

①非常差；②比较差；③无变化；④比较好；⑤非常好

25. 您对您所在区域医疗卫生服务集团（医联体或医共体等医疗

机构间合作）基层首诊、双向转诊的效果评价？

①非常差；②比较差；③无变化；④比较好；⑤非常好

26. 您对您所在区域医疗卫生服务集团（医联体或医共体等医疗机构间合作）下派专家出诊或查房的效果评价？

①非常差；②比较差；③无变化；④比较好；⑤非常好

27. 您对您所在区域医疗卫生服务集团化（医联体或医共体等医疗机构间合作）改革之后的公共卫生工作的效果评价？

①非常差；②比较差；③无变化；④比较好；⑤非常好

28. 您对您所在区域医疗卫生服务集团化（医联体或医共体等医疗机构间合作）改革之后的医保政策的评价？

①非常差；②比较差；③无变化；④比较好；⑤非常好

29. 您对您所在区域医疗卫生服务集团（医联体或医共体等医疗机构间合作）目前所提供的医疗服务的整体印象是？

①非常满意；②比较满意；③一般比较；④不满意；⑤不满意

五、对医疗卫生服务集团化改革的意见征集

30. 医保政策（如看病所报销的比例）的调整会影响您的就医选择吗？

①不影响；②影响不大；③不明显；④影响较大；⑤影响很大

31. 您觉得医疗卫生服务集团（医联体或医共体等）应不应该吸纳民营医疗机构加入？

①绝对不能吸纳；②最好不要吸纳；③无所谓；④适当吸纳；⑤广泛吸纳

32. 如果公共卫生服务（如健康教育、传染病控制、妇幼保健）没有做好，您认为该由谁负主要责任？

①社区卫生服务机构；②医保部门；③所属辖区的基层政府；④公立医院；⑤疾控中心；⑥社区居民；⑦所有参与方；⑧国家卫生部门；⑨民营医院；⑩非营利组织；⑪民营医院；⑫说不清楚

33. 您对医疗卫生服务集团化改革（或医联体、医共体等）的意见和建议：_____

292

B. 医护人员调查问卷（县级以上医院）

地区名称：_____问卷编号：_____

尊敬的先生/女士：

您好！我们目前正在开展医疗卫生服务集团化（医联体、医共体和医疗卫生服务集团等多个医疗机构间合作）供给改革情况的问卷调查，目的是了解您对于当前医疗卫生服务集团化供给改革的认知、就医体验、习惯和满意度情况，为进一步优化改革提供科学参考。本问卷为匿名填写，结果仅用于课题研究，不作他用，您如实放心作答，您的作答对我们的研究非常重要！

感谢您的支持与配合！

"医疗卫生服务集团化供给的关系结构与治理研究"课题组

2018 年 3 月

请在合适的选项上画"√"或填空

一、个人基本情况

您近三年的常住地（经常生活或工作的地方）是？_____

1. 您的性别是？①男；②女

2. 您的年龄是：①20 周岁以下；②20—40 周岁；③40—60 周岁；④60 周岁以上

3. 您的文化程度是？①中专、高中、中职及以下；②大专；③本科；④硕士；⑤博士

4. 您的职称是？①未定级；②初级；③中级；④副高；⑤正高

5. 您是否为退休返聘人员？①是；②否

二、对医疗卫生服务集团的认知

6. 您对您所在市/县/区医疗卫生服务集团化改革（如：医联体、医共体等医疗机构间合作）的了解程度是？

①没听说过，完全不了解；②听说过，了解一点；③较为了解；

④非常了解

7. 您了解医疗卫生服务集团相关政策或者医疗卫生服务集团改革工作方案的最主要途径是？

①医疗卫生系统宣传；②社区宣传；③媒体报道；④亲友介绍；⑤其他_____

8. 您认为医疗卫生服务集团化改革（如：医联体、医共体等医疗机构间合作）的最主要目标是？（限选3项）

①扩大城市医院规模，进一步提升大医院的实力；

②促进资源下沉，带动基层医院发展；

③促进基层首诊、双向转诊，构建科学合理的就医秩序；

④缓解看病难、看病贵的难题；

⑤优化医疗资源配置，提高医疗服务效率；

⑥其他_____

9. 您是否看好医疗卫生服务集团化改革（如：医联体、医共体等医疗机构间合作）的未来发展？

①非常看好；②比较看好；③不关心、不了解；④不太看好；⑤非常不看好

三、医疗卫生服务集团改革后的工作内容与体验

10. 您所在的医院是否与集团（医联体、医共体等医疗机构间合作）内的成员单位开展远程会诊？①是，并经常使用；②是，但基本不用；③没有建立；④不清楚

11. 医疗卫生服务集团化（医联体、医共体等医疗机构间合作）改革后，您工作压力变化情况？

①比以前累多了；②比以前稍微累点；③差不多；④比以前稍微轻松点；⑤比以前轻松多了

12. 医疗卫生服务集团化（医联体、医共体等医疗机构间合作）改革后，您的专业技术能力变化情况？

①明显降低；②稍微有所降低；③没什么变化，跟之前差不多；④稍微有所提高；⑤明显提高

13. 医疗卫生服务集团化（医联体、医共体等医疗机构间合作）改革后，您的收入及待遇变化情况？

①明显降低；②稍微有所降低；③没什么变化，跟之前差不多；④稍微有所提高；⑤明显提高

14. 近一年内，您向下级医疗机构转诊的病人数量？

①20 人及以上；②20—15 人；③14—10 人；④9—5 人；⑤4—1人；⑥0 人

15. 影响您将病人下转的最主要原因是什么？（限选 2 项）

①病人愿意；②影响科室收入；③医保费用超标；④科室病床紧张；⑤上级考核；⑥其他_____

16. 您认为下转病人的途径畅通吗？

①没有转诊过病人；②非常不顺畅；③不太顺畅；④比较顺畅；⑤非常顺畅

17. 近一年，您去集团（医联体或医共体等医疗机构间合作）内下级医疗机构出诊或查房的情况？

①平均每月 10 次以上；②平均每月 7—9 次；③平均每月 4—6次；④平均每月 1—3 次；⑤0 次

18. 您认为上级医院医生到下级医疗机构出诊或查房的主要作用有？（限选 2 项）

①到基层锻炼，可以提升自身能力；

②基层确实有需要，可以提高基层医院能力和口碑；

③政府考核要求，完成任务；

④有利于提高收入；

⑤有利于职称评定；

⑥其他_____

19. 您认为当前医疗卫生服务集团（医联体或医共体等医疗机构间合作）针对基层开展的业务培训情况如何？

①培训机会少，不够学；②培训质量差，不实用；③一般，勉强可以；④非常有意义，应继续加大力度；⑤未参与过，不清楚

20. 医疗卫生服务集团化（医联体、医共体等医疗机构间合作）改革后，您对工作满意度是？

①非常不满意；②比较不满意；③跟之前差不多；④比较满意；⑤非常满意

四、医疗卫生服务集团改革的效果评价

21. 您对医疗卫生服务集团（医联体或医共体等医疗机构间合作）信息化建设（如在手机或电脑上预约挂号、诊疗、付费、查询，以及电子健康档案，各类信息互联共享等）的效果评价？

①非常差；②比较差；③跟之前差不多；④比较好；⑤非常好

22. 你对医疗卫生服务集团（医联体或医共体等医疗机构间合作）内检验检查结果互认的效果评价？

①非常差；②比较差；③跟之前差不多；④比较好；⑤非常好

23. 您对医疗卫生服务集团（医联体或医共体等医疗机构间合作）基层首诊、双向转诊的效果评价？

①非常差；②比较差；③跟之前差不多；④比较好；⑤非常好

24. 您对医疗卫生服务集团（医联体或医共体等医疗机构间合作）下派专家出诊或查房的效果评价？

①非常差；②比较差；③跟之前差不多；④比较好；⑤非常好

25. 您对医疗卫生服务集团化（医联体或医共体等医疗机构间合作）改革之后的公共卫生工作的效果评价？

①非常差；②比较差；③跟之前差不多；④比较好；⑤非常好

26. 您对医疗卫生服务集团化（医联体或医共体等医疗机构间合作）改革之后的医保政策的评价？

①非常差；②比较差；③跟之前差不多；④比较好；⑤非常好

27. 您对医疗卫生服务集团（医联体或医共体等医疗机构间合作）内部成员之间"利益共同体"建设情况的评价？

①非常差；②比较差；③跟之前差不多；④比较好；⑤非常好

28. 您对医疗卫生服务集团化（医联体或医共体等医疗机构间合作）改革之后的绩效考核与分配的评价？

①非常差；②比较差；③跟之前差不多；④比较好；⑤非常好

29. 您觉得当前政府管理体制机制变革与医疗卫生服务集团（医联体或医共体等医疗机构间合作）建设发展的适应情况是？

①非常适应；②比较适应；③无变革；④不太适应；⑤完全不适应

30. 您对医疗卫生服务集团（医联体或医共体等医疗机构间合作）提高社区居民满意度的效果评价？

①非常差；②比较差；③跟之前差不多；④比较好；⑤非常好

31. 您对医疗卫生服务集团（医联体或医共体等医疗机构间合作）化改革效果的总体评价？

①非常差；②比较差；③跟之前差不多；④比较好；⑤非常好

五、意见征询

32. 您觉得医疗卫生服务集团（医联体或医共体等医疗机构间合作）内部治理结构的发展方向是？

①不了解；

②完全紧密型（人财物全面整合，成为真正的"一家人"）；

③半紧密型（在经营、管理和技术等方面进行合作，不涉及产权、法人变更等事项）；

④松散型（只需在技术上相互合作即可）

33. 您认为医疗卫生服务集团化（医联体或医共体等医疗机构间合作）改革给您带来的不利影响有哪些？（限选3项）

①工作量增加；②影响专业发展；③浪费时间；④收入减少；⑤无影响；⑥其他

34. 您认为医疗卫生服务集团化（医联体或医共体等医疗机构间合作）模式对核心医院有什么不利影响？（限选3项）

①增加医院医疗压力；②影响医院效益；③分散医护人员精力和医疗资源；④纯粹帮扶下级医院，对三级医院没有实质好处；⑤其他_____

35. 您认为医疗卫生服务集团化（医联体或医共体等医疗机构间

合作）建设方面存在的主要问题有哪些方面？（限选 4 项）

①政府的财政支持；②医保政策；③"一家"或"数家"独大，造成垄断，缺乏竞争；④集团内各方之间的利益平衡；⑤信息共享方面；⑥考核机制问题；⑦各级医院人才培养；⑧居民就医习惯引导；⑨药品问题；⑩其他：_____

36. 您觉得医疗卫生服务集团（医联体或医共体等医疗机构间合作）应不应该吸纳民营医疗机构加入？

①绝对不能吸纳；②最好不要吸纳；③无所谓；④适当吸纳；⑤广泛吸纳

37. 您对医疗卫生服务集团化（医联体或医共体等医疗机构间合作）建设有何意见和建议_____

C. 医护人员调查问卷（成员/合作单位）

地区名称：_____问卷编号：_____

尊敬的先生/女士：

您好！我们目前正在开展医疗卫生服务集团化（医联体、医共体和医疗卫生服务集团等多个医疗机构间合作）供给改革情况的问卷调查，目的是了解您对于当前医疗卫生服务集团化供给改革的认知、就医体验、习惯和满意度情况，为进一步优化改革提供科学参考。本问卷为匿名填写，结果仅用于课题研究，不作他用，您如实放心作答，您的作答对我们的研究非常重要！

感谢您的支持与配合！

"医疗卫生服务集团化供给的关系结构与治理研究"课题组

2019 年 9 月

请在合适的选项上画"√"或填空

一、个人基本情况

您近三年的常住地（经常生活或工作的地方）是？_____

1. 您的性别是？①男；②女

2 您的年龄是？①20 周岁以下；②20—40 周岁；③40—60 周岁；④60 周岁以上

3. 您的文化程度是？①中专、高中、中职及以下；②大专；③本科；④硕士；⑤博士

4. 您的职称是？①未定级；②初级；③中级；④副高；⑤正高

5. 您是否为退休返聘人员？①是；②否

二、对医疗卫生服务集团的认知

6. 您对您所在市╱县╱区医疗卫生服务集团化改革（如：医联体、医共体等医疗机构间合作）的了解程度是？

①没听说过，完全不了解；②听说过，了解一点；③较为了解；④非常了解

7. 您了解医疗卫生服务集团相关政策或者医疗卫生服务集团改革工作方案的最主要途径是？

①医疗卫生系统宣传；②社区宣传；③媒体报道；④亲友介绍；⑤其他_____

8. 您认为医疗卫生服务集团化改革（如：医联体、医共体等医疗机构间合作）的最主要目标是？（限选 3 项）

①扩大城市医院规模，进一步提升大医院的实力；②促进资源下沉，带动基层医院发展；③促进基层首诊、双向转诊，构建科学合理的就医秩序；④缓解看病难、看病贵的难题；⑤优化医疗资源配置，提高医疗服务效率；⑥其他_____

9. 您是否看好医疗卫生服务集团化改革（如：医联体、医共体等医疗机构间合作）的未来发展？

①非常看好；②比较看好；③不关心、不了解；④不太看好；⑤非常不看好

三、医疗卫生服务集团改革后的工作内容与体验

10. 您所在的医院是否与集团（医联体、医共体等医疗机构间合作）内的上级医院开展远程会诊？

①是，并经常使用；②是，但基本不用；③没有建立；④不清楚

11. 医疗卫生服务集团化（医联体、医共体等医疗机构间合作）改革后，您工作压力变化情况？

①比以前累多了；②比以前稍微累点；③差不多；④比以前稍微轻松点；⑤比以前轻松多了

12. 医疗卫生服务集团化（医联体、医共体等医疗机构间合作）改革后，您的专业技术能力变化情况？

①明显降低；②稍微有所降低；③没什么变化，跟之前差不多；④稍微有所提高；⑤明显提高

13. 医疗卫生服务集团化（医联体、医共体等医疗机构间合作）改革后，您的收入及待遇变化情况？

①明显降低；②稍微有所降低；③没什么变化，跟之前差不多；④稍微有所提高；⑤明显提高

14. 近一年内，您向上级医疗机构转诊的病人数量？

①20 人及以上；②20—15 人；③14—10 人；④9—5 人；⑤4—1人；⑥0 人

15. 影响您将病人上转的最主要原因是什么？（限选两项）

①病人愿意；②影响科室收入；③医保费用超标；④科室病床紧张；⑤上级考核；⑥其他_____

16. 您认为上转病人的途径畅通吗？

①没有转诊过病人；②非常不顺畅；③不太顺畅；④比较顺畅；⑤非常顺畅

17. 近一年来，您参加医疗卫生服务集团（医联体或医共体等医疗机构间合作）组织的进修、学习或培训次数？

①平均每月 5 次以上；②平均每月 3—4 次；③平均每月 1—2次；④平均每月不到 1 次；⑤0 次

18. 您认为当前家庭医生签约制度存在哪些问题？（限选 3 项）

①没有开展，不清楚；②没什么大问题，应该继续推行；③家庭医生数量不够，忙不过来；④家庭医生能力有限，无法胜任；⑤签约

价格太高或者不合理；⑥签约服务内容不合理；⑦签约政策不合理，居民获得感不强；⑧其他_____

19. 您认为当前医疗卫生服务集团（医联体或医共体等医疗机构间合作）针对基层开展的业务培训情况如何？

①培训机会少，不够学；②培训质量差，不实用；③一般，勉强可以；④非常有意义，应继续加大力度；⑤未参与过，不清楚

20. 医疗卫生服务集团化（医联体、医共体等医疗机构间合作）改革后，您对工作满意度的评价？

①不满意；②不太满意；③跟之前差不多；④比较满意；⑤非常满意

四、医疗卫生服务集团改革的效果评价

21. 您对医疗卫生服务集团（医联体或医共体等医疗机构间合作）信息化建设（如在手机或电脑上预约挂号、诊疗、付费、查询，以及电子健康档案、各类信息互联共享等）的效果评价？

①非常差；②比较差；③跟之前差不多；④比较好；⑤非常好

22. 你对医疗卫生服务集团（医联体或医共体等医疗机构间合作）内检验检查结果互认的效果评价？

①非常差；②比较差；③跟之前差不多；④比较好；⑤非常好

23. 您对医疗卫生服务集团（医联体或医共体等医疗机构间合作）基层首诊、双向转诊的效果评价？

①非常差；②比较差；③跟之前差不多；④比较好；⑤非常好

24. 您对医疗卫生服务集团（医联体或医共体等医疗机构间合作）下派专家出诊或查房的效果评价？

①非常差；②比较差；③跟之前差不多；④比较好；⑤非常好

25. 您对医疗卫生服务集团化（医联体或医共体等医疗机构间合作）改革之后的公共卫生工作的效果评价？

①非常差；②比较差；③跟之前差不多；④比较好；⑤非常好

26. 您对医疗卫生服务集团化（医联体或医共体等医疗机构间合作）改革之后的医保政策的评价？

①非常差；②比较差；③跟之前差不多；④比较好；⑤非常好

27. 您对医疗卫生服务集团（医联体或医共体等医疗机构间合作）内部成员之间"利益共同体"建设情况的评价？

①非常差；②比较差；③跟之前差不多；④比较好；⑤非常好

28. 您对医疗卫生服务集团化（医联体或医共体等医疗机构间合作）改革之后的绩效考核与分配的评价？

①非常差；②比较差；③跟之前差不多；④比较好；⑤非常好

29. 您觉得当前政府管理体制机制变革与医疗卫生服务集团（医联体或医共体等医疗机构间合作）建设发展的适应情况是？

①非常适应；②比较适应；③无变革；④不太适应；⑤完全不适应

30. 您对医疗卫生服务集团（医联体或医共体等医疗机构间合作）提高社区居民满意度的效果评价？

①非常差；②比较差；③跟之前差不多；④比较好；⑤非常好

31. 您对医疗卫生服务集团（医联体或医共体等医疗机构间合作）化供给改革效果的总体评价？

①非常差；②比较差；③跟之前差不多；④比较好；⑤非常好

五、意见征询

32. 您觉得医疗卫生服务集团（医联体或医共体等医疗机构间合作）内部治理结构的发展方向是？

①不了解；②完全紧密型（人财物全面整合，成为真正的"一家人"）；③半紧密型（在经营、管理和技术等方面进行合作，不涉及产权、法人变更等事项）；④松散型（只需在技术上相互合作即可）

33. 您认为医疗卫生服务集团化（医联体或医共体等医疗机构间合作）改革给您带来的不利影响有哪些？（限选三项）

①工作量增加；②影响专业发展；③浪费时间；④收入减少；⑤无影响；⑥其他

34. 您认为医疗卫生服务集团化（医联体或医共体等医疗机构间合作）模式对基层医疗机构有什么不利影响？（限选三项）

①增加医院医疗压力；②影响医院效益；③分散医护人员精力和医疗资源；④纯粹帮扶下级医院，对三级医院没有实质好处；⑤其他_____；⑥没有不利影响

35. 您认为医疗卫生服务集团化（医联体或医共体等医疗机构间合作）建设方面存在的主要问题有哪些方面？（限选 4 项）

①政府的财政支持；②医保政策；③"一家"或"数家"独大，造成垄断，缺乏竞争；④集团内各方之间的利益平衡；⑤信息共享方面；⑥考核机制问题；⑦各级医院人才培养；⑧居民就医习惯引导；⑨药品问题；⑩其他

36. 您觉得医疗卫生服务集团（医联体或医共体等医疗机构间合作）应不应该吸纳民营医疗机构加入？

①绝对不能吸纳；②最好不要吸纳；③无所谓；④适当吸纳；⑤广泛吸纳

37. 您对区域医疗卫生服务集团化（医联体或医共体等医疗机构间合作）建设有何意见和建议_____

参考文献

一　专著

国家卫生健康委员会：《2018 年国家医疗服务与质量安全报告》，科学技术文献出版社 2019 年版。

胡志、陈少贤、李伟等：《卫生事业管理学》，人民卫生出版社 2013 年版。

金生国、卢祖洵：《国外社区卫生服务》，人民卫生出版社 2001 年版。

卢祖洵、金生国：《国外社区卫生服务》，人民卫生出版社 2001 年版。

罗伯特·维什尼、安德烈·施莱弗：《掠夺之手　政府病及其治疗》，赵红军译，中信出版社 2017 年版。

诺思：《经济史中的结构与变迁》，上海人民出版社 1994 年版。

秦尊文：《企业集团概论》，经济科学出版社 1999 年版。

曾凡金、陈绍福、徐捷：《医院治理结构与机制》，哈尔滨出版社 2003 年版。

张红凤等：《西方国家政府规制变迁与中国政府规制改革》，经济科学出版社 2007 年版。

周指明：《社区卫生服务契约研究》，科学出版社 2004 年版。

［美］阿道夫·A. 伯利、加德纳·C. 米恩斯：《现代公司与私有财产》，甘华鸣等译，商务印书馆 2005 年版。

二 期刊

白剑峰：《病人为何越治越多》，《人人健康》2013 年第 3 期。

鲍勇：《中国特色社区卫生服务模式的七大选择》，《上海城市管理职业技术学院学报》2007 年第 5 期。

鲍勇、龚幼龙：《构架 21 世纪全科医学人才培养模式研究》，《中国卫生经济》2000 年第 11 期。

鲍勇、龚幼龙：《建立社区卫生服务综合评估体系　促进社区卫生服务健康持续发展》，《中国卫生经济》1999 年第 5 期。

卞婷、熊季霞：《不同模式公立医院法人治理结构的比较分析》，《中国医药导报》2015 年第 6 期。

曹学玲、高金华：《人力资源整合在医联体内的实践与探索》，《医院管理》2016 年第 1 期。

曹宇环、时晓辉：《城市社区卫生服务发展形势》，《包头医学》2009 年第 1 期。

陈航、王钰、王文娟：《三级医院和社区卫生服务中心合作现状研究综述》，《医院院长论坛》2012 年第 6 期。

陈文贤、高谨、毛萌：《从一个英国医院集团的运营现状看医院集团的发展趋势》，《中华医院管理杂志》2002 年第 9 期。

陈向国：《上海仁济医疗集团："15 + 1"的新战略》，《中国卫生产业》2006 年第 11 期。

陈叙、程晓明：《社区卫生服务与公共卫生服务的关系（摘编）》，《卫生经济研究》2005 年第 5 期。

陈瑶、代涛、马晓静：《医疗集团改革实施效果研究——以江苏省某市为例》，《中国卫生政策研究》2013 年第 8 期。

陈迎春、姚建红：《德国的社区卫生服务》，《国际医药卫生导报》2002 年第 7 期。

陈志兴：《组建非营利性医院集团的原则与规范》，《中国医院管理》2001 年第 5 期。

陈志兴、龚宇：《医院重组的基本模式和政策导向》，《中国医院管理》2000 年第 1 期。

陈竺、张茅：《为了人人健康——全面实施〈卫生事业发展"十二五"规划〉》，《求是》2013 年第 4 期。

程勇：《试论医院集团化管理》，《中华医院管理杂志》2000 年第 6 期。

仇元峰、张鹭鹭、田伟、李凌、朱燕刚：《国内外社区卫生服务发展模式比较》，《中国全科医学》2006 年第 17 期。

储亚萍：《政府购买社区公共卫生服务的模式与成效研究——基于国内五个典型案例的分析》，《东北大学学报》（社会科学版）2014 年第 2 期。

褚惠民：《一、二级医院在市场经济中生存和发展的思考》，《中华医院管理杂志》1999 年第 1 期。

代涛：《公立医院发展改革的国际经验与启示》，《中国医院》2011 年第 7 期。

代涛、陈瑶、韦潇：《医疗卫生服务体系整合：国际视角与中国实践》，《中国卫生政策研究》2012 年第 9 期。

邓家诚：《乡镇区域公共卫生服务绩效的影响因素与应对策略分析》，《中国卫生产业》2005 年第 34 期。

丁悦敏：《我国医院人力资源管理发展趋势及对策思考》，《人力资源管理》2015 年第 3 期。

董惠苓：《医院人力资源管理存在问题及对策探析》，《改革与开放》2013 年第 5 期。

杜娟、邱戌旦：《我国医生集团的发展新动态及发展症结和对策分析（一）》，《浙江医学》2017 年第 19 期。

杜薇、施若、常悦等：《乡村振兴战略背景下农村"互联网＋医疗健康"模式构建探讨》，《中国市场》2019 年第 14 期。

方鹏骞：《"医院集团化"的规模该如何把握?》，《中国卫生人才》2012 年第 12 期。

方鹏骞、韩秋霞、谢俏丽等：《分级诊疗背景下的我国城市二级医院发展策略分析》，《中华医院管理杂志》2016 年第 7 期。

方鹏骞、林振威、陈诗亮等：《医联体联动模式及其核心医院改革前后综合效益分析——以武汉市为例》，《中国医院》2014 年第 7 期。

冯立忠：《山西："一体化"下活健康服务"一盘棋"》，《中国卫生》2018 年第 9 期。

傅鸿鹏：《澳大利亚卫生系统绩效评价指标体系的特色及应用》，《卫生经济研究》2009 年第 6 期。

高解春：《医联体如何破题》，《中国医院院长》2013 年第 11 期。

葛玉芳、熊季霞、王丹丹等：《供给侧视角下我国医生集团医生主导模式的发展》，《卫生经济研究》2019 年第 1 期。

宫芳芳、孙喜琢、胡国萍等：《我国公立医院集团发展现状及展望》，《现代医院管理》2013 年第 3 期。

宫芳芳、孙喜琢、林汉群等：《以医院集团为载体推进区域医疗卫生改革的实践与探索》，《现代医院管理》2016 年第 1 期。

宫芳芳、孙喜琢、张天峰：《创新罗湖医院集团运营管理模式》，《现代医院管理》2016 年第 6 期。

古钺：《职工医保制度的前世、今生和未来——新中国社会保险史话之四》，《中国社会保障》2019 年第 4 期。

顾海：《统筹城乡医保制度、与收入相关的医疗服务利用和健康不平等》，《社会科学辑刊》2019 年第 2 期。

顾虎、郭志坚：《兼顾公平和效率——区域性医疗集团在我国医改中的作用》，《中国卫生产业》2005 年第 8 期。

顾妙兴：《一二级医院向"小而专、专而特"和多种所有制结构发展的探索》，《中国卫生事业管理》2000 年第 10 期。

顾啸天、熊季霞：《公立医院综合绩效提升面临的问题与对策》，《南京中医药大学学报》（社会科学版）2015 年第 4 期。

顾昕：《从管办分开到大部制：医疗供给侧改革的组织保障》，《治理研究》2018 年第 2 期。

顾昕：《公立医院的治理模式：一个分析性的概念框架》，《中国医院院长》2018 年第 3 期。

顾昕：《看清医改最要紧的两个路标》，《中国卫生》2016 年第 11 期。

顾昕：《全球性公立医院的法人治理模式变革——探寻国家监管与市场效率之间的平衡》，《经济社会体制比较》2006 年第 1 期。

顾昕：《突破去行政化的吊诡——剖析三明模式的可复制性和可持续性》，《中国医院院长》2016 年第 22 期。

顾昕：《镇江：艰难的集团化之路》，《中国医院院长》2011 年第 Z1 期。

顾昕：《政府购买服务与社区卫生服务机构的发展》，《河北学刊》2012 年第 2 期。

郭佳凯、郑黎强、岳阳阳等：《中国大陆二、三级医院大型医疗设备配置与使用情况分析》，《中国临床医学影像杂志》2016 年第 2 期。

郭清、汪胜、王小合、唐继志、马海燕、杨金凤、许亮文：《中国城市社区卫生服务评价指标研究》，《中国全科医学》2002 年第 11 期。

郭蕊、韩优莉、吴欣：《公立医院法人治理结构改革的难点与挑战——基于利益相关者理论视角下的探讨》，《中国医院管理》2012 年第 12 期。

韩洪迅：《德国、英国、新加坡公立医院改革解读》，《中国医药指南》2007 年第 8 期。

韩优莉、常文虎：《区域医疗服务体系纵向整合效应研究——不完全契约理论模型及应用》，《中国行政管理》2017 年第 11 期。

郝模：《组建医疗集团利弊分析》，《山东卫生》2004 年第 1 期。

郝庆美：《新医改形势下的医联体建设探讨》，《中国卫生产业》2019 年第 1 期。

郝秀兰：《杭州品牌医院的创新发展之路——访杭州市第三人民医院院长、全国优秀院长张延样》，《中国医院》2010 年第 2 期。

贺会清：《SWOT 分析法在三级医院发展战略中的应用》，《公共卫生与预防医学》2015 年第 1 期。

侯建林、孟庆跃：《美国卫生费用上涨和控制及对我国的启示》，《中国卫生政策研究》2010 年第 12 期。

侯进：《芬兰社区卫生服务模式的特点与思考》，《中国初级卫生保健》2014 年第 4 期。

胡凤乔、李金珊：《浙江省社会办医的发展态势、挑战与机遇》，《浙江树人大学学报》（人文社会科学）2020 年第 1 期。

胡均民：《基本公共服务均等化与精准脱贫》，《财经界》2018 年第 12 期。

胡善联：《保供稳价重在破解供需不平衡》，《中国卫生》2019 年第 12 期。

胡万进：《我国公立医院"管办分开"的整体性治理分析》，《江苏社会科学》2012 年第 3 期。

黄丞：《医疗联合体建设"要"在强基层》，《中国医院》2018 年第 22 期。

黄佳豪：《关于"医养融合"养老模式的几点思考》，《国际社会科学杂志》（中文版）2014 年第 1 期。

黄柳：《学科医联体诞生》，《中国医院院长》2014 年第 14 期。

黄培、易利华：《3 种不同类型医联体模式的实践与思考》，《中国医院管理》2015 年第 2 期。

黄严、张璐莹：《激励相容：中国"分级诊疗"的实现路径——基于 S 县医共体改革的个案研究》，《中国行政管理》2019 年第 7 期。

吉济华：《医院连锁经营的起源与形式》，《中华医院管理杂志》1998 年第 8 期。

季伟苹：《对上海的中医医院发展战略思考》，《上海中医药杂志》2003 年第 10 期。

江启中：《公平、可及、普惠理念下的医改新思路》，《上海党史与党建》2008 年第 11 期。

姜洁、付玉联、张伟：《政府治理现代化视域下的现代医院管理前瞻研究》，《上海行政学院学报》2017 年第 5 期。

蒋文峰、王文娟：《从供给侧结构性改革看我国"看病难"与"看病贵"的解决策略》，《求实》2017 年第 8 期。

金琳雅、尹梅：《分级诊疗的合理有序路径》，《中国医学伦理学》2018 年第 5 期。

景素芬：《二级医院被三级医院托管后的变化和发展分析》，《中国医药指南》2009 年第 9 期。

伉大维：《二级医院在医改环境下生存、发展的对策》，《中国卫生资源》2001 年第 5 期。

孔辉、罗力、刘芳、陈雯、赵丹丹、王晓栋、高解春：《医院托管个案评价研究：成员医院市场份额的变化》，《中国医院管理》2009 年第 10 期。

邝敏平、陈俊彪：《中医医院走集团化发展之路的探讨》，《中医药管理杂志》2004 年第 4 期。

雷瑞鹏、邱仁宗：《国际医联体的概念和实践概述》，《医学与哲学（A）》2018 年第 9 期。

雷晓康、王泠：《联合诊所：英国 NHS 服务模式的改革》，《中国卫生经济》2009 年第 7 期。

李成修、尹爱田、钟东波等：《医院集团的成因与成效分析》，《中国医院》2004 年第 9 期。

李成修、钟东波、尹爱田等：《医院集团组建与发展中存在的问题与建议》，《中国医院》2004 年第 9 期。

李奠基、林青：《发展集团化医院的实践与体会》，《中国卫生经济》2002 年第 3 期。

李洪兵：《我国医院集团形成机制研究》，《中国医院管理》2007 年第 2 期。

李卉、赵彬、安舜禹等：《美国社区卫生服务体系现状及启示》，《中国公共卫生》2012 年第 2 期。

李建华：《医疗行业分析与特色医院集团化发展战略》，《中国医院管理》2005 年第 2 期。

李乐、吴群红、郑统等：《我国医疗卫生机构诊疗人次的分段回归分析》，《中国卫生经济》2019 年第 10 期。

李玲：《医疗卫生改革的问题与出路：毛泽东"六二六指示"的崭新探索》，《现代哲学》2015 年第 5 期。

李玲、徐扬、陈秋霖：《整合医疗：中国医改的战略选择》，《中国卫生政策研究》2012 年第 9 期。

李楠明：《学会用辩证方法去观察处理实际问题》，《奋斗》2015 年第 4 期。

李勤、德国：《瑞典的社区卫生服务》，《全科医学临床与教育》2005 年第 4 期。

李卫平、黄二丹：《以"管办分开"理顺公立医院治理结构》，《卫生经济研究》2010 年第 7 期。

李文敏、方鹏骞：《构建我国公立医院法人内外部治理结构的思考与设想》，《中国卫生事业管理》2007 年第 9 期。

李杏果：《德国医疗服务管办分离改革及其对中国的启示》，《经济体制改革》2019 年第 3 期。

李杏果：《新加坡医疗服务管办分离改革及对我国的启示》，《天津行政学院学报》2019 年第 1 期。

梁鸿、郭有德、李佩珊：《社区卫生服务发展评价指标体系研究》，《中国卫生经济》2004 年第 2 期。

梁万年：《社区卫生服务的概念、功能与意义》，《实用全科医学》2003 年第 1 期。

林枫、王海荣、吴宝林：《"集团化＋法人治理"：公立医院管理体制改革的新模式》，《中国卫生事业管理》2010 年第 9 期。

林立平：《公共卫生机构奖励性绩效激励问题的思考》，《中国总会计师·月刊》2019 年第 4 期。

刘红梅、杨纲：《多点执业背景下医生集团发展战略研究》，《卫生经济研究》2017 年第 9 期。

刘华：《互联网医疗发展现状及前景调查分析——以北京市为例》，

《调研世界》2019 年第 3 期。

刘丽杭、岳鑫：《地方政府政策如何促进医疗联合体建设——基于扎根理论的政策文本研究》，《中国卫生政策研究》2019 年第 9 期。

刘敏杰、张兰凤、叶赟、范琳琳：《结构—过程—结果模式在护理质量评价中的应用进展》，《中华护理杂志》2013 年第 4 期。

刘圣来：《浅议疾病控制机构绩效评估的指标体系》，《中国卫生事业管理》2004 年第 4 期。

刘伟、戴新泉、杨海人等：《昆山市第一人民医院组建医院集团的实践与探索》，《中国全科医学》2003 年第 9 期。

刘文生：《创建专科医联体：中日医院敢为天下先》，《中国医院院长》2017 年第 1 期。

刘西秦、郭晓光、郑晖：《中国卫生经济学会中标课题医院集团专题（三）分配激励：医院集团发展的助推器》，《医院领导决策参考》2004 年第 2 期。

刘翔、朱士俊、李信春：《我国远程医疗发展现状、难点和对策分析》，《中国医院》2004 年第 6 期。

刘晓星：《新医改背景下公立医院管理体制改革的研究》，《管理观察》2017 年第 13 期。

刘雪松：《毛泽东与新中国医疗卫生工作》，《党史文汇》2020 年第 2 期。

刘也良、陈晨：《罗湖：区内医疗资源全统一》，《中国卫生》2016 年第 9 期。

卢洪友、田丹：《转移支付与省际基本公共卫生服务绩效——基于"投入—产出—受益"三维框架的实证研究》，《湖北经济学院学报》2013 年第 2 期。

卢杨、张鹭鹭、马玉琴、戴鲁男、欧崇阳、田伟：《医院与社区卫生服务互动的影响因素分析与对策研究》，《中国全科医学》2009 年第 3 期。

陆志成、张晓丹、金珠等：《上海某医联体医患双方对双向转诊的认知调查与分析》，《中国卫生质量管理》2018 年第 2 期。

吕兰婷、余浏洁：《我国现代医院管理制度研究进展》，《中国医院管理》2018 年第 4 期。

骆达、杨文秀、郑秀龙等：《公立综合性医院医疗服务质量评价研究》，《现代医院管理》2015 年第 2 期。

马进、孔巍、刘铭：《我国卫生服务系统绩效分析》，《中国卫生经济》2003 年第 12 期。

马天恩、丁雁：《对城市医院集团化体制的讨论》，《中国卫生事业管理》2000 年第 10 期。

马晓伟：《不断提升人民群众健康获得感》，《中国保健营养》2019 年第 6 期。

毛瑞锋：《医院集团化建设的实践与理论探索》，《企业改革与管理》2016 年第 10 期。

孟莛：《公立医院集团化演变从市场博弈到政策整合》，《中国卫生人才》2011 年第 6 期。

糜泽花、钱爱兵：《智慧医疗发展现状及趋势研究文献综述》，《中国全科医学》2019 年第 3 期。

苗艳青：《激励相容：医保打包支付对紧密型县域医共体建设的机制设计》，《中国医疗保险》2020 年第 7 期。

倪荣：《基于集团化模式的社区卫生服务机构管理机制探索——以杭州市拱墅区为例》，《卫生经济研究》2010 年第 3 期。

倪荣、刘新功、朱晨曦等：《基于集团化的社区卫生服务管理模式研究》，《中华医院管理杂志》2011 年第 8 期。

聂有智：《广泛医疗网的形成与公立中小医院的出路》，《医院管理论坛》1993 年第 1 期。

钮庆璐、熊季霞：《基于 DEA 的江苏省不同法人治理模式下的公立医院相对效率评价》，《中国卫生事业管理》2017 年第 1 期。

农圣、李卫平、农乐根：《公立医院管办分开改革的本质与路径分析》，《中国医院管理》2014 年第 1 期。

潘瑞琦：《现行医改无法解决"看病难、看病贵"的问题》，《劳动保障世界》2017 年第 29 期。

裴冬梅、郭启勇、郑黎强等：《我国二、三级综合医院床位使用率现状对比分析》，《中国医院》2016 年第 1 期。

彭瑞璁：《改革的过程回顾与急需解决的问题》，《国外医学》（医院管理分册）2002 年第 1 期。

蒲川、游岚、张维斌：《农村贫困人口的医疗保障问题研究——以新农合和医疗救助制度的衔接为视角》，《农村经济》2010 年第 3 期。

钱晨、王珩、李念念：《凯撒医疗及其对我国紧密型县域医疗卫生共同体建设的启示》，《中国卫生资源》2020 年第 2 期。

乔迎迎、朱平溥：《中国县域医共体实施现状及对策分析》，《价值工程》2019 年第 23 期。

曲玉国：《国外医疗卫生服务提供合作机制的比较研究及借鉴意义》，《中国医疗前沿》2009 年第 7 期。

屈勤、郭毅、安钧：《让医疗和公卫齐头并进》，《中国卫生》2019 年第 5 期。

任苒：《对医联体建设发展定位的思考》，《医学与哲学（A）》2018 年第 6 期。

社评：《医共体要在"共"字上下功夫》，《中国农村卫生》2020 年第 1 期。

石光、贡森：《改革开放以来中国卫生投入及其绩效分析》，《中国发展评论》2005 年第 1 期。

石红凤：《唐山市加强医院集团内社区卫生服务中心内涵建设的实践与思考》，《中国全科医学》2011 年第 10 期。

时伟康：《"互联网＋医疗"的发展现状、特征及趋势分析》，《新闻研究导刊》2016 年第 8 期。

苏宝利：《公立医院内部权力结构及运行机制研究》，《中国医院管理》2019 年第 7 期。

苏文：《三级医院在绩效考核管理中存在的问题与对策探讨》，《中国老年保健医学》2012 年第 1 期。

孙景海：《医院集团化管理是深化卫生体制改革的一个重要选择》，《中国医院》2003 年第 10 期。

孙洛平：《医疗服务市场的竞争性分析》，《中山大学学报》（社会科学版）2008 年第 2 期。

孙涛、殷东、张家睿等：《我国区域医疗联合体的理论研究现况与实践进程》，《中国全科医学》2019 年第 31 期。

谭华伟、张培林、刘宪等：《公立医院补偿机制改革：典型模式和路径反思》，《卫生经济研究》2016 年第 5 期。

谭潇漪、樊立华、谢明霏、张仲、李恒、刘新研、王文彗：《基于因子分析的基本公共卫生服务质量监管指标体系构建》，《中国卫生经济》2014 年第 5 期。

汤佳、王长青、王静成等：《某医联体由松散型转为紧密型的 SWOT 分析》，《中国医院》2019 年第 2 期。

唐伟革、张家雄、杨阳等：《医疗质量管理工作实践及发展启示》，《西南国防医药》2017 年第 1 期。

陶琳：《医院集团产权制度与治理结构研究》，《中国卫生事业管理》2007 年第 11 期。

陶然、吴华章：《国外医疗联合体模式研究概述》，《国外医学》（卫生经济分册）2015 年第 3 期。

田进：《论强化政府在城市社区卫生服务中的责任》，《边疆经济与文化》2012 年第 10 期。

万玲：《城市社区卫生服务供给模式比较——基于 G 市 F 街和 L 街社区卫生服务中心的考察分析》，《长白学刊》2013 年第 3 期。

万祥波、朱夫、杨扬：《镇江市建立紧密型医疗联合体的探索和实践》，《中华医院管理杂志》2013 年第 4 期。

王碧华：《广州社区卫生服务供给能力存在的问题及解决途径》，《中国全科医学》2006 年第 7 期。

王碧艳、徐明江：《国内医疗集团建设的实践与思考》，《中国农村卫生事业管理》2018 年第 11 期。

王丙毅：《医疗市场失灵与政府医疗规制制度的优化》，《中国医院管理》2006 年第 12 期。

王超君：《城乡基本医疗卫生服务均等化研究》，《大众科技》2012 年第 3 期。

王改青、刘爱敏：《美国社区卫生服务体系的介绍》，《中华医院管理杂志》2001 年第 9 期。

王桂霞、吕本艳、王亚辉等：《分级诊疗背景下山东、河南、四川三省农村居民基层首诊意愿调查——基于 6766 位农村居民的调查与研究》，《中国卫生事业管理》2018 年第 11 期。

王茜：《天津医联体建设的研究与探索》，《继续医学教育》2015 年第 12 期。

王文娟、曹向阳：《增加医疗资源供给能否解决"看病贵"问题？——基于中国省际面板数据的分析》，《管理世界》2016 年第 6 期。

王文婷、陈任、马颖等：《分级医疗背景下的安徽县域医疗服务共同体实施路径》，《中国卫生资源》2016 年第 6 期。

王小万、邓利民、李慧平：《关注健康公平，保障健康权益》，《医学与哲学》2004 年第 6 期。

王晓迪、LouisYen、郭清等：《不同国家与地区老年健康服务模式的研究及对中国内地的启示》，《中国全科医学》2018 年第 10 期。

王晓栋、陈雯、罗力、刘芳、孔辉、赵丹丹、高解春：《医院托管个案评价研究：成员医院业务发展的变化》，《中国医院管理》2009 年第 10 期。

王晓燕：《社区卫生服务是社会主义服务可持续发展的政策研究概述》，《中国医学伦理学》2011 年第 1 期。

王欣、孟庆跃：《国内外卫生服务整合案例的整合策略比较》，《中国卫生经济》2016 年第 6 期。

王秀峰：《卫生改革 30 年历程回顾》，《卫生经济研究》2009 年第 1 期。

王亚冰、雷海潮、林金银等：《北京市三级综合医院评价研究：基于公众视角》，《中国医院》2015 年第 5 期。

王玉明：《美国构建政府绩效评估指标体系的探索与启示》，《兰州学刊》2007 年第 6 期。

卫生部、国家发展改革委员会、教育部等：《关于发展城市社区卫生服务的若干意见》，《中国护理管理》2004 年第 5 期。

魏莉、梁莲泰、陈利民等：《略论社区卫生服务体系的发展与二级医院改革》，《现代医院》2005 年第 2 期。

吴春容：《再论社区卫生服务的基本概念》，《中华全科医师杂志》2004 年第 1 期。

吴丹、张博、张勤等：《公立医院法人治理结构与改革》，《中国医院管理》2010 年第 4 期。

吴素雄：《公共卫生服务供给的碎片化与整合：一个协同治理的概念性框架》，《贵州省党校学报》2019 年第 1 期。

夏挺松、卢祖洵、彭绩：《我国"看病难、看病贵"问题的成因及对策分析》，《中国社会医学杂志》2011 年第 3 期。

夏云、邹宇华、邹宗峰：《广州市社区公共卫生服务现况调查》，《中国公共卫生》2011 年第 5 期。

谢长勇、张鹭鹭、田伟、龚楚楚、孙博：《我国宏观卫生筹资系统焦点问题分析》，《中国卫生事业管理》2009 年第 1 期。

谢冬华、叶冬仙、赵利等：《几种常用综合评价方法在长沙市三级医院医疗服务质量评价中的应用》，《中国卫生统计》2010 年第 4 期。

谢士强：《公立医院改革关键要健全内部治理结构》，《卫生经济研究》2015 年第 1 期。

谢晓隽、刘新桥：《基层医疗服务模式的延伸与创新：全科医疗与远程医疗的融合》，《中国妇幼健康研究》2017 年第 S2 期。

谢宇、佘瑞芳、杨肖光等：《中国医生集团的现状、挑战及发展方向分析》，《中国医院管理》2016 年第 4 期。

熊季霞、陆荣强：《新医改背景下公立医院理事会型治理模式的特点及评价》，《中国卫生事业管理》2012 年第 9 期。

熊季霞、陆荣强、吕艳霞等：《基于公益性的公立医院理事会型治理模式的构建》，《医学与哲学（A）》2014 年第 1 期。

熊季霞、陆荣强、徐爱军：《新医改背景下公立医院集团模式的治理与评价》，《南京中医药大学学报》（社会科学版）2013 年第 3 期。

熊季霞、苏晓燕：《基于委托代理理论提升公立医院综合绩效的法人治理改革设计》，《中国卫生事业管理》2016 年第 2 期。

熊茂友：《我国医共体建设的亮点、难点与切入点》，《中国财政》2018 年第 3 期。

熊肇明、滕宏飞、于宏等：《公立医院医疗集团运行模式的探索与思考——以上海某医疗集团为例》，《中国医院管理》2017 年第 11 期。

徐芬、李国鸿：《国外医疗服务体系研究（二）》，《国外医学·卫生经济分册》2005 年第 4 期。

徐桂华、杨定华：《外部性理论的演变与发展》，《社会科学》2004 年第 3 期。

徐双敏、蒋祖存：《从事业单位到事业法人："管办分离"改革的难点研究》，《中国行政管理》2019 年第 4 期。

徐赵平、潘荣华：《马克思主义公平观视阈下我国公共卫生服务均等化历史发展与实施路径》，《锦州医科大学学报》（社会科学版）2019 年第 3 期。

许兴龙、周绿林、魏佳佳：《医疗卫生服务体系整合研究的回顾与展望》，《中国卫生经济》2017 年第 7 期。

薛林南、线春艳、谈娜等：《公立医院治理改革的外部环境分析》，《医学与社会》2014 年第 11 期。

闫生方：《以大型公立医院为中心的医疗联合体建设与创新研究》，《世界最新医学信息文摘》2016 年第 29 期。

严晶晶：《从市场逻辑的困境到制度逻辑的重构：医疗联合体的实践基础和发展策略》，《未来与发展》2018 年第 10 期。

杨春华、宣瑞祥：《德国社区卫生服务的现状及对我们的启示》，《全科医学临床与教育》2006 年第 2 期。

杨洪伟、苗艳青：《论构建整合型服务与实现战略性购买》，《中国农村卫生事业管理》2019 年第 2 期。

杨怀路：《医疗集团的科学发展战略》，《管理现代化》2006 年第 3 期。

杨铭鼎、J. H. 布赖恩特、P. 亨利：《中美合作在上海县进行卫生服务研究概述》，《上海第一医学院学报》1982 年第 S1 期。

杨庆忠、韩曙光、黄金涛：《发挥二级医院资源优势组建流动医院加快发展社区医疗卫生》，《全科医学临床与教育》2003 年第 2 期。

姚力：《从卫生与健康事业发展看新中国 70 年的成就与经验》，《毛泽东邓小平理论研究》2019 年第 11 期。

姚银銮、周亮亮、熊季霞：《信息不对称条件下我国药价改革的委托代理模型分析》，《中国卫生事业管理》2018 年第 4 期。

姚泽麟：《何以破解初级医疗服务的"倒金字塔"困境——以医生职业为中心的考察》，《探索与争鸣》2017 年第 8 期。

姚中杰、尹建中、徐忠欣：《我国看病难、看病贵的形成机理解析》，《山东社会科学》2011 年第 9 期。

易利华：《四种模式的探索之路》，《中国卫生》2017 年第 4 期。

尹红燕、谢瑞瑾、马玉龙等：《安徽省医共体模式的探索和实践》，《中国卫生政策研究》2017 年第 7 期。

于广军：《区域性医疗卫生联合体的构建》，《中国医疗保险》2009 年第 4 期。

于广军、寸待丽：《互联网医疗发展趋势分析》，《上海医药》2018 年第 18 期。

于靖一：《英国 NHS 对我国社区卫生服务建设的启示及意义》，《劳动保障世界》2019 年第 23 期。

余正、张健、杨婵婵：《公立医院管办分离改革理事会模式与董事会模式对比分析》，《中国医药科学》2014 年第 1 期。

余祖新：《陕西 42 所农村医院医疗质量报告》，《中国医院管理》
　　2006 年第 5 期。

郁建兴、涂怡欣、吴超：《探索整合型医疗卫生服务体系的中国方
　　案——基于安徽、山西与浙江县域医共体的调查》，《治理研究》
　　2020 年第 1 期。

袁浩文、杨莉：《国内外整合医疗理论、实践及效果评价》，《中国循
　　证医学杂志》2020 年第 5 期。

詹国彬：《新加坡公立医院体制改革及其对我国的启示》，《东南亚研
　　究》2013 年第 1 期。

詹国彬、王雁红：《英国 NHS 改革对我国的启示》，《南京社会科学》
　　2010 年第 9 期。

张淳瑜、薛迪、封岩等：《上海市某区二级医院的发展状况分析》，
　　《中国医院管理》2008 年第 12 期。

张从新、彭荣春：《社区卫生服务中心管理模式探讨》，《实用全科医
　　学》2008 年第 2 期。

张锋：《中国健康医疗信息资源集聚应用创新发展的新思考》，《中国
　　人口科学》2018 年第 2 期。

张欢：《新医改之路线争论：政府与市场》，《改革与开放》2013 年第
　　4 期。

张菁、熊季霞：《基于委托代理理论的公立医院公益性淡化问题分
　　析》，《医学争鸣》2017 年第 3 期。

张录法、黄丞：《国外医疗卫生体系改革的四种模式》，《国际医药卫
　　生导报》2005 年第 11 期。

张录法、黄丞：《新医改能否短期切实缓解"看病难、看病贵"》，
　　《人口与经济》2010 年第 5 期。

张平：《县域医共体建设的浙江承载》，《卫生经济研究》2018 年第
　　12 期。

张璞：《区域性医疗集团运行模式选择方法》，《江苏卫生事业管理》
　　2019 年第 1 期。

张舒雅、吴志勇、朱晓勇：《我国专科型医疗联合体建设现状分析》，《中国医院管理》2018 年第 11 期。

张文礼、侯蕊：《甘青宁地区基本医疗卫生服务均等化的实证分析》，《西北师大学报》（社会科学版）2013 年第 4 期。

张翔、齐静、高梦阳等：《医疗联合体国内外研究现状及发展动态》，《中国医院管理》2017 年第 12 期。

张怡、杨洋、李笠等：《专科型医联体管理模式的构建》，《中国卫生质量管理》2016 年第 5 期。

张寓景、孙逊、李婷：《我国医院集团发展现状与对策分析》，《解放军医院管理杂志》2007 年第 6 期。

张泽洪：《分级诊疗体系中基层医疗服务能力建构路径》，《中华医院管理杂志》2017 年第 2 期。

章朝霞、袁家麟、许振慧、庄华东、戚洁萍：《社区卫生服务站公共卫生服务管理模式实践与研究》，《中国全科医学》2013 年第 3 期。

赵汉澜、钟敏：《关于我国"看病难、看病贵"的困境与政策改进》，《农村经济与科技》2019 年第 16 期。

赵红等：《基本公共卫生服务均等化研究综述》，《中国卫生事业管理》2010 年第 11 期。

赵俊、姚俊：《医联体"四重四轻"难题怎么解》，《中国卫生》2018 年第 9 期。

郑春玲、李军：《医疗服务质量评价研究综述》，《大众科技》2010 年第 7 期。

朱江汉：《我国医联体发展现状研究——基于文献计量学分析》，《智库时代》2020 年第 8 期。

诸爱囡、李俊伟、杜亚平：《杭州市社区卫生服务的发展现状及展望》，《中国卫生事业管理》2003 年第 1 期。

邹红梅：《创办老年特色医院为构建和谐社会效力——记发展中的北京东区医院》，《医药产业资讯》2005 年第 4 期。

邹俐爱、丘金彩、冯丽仪等：《公立医院集团化运营模式剖析》，《现代医院》2010 年第 12 期。

陈宁姗：《医院服务体系规划研究》，华中科技大学，博士学位论文，
　　2012 年。

范靖：《阶梯型区域医院集团模式研究》，南方医科大学，硕士学位
　　论文，2012 年。

高志秀：《我国公立医院"管办分开"中的问题与研究对策》，中南
　　大学，硕士学位论文，2007 年。

国家工商管理局：《企业集团登记管理暂行规定》，1998 年。

国家卫健委规划发展与信息化司：《2018 年我国卫生健康事业发展统
　　计公报》，2019 年。

韩蕾：《中国医疗服务业政府规制研究》，辽宁大学，博士学位论文，
　　2010 年。

姜凤鸣：《上海市医疗服务需求有效下沉机制研究》，上海交通大学，
　　硕士学位论文，2008 年。

荆丽梅：《我国乡镇卫生院和城市社区卫生服务机构人力资源管理现
　　状调查》，山东大学，硕士学位论文，2008 年。

李斌：《基于利益链的公立医院社会责任研究》，上海交通大学，博
　　士学位论文，2013 年。

李梦斐：《我国"医联体"发展现状与对策研究》，山东大学，博士
　　学位论文，2017 年。

林振威：《基于医联体模式的分级诊疗服务体系评价》，华中科技大
　　学，硕士学位论文，2016 年。

吕真钰：《城市社区卫生服务建设中的政府责任研究》，青岛大学，
　　硕士学位论文，2012 年。

马智容：《城市社区卫生服务发展中的政府职能研究》，云南大学，
　　硕士学位论文，2010 年。

潘常青：《上海市某医院集团管理模式与运行现状》，复旦大学，硕
　　士学位论文，2010 年。

邱晓敏：《温州市中西医结合医院医疗服务患者满意度研究》，福建农林大学，硕士学位论文，2018 年。

邱越：《基本医疗服务可及性的影响因素与提升路径》，浙江大学，博士学位论文，2017 年。

佘维维：《农村基层医疗卫生机构服务能力提升研究》，湖南农业大学，硕士学位论文，2016 年。

申长昊：《农村社区老年人公共卫生服务供给机制研究——以河南省R 村老年人健康管理服务项目为例》，华中师范大学，硕士学位论文，2018 年。

沈林：《医疗卫生机构科研竞争力评价研究》，浙江省杭州市卫生信息中心，2012 年。

世界银行：《世界发展报告》，1993 年。

孙逊：《公立医院集团化经营的经济学分析及其治理结构研究》，第二军医大学，博士学位论文，2007 年。

汤勇：《基于新医改的公立医院集团化研究》，南华大学，硕士学位论文，2011 年。

王琛琛：《基层医疗卫生机构公共卫生服务能力提升研究》，华东政法大学，硕士学位论文，2017 年。

王倩：《宝山区社区卫生服务发展现状及对策研究》，上海交通大学，硕士学位论文，2006 年。

王珊：《我国大型医院床位发展成因与适宜模式研究》，北京协和医学院，博士学位论文，2015 年。

王星：《我国综合性三级医院核心竞争力研究》，对外经济贸易大学，硕士学位论文，2015 年。

夏冕：《利益集团博弈与我国医疗卫生制度变迁研究》，华中科技大学，博士学位论文，2010 年。

叶小文：《改革是由问题倒逼而产生的》，人民日报 2013 年。

张鹏：《医疗卫生产品供给及其制度安排研究》，南开大学，博士学位论文，2009 年。

赵丹丹：《上海医疗资源纵向整合研究》，复旦大学，博士学位论文，2008 年。

赵君：《X 医院战略管理研究》，大连海事大学，硕士学位论文，2016 年。

郑艳：《面向卫生综合管理信息平台应用的基层医疗卫生服务评价指标体系研究》，华中科技大学，硕士学位论文，2019 年。

周颖：《分级诊疗下镇江市基层医疗卫生机构服务能力提升研究》，江苏大学，硕士学位论文，2020 年。

邹晓旭：《基于社会分工论的我国分级医疗服务体系构建及其策略研究》，华中科技大学，博士学位论文，2016 年。

三　报纸网址

财政部、国家税务总局：《关于医疗卫生机构有关税收政策的通知》，http：//shanxi. chinatax. gov. cn/zcfg/detail/sx-11400-3815-169617。

丁刚：《人民时评：医疗改革急需清晰目标》，http：//news. sohu. com/20050803/n226553318. shtml。

丁新磊：《城市医疗集团怎么建？这两个样板值得借鉴》，https：//www. cn-healthcare. com/article/20190702/content-520926. html。

国家卫生计生委：《关于加快推进分级诊疗试点工作的通知》，https：//www. waizi. org. cn/law/12480. html。

国家卫生健康委：《2017 年我国卫生健康事业发展统计公报》，http：//www. nhfpc. gov. cn/guihuaxxs/s10743/201806/44e3cdfe11fa4c7f928c879d435b. 6a18. shtml。

国家中医药管理局：《李鹏在 1996 年全国卫生工作会议上的讲话》，https：//www. sohu. com/a/111136571_ 456034。

国务院：《“十三五”卫生与健康规划》，https：//fwsh. jhun. edu. cn/4e/2f/c2134a85551/page. htm。

国务院：《关于公立医院改革试点的指导意见》，http：//www. gov. cn/zt-zl/ygzt/content_ 1661148. htm。

国务院：《关于印发"十二五"期间深化医药卫生体制改革规划暨实施方案的通知》，http：//www. gov. cn/zwgk/2012-03/21/content_ 2096671. htm。

国务院办公厅：《关于城镇医药卫生体制改革指导意见的通知》，http：//www. gov. cn/gongbao/content/2000/content_ 60046. htm。

国务院办公厅：《关于推进分级诊疗制度建设的指导意见》，https：//www. gov. cn/zhengce/content/2015－09/11/content_ 10158. htm。

国务院办公厅：《关于推进医疗联合体建设和发展的指导意见》，http：//www. gov. cn/gongbao/content/2017/content_ 5191699. htm。

国务院办公厅：《关于推进医疗联合体建设和发展的指导意见》，http：//www. gov. cn/zhengce/content/2017-04/26/content_ 5189071. htm。

国务院办公厅：《关于印发"十三五"深化医药卫生体制改革规划的通知》，http：//www. gov. cn/gongbao/content/2015/content_ 2843771. htm。

国务院办公厅：《关于印发全国医疗卫生服务体系规划纲要（2015—2020 年）的通知》，http：//www. gov. cn/gongbao/content/2015/content_ 2843771. htm。

国务院办公厅：《关于支持社会力量提供多层次多样化医疗服务的意见》，http：//www. gov. cn/xinwen/2017-05/23/content_ 5196164. htm。

国务院中共中央：《"健康中国 2030"规划纲要》，http：//www. mohrss. gov. cn/SYrlzyhshbzb/zwgk/ghcw/ghjh/201612/t20161230_ 263500. html。

李子君：《松散型医联体真的没未来？或许是这样》，https：//www. iyiou. com/p/33531. html。

芦文正：《体医结合：亟待耕耘的千亿级市场》，https：//www. sohu. com/a/208853373_ 482792。

人民日报：《"将健康融入所有政策"（新论）》，https：//xcb. ahmu. edu. cn/2018/0821/c4514a59390/page. htm。

人民日报：《医生薪酬该达到怎样的水平》，http：//news. medlive. cn/all/info-news/show-123481_ 97. html。

卫生部、国务院体制改革办公室、国家发展计划委员会等：《关于加快发

展城市社区卫生服务的意见》，http://www. chinatax. gov. cn/chinatax/
n810341/n810765/n812203/200206/c1208689/content. html。

卫生部、中央编办、国家发展改革委等：《关于公立医院改革试点的
指导意见》，http://www. gov. cn/ztzl/ygzt/content_ 1661148. htm。

燕小六：《中国医生集团发展还存在哪些问题》，http://www. sohu. com/
a/151747256_ 377326。

杨燕绥：《医联体和医共体的前世今生》，https://www. cn-health-
care. com/articlewm/20190415/content-1049697. html。

叶志敏：《中国医改评述：供给侧改革是关键》，https://www. cn-
healthcare. com/article/20170114/content-488839. html。

易利华：《为什么说医共体不是医联体?》，https://www. cn-health-
care. com/articlewm/20180625/content-1027914. html。

张曙霞：《松散"医联体"困境》，http://finance. sina. com. cn/man-
age/mroll/2016-01-12/docifxnkkuy7969117. shtml。

中国共产党新闻网：《习近平：在网络安全和信息化工作座谈会上的讲
话》，http://cpc. people. com. cn/n1/2016/0425/c64094-28303260. html。

中国网：《中国优质医疗资源配置不合理　过多集中在大城市》，ht-
tps://news. ifeng. com/c/7fYPEFPPm1x。

中国政府网：《《关于促进"互联网＋医疗健康"发展的意见》政策解
读》，http://www. gov. cn/zhengce/2018-04/28/content_ 5286786. htm。

中国政府网：《国家卫生健康委员会介绍"互联网＋医疗健康"发展等有关
情况》，http://www. gov. cn/xinwen/2018-04-26/content_ 5286067. htm。

中国中央国务院：《关于深化医药卫生体制改革的意见》，http://
www. gov. cn/gongbao/content/2009/content_ 1284372. htm。

中华人民共和国国家卫生健康委员会、中共中央、国务院：《关于卫
生改革与发展的决定》，http://www. nhc. gov. cn/wjw/zcjd/
201304/743ba60a223646cd9eb4441b6d5d29fa. shtml。

四　英文文献

Allen, Pauline, "An economic anaysis of the limits of market based reforms in the? English NHS", *BMC Health Services Reserch*, Vol. 13, No. 9, 2013.

Arrow K. J. , "Uncertainty and the Welfare Economics of Medical Care", The American Economic Review, Vol. 53, No. 5, 1963.

Arrow K. J. , "Uncertainy and the Welfare Economics of Medical Care", *American Economy Review*, 1963, Vol. 53.

Axelsson R. , Axelsson S. B. , "Integration and collaboration in public health—a conceptual framework", *Int J Health Plann Manage*, Vol. 21.

A. A. Alchian and H. Demsetz, "Production, Information Costs, and Economic OrganizationProduction, Information Costs, and Economic Organization", *The American Economic Review*, No. 5, 1972.

A. C. Enthoven, "The history and principles of managed competition", *Health affairs* (Project Hope), Vol. 12 Suppl, No. suppl 1, 1993.

A. Harding and A. S. Preker, *Innovations in Health Service Delivery: The Corporatization of Public Hospitals (Health, Nutrition and Population Series)*, World Bank Publications, 2003.

BBC, "The changing health service", http: //www. bbc. com/news/ health-21849706.

B. J. Turnock and A. S. Handler, "From measuring to improving public health practice", *Annual review of public health*, Vol. 18, No. 1, 1997.

B. Klein, R. G. Crawford and A. A. Alchian, "Vertical integration, appropriable rents, and the competitive contracting process", *The journal of Law and Economics*, Vol. 21, No. 2, 1978.

Catlin A. , Cowan C. and Heffler S. , "National health spending in 2005: the slowdown continues", *Health Affairs*, Vol. 26, No. 1, 2007.

Clement—J. P. , McCue M. J. and Luke R. D. , "Strategic Hospital Alliances: Impact on Financial Performance", *Health Affairs*, Vol. 16, No. 6, 1997.

C. A. Lin, et al. , "Ethnicity, digital divides and uses of the Internet for health information", *Computers in Human Behavior*, Vol. 51, 2015.

Dranove D., Lindrooth R., "Hospital Consolidation and Costs: Another Look at the Evidence", *Journal of Health Economics*, Vol. 22, No. 6, 2003.

Dranove, David, Durkac, Amy, Shanley, Mark, "Are multihospital systems more efficient?", *Health Affairs*, No. 15, Vol. 1, 1996.

D. Sappington, "Incentives in Principal-Agent Relationships", *Journal of Economic Perspectives*, Vol. 5, No. 2, 1991.

Ezra Klein, "Is Singapore's 'Miracle' Health Care System the Answer for America?", http://proxy.lib.wmu.edu.cn: 80/rwt/CNKI/https/P75YPLUXN76C6Z5QNF/policy-and-politics/2017/4/25/153-5611/singapore-health-care-system-explained.

Folland, Sherman, Allen C., Goodmanand Miron Stano, "The Economics of Health and Health Care", *Upper Saddle River*, 1997, the 3rd edition.

Ham C. H. P., "Membership governance in NHS foundation trusts: a review for the Department of Health", *Department of Health*, 2008.

Huckman, Robert S., "Hospital integration and vertical consolidation: An analysis of acquisitions in New York State", *Journal of Health Economics*, Vol. 25, 2006.

Jeff Richardson, "Economic evaluation of services for a National Health Scheme: The case for a fairness-based framework", JHE, 2016.

Jonas S., *An introduction to the US health care system*, Springer Publishing, 2003.

J. A. Alexander, et al., "An exploratory analysis of market-based, physician-organization arrangements", *Journal of Healthcare Management*, Vol. 41, No. 3, 1996.

J. Goldsmith, "Can hospitals survive? The new competitive health care market", *Health Care Management Review*, Vol. 7, No. 2, 1982.

Kornai J., Eggleston K. Welfare, Choice and Solidarity in Transition: Reforming the Health Sector in Eastern Europe, Cambridge University Press, 2009.

Le Grand, J., Evaluating the NHS Reforms, in R. Robinson and J. Le Grand (eds) Evaluating the NHS Reforms, London: Kings Fund, 1993.

Levir K., Smih C. and Cowan C., "Trends in U. S. health care spending", *Health Affairs*, Vol. 22, No. 1, 2003.

Musgrove P., *Public and private roles in health: theory and financing patterns*, Washington, D. C.: The World Bank, 1996.

M. A. Lewis, G. M. La Forgia and M. B. Sulvetta, "Measuring public hospital costs: Empirical evidence from the Dominican Republic", *Social Science & Medicine*, Vol. 43, No. 2, 1996.

M. V. Pauly, "Is medical care different? Old questions, new answers", *Journal of health politics*, *Policy and Law*, Vol. 13, No. 2, 1988.

Newman, J. A., "Key Issues in Mergers and Acquisitions. Health Care Organizations Must Approach Collaboration withCaution", *Health Progress*, Vol. 4, No. 72, 1991.

N. T. Polanco, et al., "Building integrated care systems: a case study of Bidasoa Integrated Health Organisation", *Int J Integr Care*, Vol. 15, 2015.

Pauly, M., "Is Medical Care Different? Old Questions, New Answers", *Journal of Health Politics*, Vol. 13, 1998.

Poisal J. A., Truffer C. and Smith S., "Health Spending Projections throgh 2016: modest changes Obscure Part D's impact", *Health Affairs*, Vol. 26, No. 2, 2007.

Powell, M., "New Labour and the Third Way in the British NHS", *International Journal of Health Services*, No. 29, 1999.

P. A. Boling and B. Leff, "Comprehensive Longitudinal Health Care in the Home for High-Cost Beneficiaries: A Critical Strategy for Population Health Management", *Journal of the American Geriatrics Society*, No. 10, 2014.

P. R. Kongstvedt, *Essentials of managed health care*, Jones & Bartlett Publishers, 2013.

Reinhardt U. E. , Hussey P. S. and Anderson G. F. , "U. S. health care spending in an international context", *Health Affairs*, Vol. 23, No. 3, 2004.

Rowland D. , Pollock A. M. , Vickers N. , "The British Labour government's reform of the National Health Service", *J Public Health Policy*, Vol. 22, No. 4, 2001.

R. H. Coase, *The nature of the firm*, Essential readings in economics Springer, 1995.

R. M. Mullner and R. M. Anderson, "A descriptive and financial ratio analysis of merged and consolidated hospitals: United States, 1980 – 1985", *Advances in health economics and health services research*, Vol. 7, 1987.

R. R. Alford, *Health care politics : ideological and interest group barriers to reform*, University of Chicago Press.

R. R. Gillies, et al. , "Conceptualizing and measuring integration: findings from the health systems integration study", *Hospital & health services administration*, Vol. 38, No. 4, 2003.

R. R. Gillies, et al. , "Conceptualizing and measuring integration: findings from the health systems integration study", *Journal of Healthcare Management*, Vol. 38, No. 4, 1993.

R. S. Huckman, "Hospital integration and vertical consolidation: An analysis of acquisitions in New York State", *Journal of Health Economics*, Vol. 25, No. 1, 2006.

Shi Leiyu, Douglas, A. S. , *Delivering Health Care in America: A System Approach*, Boston: Jones and Bartlet Publishers, 2003, 2nd edition.

Starnes B. J. , "Achieving Competitive Advantage through the Application of Open Systems Theory and the Development of Strategic Alliances: A Guide for Managers of Nonprofit Organizaitons", *Journal of Nonprofit & Public Sector Marketing*, Vol. 8, No. 2, 2001.

Stiglitz J. E. , *Economics of the public sector*, New York: W. W. Norton & Company, 1988.

S. A. Ross, "The Economic Theory of Agency: The Principal's Problem", *The American Economic Review*, Vol. 63, No. 2, 1973.

S. Bennett, "Promoting the private sector: a review of developing country trends", *Health Policy and Planning*, Vol. 7, No. 2, 1992.

S. G. Humiston, et al. , "Health care provider attitudes and practices regarding adolescent immunizations: A qualitative study", *Patient Education and Counseling*, Vol. 75, No. 1, 2009.

S. M. Shortell, "Remaking health care in America: the evolution of organized delivery systems", Jossey-Bass, 2000.

Weinstein, A. , "Hospital Alliances Must Stop Strong-arming Their Suppliers", *Modern Healthcare*, Vol. 21, No. 36, 1991.

World Salaries, "General physician salaries-international comparision", http://www. wordsalaries. org.

Zuckerman H. S. , D'Aunno T. A. , "Hospital alliances: Cooperative Strategy in a Competitive Environment", *Health Care Management Review*, Vol. 15, No. 2, 1990.

后　记

　　《区域医疗卫生服务集团化供给的关系结构与治理研究》是 2021 年完成的，我们在成果中非常明晰阐释了区域医疗卫生服务集团由松散型集团化向紧密型过渡的基本趋势，并论述了医疗卫生服务整合中"不完全整合"的意义，希望从理论上揭示医疗卫生服务整合的边界，也希望从实践中为日渐火热的整合做一个提醒，避免地方性整合陷入垄断。我们在结论中提出了整合的紧密型走向，也提出了地方性整合的二分模式。

　　在本成果付梓出版的前夕，令人高兴的是，我们两年前的结论与日前国务院医疗卫生服务政策具有高度的一致性。今年 2 月为贯彻落实《国务院办公厅关于推进分级诊疗制度建设的指导意见》《国务院办公厅关于推进医疗联合体建设和发展的指导意见》《国务院办公厅关于推动公立医院高质量发展的意见》等文件要求，按照深化医药卫生体制改革重点工作任务安排，国家卫生健康委、国家发展改革委、财政部、人力资源和社会保障部、国家中医药局、国家疾控局联合发布《紧密型城市医疗集团建设试点工作方案》，决定在全国开展紧密型城市医疗集团建设试点。提出以试点城市为单位，根据地缘关系、人口分布、医疗资源现状等因素，规划覆盖辖区内所有常住人口的网格，每个城市规划网格数量原则上不少于 2 个，每个网格布局建设 1个紧密型城市医疗集团。

　　我们研究的逻辑与实证结论与国家政策的一致性，为我们相关方面进一步的前瞻性研究提供了信心，也提供了方向。我们曾在研究中关注了杭州拱墅区曾经进行并最终放弃的社区卫生服务中心横向整合的类型，也正在密切探索浙江湖州及广东深圳的"市—村"四级整合的一体化实践。这些新的类型是我们在研究中归纳的各种类型的延续，但在类别上又有其特殊性，需要进一步研究。另一方面，当"以医疗为中心"转向"以健康为中心"席卷全国时，我们也一直在尝试性研究健康联合体，并以联合体为核心概念申报项目，但我们失败了，我们失败于同行"共同体"的流行概念，我们当时执念于"将健康融于所有政策之中"的口号，这意味跨越区域、层级、领域，甚至是跨公私部门的合作，我们考虑到共同体形成对于利益一致性的严格的前提，认为健康服务存在明显的整合深度的条件限制，即使在县域财政统筹范围内也有局限性。因而，我们认为在区分医疗卫生服务集团与健康服务集团的差异性时，概念的进一步研究与澄清也有必要，毕竟我们要面对"多法人一体化"内含的现实悖论，这与国外类似的健康传递形式的比较有巨大差异，比如与单一私有产权的凯撒集团的集团化形式有本质的差别，面对这一鸿沟，我们只有且实践且研究，且研究且实践。

我们的研究启动于2016，历时五年的材料收集与大范围的地方实证调查，我的研究生董建新、俞潇、沈信姿、潘雪雪、张燕、赵雅静、陆颖慧、李烨颖、陈肖彬、肖艳林、葛松盛、严佳辉等参与了大量的基础性工作，并发表相关论文，为进一步的研究打下扎实的基础。温州医科大学2016级卫生事业管理专业的本科生廖伟芳与康白雪也参与了研究与数据分析，2017级的王瑞（现为武汉大学研究生）与2018级的於亦铭（现为华中师范大学研究生）也为研究的后勤保障作了大量的无私奉献。感谢上述同学的付出、合作与努力！他们现在分散在上海、浙江、江苏、福建、河南、贵州、湖北等地的健康服务、管理与科研教学部门，也为今后进一步大范围调研提供了条件。本研究得到了温州大学标志性成果研究项目经费的资助，也得到温州大学法学院研究成果出版经费资助，在此一并致谢！

吴素雄

2023 年 9 月 13 日于温州高教博园